Carl-Auer

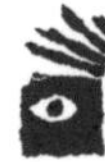

Die Fragen des Beobachters

Karl Tomm

Schritte zu einer Kybernetik zweiter Ordnung in der systemischen Therapie

Sechste Auflage, 2018

Umschlaggestaltung: Uwe Göbel
Satz und Diagramme: Beate Ch. Ulrich
Printed in Germany
Druck und Bindung: CPI books GmbH, Leck

FSC www.fsc.org
MIX
Papier aus verantwortungsvollen Quellen
FSC® C083411

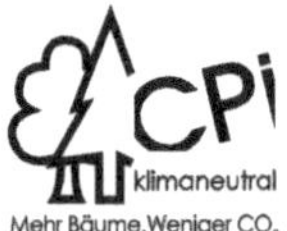

Sechste Auflage, 2018
ISBN 978-3-8497-0233-5

Bibliografische Information der Deutschen Nationalbibliothek:
Die Deutsche Nationalbibliothek verzeichnet diese Publikation
in der Deutschen Nationalbibliografie; detaillierte bibliografische
Daten sind im Internet über http://dnb.d-nb.de abrufbar.

Informationen zu unserem gesamten Programm, unseren Autoren
und zum Verlag finden Sie unter: **www.carl-auer.de**.

Wenn Sie Interesse an unseren monatlichen Nachrichten haben,
abonnieren Sie den Newsletter unter http://www.carl-auer.de/newsletter.

Carl-Auer Verlag GmbH
Vangerowstraße 14 • 69115 Heidelberg
Tel. +49 6221 6438-0 • Fax +49 6221 6438-22
info@carl-auer.de

Inhalt

Vorwort

Wer aus der Entfernung oder aus der Höhe schaut, kann Muster, Wechselbeziehungen und Zusammenhänge besser wahrnehmen und beschreiben. Das war für mich unmittelbar erlebbar, als Karl Tomm mich vor drei Jahren mit seinem kleinen Flugzeug an einem klaren Tag über die Rocky Mountains zu seinem Ferienhaus an einem See flog. Ich kannte ihn schon von einigen Tagungen und Seminaren her, aber an den Abenden dort in den Bergen lernte ich seine Zuwendung, seine Offenheit und sein nicht locker lassendes Interesse, die Ideen des Gegenübers zu verstehen und zu erfassen, erst richtig schätzen.

Dort entstand auch die Idee, seine Schriften, die weit verstreut in zum Teil nicht mehr erhältlichen Zeitschriften veröffentlicht wurden, in einem Sammelband herauszugeben. Seine Beiträge haben in der Zwischenzeit nichts an Aktualität und Aussagekraft verloren, und sie sind gleichzeitig wie Kultur- und Reiseführer, die zentrale Punkte der Entwicklung der systemischen Therapie auf dem Weg von der Kybernetik erster zur Kybernetik zweiter Ordnung in den letzten 15 Jahren hervorheben. Vielleicht ist ihm gerade deshalb gelungen, so grundsätzliche und zusammenfassende Artikel zur Theorie und Praxis systemischer Fragetechniken und zu den Prozessen systemischer Gesprächsführung zu schreiben, weil er aus der Ferne Westkanadas leichter eine Außenperspektive einnehmen konnte.

Zwei Entwicklungen im systemischen Feld hat Karl Tomm mit besonderer Intensität begleitet, erfaßt und mitgestaltet:

1. Das Entstehen und die Weiterentwicklung des Mailänder Modells bis hin zu den Post-Mailand-Ansätzen, zu denen er seinen eigenen Ansatz zählt. Die beiden Aufsätze über das Mailänder Modell sind eindrucksvolle Beispiele seiner Fähigkeit, das Essentielle eines Ansatzes herauszufiltern und zu bündeln. Sein besonderes Interes-

se galt aber dem Bestreben, die Prinzipien und Formen zirkulären Fragens zu erfassen und so zu systematisieren, daß sie zu nützlichen Leitideen für das Vorgehen systemischer Therapeuten und Berater werden. Besonders mit seinen Einsichten zum reflexiven Fragen hat er zudem einen wertvollen Beitrag geleistet. Die Beiträge zum systemischen Interviewen gehören zum Besten, was auf diesem Gebiet geschrieben wurde.

2. Eine weitere Entwicklung, die Karl Tomm voranbrachte, war die Auseinandersetzung des systemischen Feldes mit den Erkenntnissen des radikalen Konstruktivismus und deren Nutzbarmachung für die systemische Therapie.

Bereits in der ersten Hälfte der achtziger Jahre lud er Theoretiker (Heinz von Foerster und Humberto Maturana) und systemische Therapeuten (Luigi Boscolo und Gianfranco Cecchin) nach Calgary ein, um mit Ihnen gemeinsam therapeutische Prozesse aus dieser Perspektive zu diskutieren. Dieses Treffen hatte meines Erachtens im englischsprachigen Bereich eine ähnlich stimulierende Wirkung wie das Forum mit Heinz von Foerster, Niklas Luhmann und Francisco Varela 1985 in Heidelberg für den deutschsprachigen Raum.

Karl Tomm ist sicherlich der Therapeut, der sich am intensivsten mit den Ideen Maturanas und deren Konsequenzen für die systemische Therapie auseinandersetzte. Seitdem sieht er sich selbst nicht mehr als Konstruktivist, sondern als „Hervorbringer" (bring forthist). Carl Auer sagte in einem Gespräch mit Karl Tomm über den Unterschied zwischen den Konstruktivisten und den Hervorbringern:

„Also, von Glasersfeld hat die Tendenz, sich auf die Konstruktion und ihre Viabilität zu konzentrieren, während Maturana sowohl der Konstruktion und ihrem Existenzbereich Beachtung schenkt als auch der Viabilität beider. Das heißt, Maturana geht von der Gleichzeitigkeit des Hervorbringens von ‚Gestalt und Feld' aus, wann immer eine Unterscheidung gemacht wird. Keine bestimmte Unterscheidung oder Konstruktion kann für sich alleine stehen. Sie benötigt einen Kontext oder Existenzbereich, wenn sie einigermaßen zusammenhängend und authentisch in unseren Erfahrungsaustausch gebracht werden soll. Zuerst einmal muß die Konstruktion erfahrungsgemäß auf eine komplementäre Art und Weise zu ihrer Umgebung passen, bevor sie überhaupt ins Leben gerufen werden kann, und erst dann kann sie verwandt werden, um mit unseren laufenden Erfahrungen zusammenzupassen. Mit anderen Worten: Das Hervorbringen verlangt ein vielfältiges Passen in unserer Erfahrung."[1]

Obwohl Karl Tomms kritische Stellungnahme zum DSM (Diagnostic Statistical Manual) und seine ersten innovativen Versuche, ein nicht Defizite betonendes und auf Interaktionsmuster basierendes Einschätzungsschema zu entwickeln, eher als vorläufige Diskussionsbeiträge gedacht sind, haben wir sie dennoch als wichtige Mitteilung in diesem Band aufgenommen. Nachdem das DSM sich weltweit durchzusetzen scheint, ohne daß unseres Erachtens die Konsequenzen und Gefahren solch individuumszentrierter, verdinglichender und pathologieorientierter Etikettierungen ausreichend diskutiert werden, scheint es uns angebracht, solcher Kritik Raum zu geben.

Gunthard Weber
Heidelberg, Oktober 1993

1 (Weber u. Simon 1990, S. 55)

Teil I
Familien und Therapie als beobachtbare Systeme

Die Entwicklung eines kybernetischen Systemansatzes der Familientherapie an der University of Calgary[1]

Mit der Einführung des Familientherapieprojektes an der University of Calgary im Jahre 1973 wurde der Versuch unternommen, ein einigermaßen umfassendes und dennoch verständliches und lehrbares Familientherapiemodell zu entwickeln. Der an der McMaster University gelehrte Ansatz der Familientherapie, wo der Autor den größten Teil seiner psychiatrischen Ausbildung erhielt, übte auf das Calgary-Projekt den größten Einfluß aus. Nathan Epstein, der das McMaster Projekt aufbaute, war wiederum sehr beeinflußt worden von Nathan Ackerman, dem Gründer des bekannten Instituts in New York. Weitere wesentlichen Einflüsse kamen von der Palo-Alto-Gruppe um Gregory Bateson und der Philadelphia-Gruppe um Salvador Minuchin. Es gab allerdings auch zahlreiche andere theoretische und praktische Einflüsse, zum Beispiel von Kollegen und Studenten innerhalb des Calgary-Projektes selbst.

Systemorientierte Familientherapie ist heute weit verbreitet und umfaßt unterschiedliche Richtungen. Zwei der bedeutenderen „reinen" Schulen sind die *strukturelle* und die *strategische* Familientherapie. Strukturelle Therapeuten „manipulieren" ganz bewußt und arbeiten damit, Klienten aus dem Gleichgewicht zu bringen, mit ihnen Arbeitsbündnisse einzugehen, sie zu konfrontieren etc. (Minuchin 1974). Die Mailänder Version der strategischen Therapie betont positive Konnotationen, verwendet Gegenparadoxe und die Verschreibung von Ritualen etc. (Selvini Palazzoli et al. 1978). Diese unterschiedlichen Systemansätze lassen sich zumindest teilweise durch die jeweilig unterschiedlichen Fokussierungen erklären, anhand derer die verschiedenen Schulen Familiensysteme diagnos-

1 Quellenangabe siehe S. 253.

tizieren. *Strukturelle* Therapeuten richten ihre Aufmerksamkeit vor allem auf Grenzen, Koalitionen und die Machtstruktur, während *strategische* Therapeuten eher auf paradoxe Kommunikation, Familienregeln und Familienmythen achten.

Verglichen mit diesen Ansätzen beschäftigt sich das Systemmodell aus Calgary mehr mit kybernetischen Regelmechanismen. Bei der Einschätzung von Familien richten wir unser Augenmerk darauf, die vielfältigen Probleme zu differenzieren und zirkuläre Aufrechterhaltungsmuster zu verdeutlichen. Zu den Hauptinterventionen zählen die Anregung der Familieninteraktion, das Explorieren zwischenmenschlicher Wahrnehmungen, Reaktionen und Katastrophenerwartungen, die Änderung affektiver Blockierungen, kognitive Umstrukturierungen etc. (Tomm und Wright 1979).

Natürlich gibt es Überschneidungen und Ähnlichkeiten. Wie beim strukturellen Ansatz ist die Gesprächsführung direktiv und versucht, während der Sitzung selbst neue passendere Interaktionen zu initiieren. Wie beim Mailänder Ansatz werden dem Wertesystem der Familie und der Notwendigkeit, ihre Interpunktionen zu ändern, eine besondere Aufmerksamkeit gewidmet. Um einen Wandel zu bewirken, fördert das Modell von Calgary im Gegensatz zu diesen beiden Ansätzen jedoch explizit das Sichbewußtmachen schlecht angepaßter Muster und bewußtes Handeln. In diesem Kapitel werden einige der eigenständigen Charakteristika des Modells zusammen mit grundlegenden systemischen und kybernetischen Vorstellungen näher ausgeführt.

Theoretische Grundlagen

Die primäre theoretische Grundlage des Modells von Calgary ist die allgemeine Systemtheorie (von Bertalanffy 1968). Innerhalb dieses Kontextes wurde eine Anzahl von Ideen aus Kybernetik, Kommunikationstheorie, Ethologie, Psychodynamik und Lerntheorie aufgenommen. Der Kerngedanke besteht darin, daß die Familie als holistische Einheit aufgefaßt werden kann. Systemorientierte Therapeuten betrachten die Familie als ein System, das aus Individuen zusammengesetzt ist. Diese sind in eine Struktur gegenseitiger Interaktionsmuster eingebettet, und das System funktioniert auf eine kollektive, zielorientierte Art und Weise.

Wenn sich demnach ein Individuum mit einem seelischen oder verhaltensmäßigen Problem präsentiert, kann angenommen werden, daß die Symptome eine Manifestation der Struktur oder der Funktionsweise des interpersonellen Systems sind, von dem das Individuum ein Teil ist. So kann beispielsweise das ständige störende Verhalten eines Kindes dem Ziel der Familie dienen, die Integrität des Systems aufrechtzuerhalten, wenn der verdeckte Konflikt zwischen den Eltern droht, die Familie zu zerstören. Die von dem ungelösten Ehekonflikt herrührenden negativen Gefühle werden auf das Kind übertragen, das als Konsequenz ausagiert. Das ungebührliche Verhalten ruft die Sorge der Eltern hervor, bringt sie, da es sie beide angeht, vorübergehend wieder zusammen und reduziert dadurch die unmittelbare Gefahr einer ehelichen Konfrontation. Das Symptom ist für das System funktionell. Eine Behandlung sollte auf die gesamte Familie zielen, nicht nur auf einen Teil. Soll in diesem Fall eine Änderung im Verhalten des Kindes von Dauer sein, ist eine komplementäre Veränderung anderer Familienmitglieder vonnöten. Das Fehlen einer solchen komplementären Änderung ist häufig ein wesentlicher Faktor, der die Wirksamkeit einer Einzeltherapie behindert.

Obwohl einiges für die Annahme spricht, die Familie sei ein stabiles organismisches System, kann sie, wird ihr zuviel Gewicht verliehen, doch die Perspektive des Therapeuten einengen und in manchen Fällen zu fehlerhaften Schlüssen führen. Womöglich resultieren die signifikantesten Faktoren, die zu einem bestimmten Problem beitragen, nicht aus den Interaktionsmustern der Familie, sondern sind in einem Individuum selbst oder im sozialen Kontext der Familie zu suchen. Vielleicht hat der Ehemann völlig unrealistische Erwartungen, oder das soziale Umfeld fördert konflikthafte Rollen bzw. Ehe-Stereotypen, die für dieses Paar nicht geeignet sind.

Um die theoretische und praktische Grundlage zu erweitern, gehen wir von einem konzeptuellen Rahmen offener hierarchischer Systeme aus. Aus dieser Perspektive repräsentiert jedes Element oder jede Einheit auf einer bestimmten Ebene der Hierarchie sowohl ein holistisches System auf dieser Ebene, als auch einen Teil eines größeren Systems auf der nächst höheren Ebene. So ist zum Beispiel das zentrale Nervensystem sowohl ein gesondertes System des Körpers als auch Teil des Individuums. Das Individuum ist sowohl Selbst als auch Teil der Familie. Die Familie ist grundlegende soziale Einheit und Teil der größeren Gemeinde oder des soziokulturellen Systems. Welche Ebene auch tangiert wird, eine bestimmte Einheit spiegelt zur selben Zeit selbstbehauptende Tendenzen als holistische Einheit und auch integrative Tendenzen als ein Teil wider (Koestler 1967). Solche dualen Charakteristika im hierarchischen Gefüge erlauben es, viele biologische, psychologische und soziale Vorstellungen und Konzepte im Gesamtmodell einzubeziehen.

Die Systemtheorie offener Hierarchien besagt, daß die Änderung einer Einheit auf einer Ebene sich auf anderen Ebenen auswirkt. So wirkt sich zum Beispiel eine durch Krankheit, Genuß von Alkohol oder die Einnahme psychotroper Medikamente hervorgerufene Änderung auf der biologischen Ebene auf das Verhalten eines Individuums auf der individuellen Ebene aus, und dieses wiederum kann Probleme auf der Ebene größerer sozialer Systeme auslösen.

Wichtige neue Erfahrungen, die die Psyche eines Individuums festigen, ändern die Beziehungen zu seiner Familie. Dieser Prozeß, bei der die Eingangsgröße auf einer niedrigeren Ebene eine Änderung auf einer höheren Ebene bewirkt, wird als *aufwärts gerichtete Kausalität* bezeichnet. Von *abwärts gerichteter Kausalität* sprechen wir, wenn die Intervention auf einer höheren Ebene, auf einer niedrigeren Ebene zu Veränderungen führt. Die Auswirkungen der Familientherapie auf individuelle Probleme und selbst auf biologische Probleme (Minuchin et al. 1978) kann man als abwärts gerichtete Kausalität bezeichnen.

Man hat in zunehmendem Maße die Erfahrung gemacht, daß die Anwendung therapeutischer Ansätze, die sich überwiegend auf abwärts gerichtete Kausalität stützen, bei vielen Verhaltensproblemen effizienter (Langsley a. Kaplan 1968) und wirkungsvoller (Gurman a. Kniskern 1978) sind als die traditionelleren medizinischen Ansätze und die Ansätze der individuellen Psychotherapie, die sich primär auf aufwärts gerichtete Kausalität stützen. Natürlich bedarf es weiterer Forschung, um diese Behauptungen zu erhärten. Allerdings besteht ein Vorteil der Arbeit mit der gesamten Familie darin, daß der Therapeut gleichzeitig auf mehreren Ebenen intervenieren kann und sich damit sowohl aufwärts als auch abwärts gerichtete Einflüsse zu Nutzen machen kann, um eine Änderung zu bewirken.

Wie ein Problem konzeptualisiert wird, beeinflußt sehr stark die nachfolgende Informationssammlung und die Interventionsmethoden. Folglich ist die Problemdefinition von entscheidender Bedeutung. Die hierarchische Systemtheorie richtet den Therapeuten darauf aus, der Ebene, auf der ein bestimmtes Problem definiert werden sollte, mehr Beachtung zu schenken. Probleme an der Schnittstelle zwischen Subsystemen oder Systemen auf derselben Ebene werden am besten auf der nächst höheren Ebene definiert. So wird beispielsweise ein Problem, das das Verhalten eines Familienmitglieds für ein anderes darstellt, am besten auf einer interpersonellen Ebene definiert; und ein Problem zweier benachbarter Familien definiert man dann auf der Ebene des Gemeinwesens.

Dagegen definiert man Probleme, die auf verschiedene Ebenen überzugreifen scheinen oder die sehr komplex sind, am besten auf mehreren Ebenen (zumindest am Anfang). So sollten beispielsweise die unrealistischen Erwartungen eines Heranwachsenden hinsichtlich seiner häuslichen Privilegien nicht nur auf einer individuellen Ebene definiert werden, sondern auch auf der Ebene des Eltern-Kind-Subsystems. Ein Fall von Diabetes, der Schwierigkeiten bereitet, ist möglicherweise ein Ausdruck für Probleme, die auf der biologischen, der individuellen psychologischen Ebene und auf der Ebene der Familie definiert werden können (Tomm et al. 1977).

Diese hierarchische Systemorientierung spiegelt sich in der Problemliste des problemorientierten Familientherapieprotokolls, die für das Calgary-Projekt entwickelt wurde. Die vielfältigen Probleme jeder Familie werden identifiziert und auf verschiedenen Ebenen beschrieben: individuelle Probleme (z.B. Hörverlust, Denkstörungen); Eheprobleme auf der Ebene des Subsystems (überadäquates/ inadäquates reziprokes Verhalten); Eltern-Kind-Probleme auf der Ebene des Subsystems (unwirksame Verhaltenskontrolle); Probleme auf der Ebene des Geschwister-Subsystems (starke Geschwisterrivalität); Probleme der gesamten Familie (schlecht angepaßte Familienregeln) und Probleme der Familie-Gemeinde, also auf der Ebene des Suprasystems (Rassendiskriminierung). Im Verlauf der Themenbearbeitung und -abklärung werden die Probleme neu definiert und die Liste überarbeitet.

Wenn wir sowohl theoretisch als auch praktisch vor allem auf die Ebene des Familiensystems fokussieren, werden die Therapeuten des Projekts aber keineswegs angehalten, nur mit der gesamten Familie zu arbeiten. Erscheint es angezeigt, werden therapeutische Interviews auch mit Individuen und Subsystemen, bestehend aus Ehepaaren, Eltern und Kinder oder Geschwistern, durchgeführt. Gelegentlich werden Medikamente verschrieben. Auf der höheren Ebene Familie- Gemeinde werden Konsultationen mit den Vertretern der zuständigen Stellen arrangiert, wie zum Beispiel mit Schulen, Gerichten, Sozialämtern oder psychiatrischen Kliniken. Da Therapeut und Familie während der Behandlung ebenfalls ein vorübergehendes System bilden, sollten die Probleme dann, wenn die therapeutischen Ziele nicht erreicht werden, auch auf der Ebene Therapeut-Familiensystem exploriert werden.

Ein weiterer zentraler Gesichtspunkt der Systemtheorie wird häufig durch die Platitüde ausgedrückt: Das Ganze ist mehr als die Summe seiner Teile. Das Gesamtsystem besteht aus der Summe seiner Teile und ihrer zielgerichteten Organisation. Der organisatorische Aspekt des Systems ist es, der der Ansammlung von Teilen ihre besonderen systemischen Qualitäten verleiht. Zu den Aspekten der Familienorganisation zählen: interpersonelle und Subsystemgrenzen, Zuneigungen und Koalitionen, Regelmechanismen, Familienregeln, gemeinsame Überzeugungen und Ziele. Ein geschickter systemorientierter Therapeut sollte die Fähigkeit haben, seine Aufmerksamkeit auf die rein systemischen Aspekte der Familie zu konzentrieren. Das bedeutet, daß ein Therapeut in der Lage sein muß, sich mit einer Familie hinzusetzen und die interpersonellen Strukturen der Familienbeziehungen zu „sehen" und gegenüber einzelnen Individuen „blind" zu bleiben (wenn er auf der Ebene des Familiensystems arbeitet).

Wenn wir die Dichotomie der Figur gegenüber dem Hintergrund heranziehen, muß der Therapeut in der Lage sein, auf den Hintergrund zu fokussieren. Er muß bei der Figur von Rubin die Form des Kelchglases oder der Vase untersuchen und sich davon lösen, nur zwei getrennte Gesichter zu sehen (siehe Abbildung 1 auf der nächsten Seite). Beim Fokussieren auf den „Familienhintergrund" (d. h. auf die systemischen Elemente der Familie) ist es nicht einfach, die konzeptuelle Gestalt zu erkennen und zu bewahren. Das liegt daran, daß Familienorganisationen an sich nicht direkt beobachtet werden können, sondern aus den Interaktionsmustern der Familienmitglieder abgeleitet werden müssen. Es hilft bei der systemischen Konzeptualisierung, interpersonelle Strukturen als geometrische Formen zu visualisieren. Gewöhnlich verwendet man Dreiecke und Kreise. Man nimmt an, daß jede Person in einem bestimmten Dreieck oder Kreis irgendwie zur Aufrechterhaltung dieser Beziehungsstruktur beiträgt und damit zur homöostatischen Stabilität des Systems. So läßt sich zum Beispiel das oben angeführte Problem des symptomatischen Kindes als Teil einer Dreiecksbeziehungsstruktur konzeptualisieren. Die Eltern machen das Kind nicht nur zum Sündenbock, indem sie ihre Probleme auf das Kind übertragen, sondern das Kind unterbricht die Eltern auch aus eigenem Antrieb, wenn sie sich gegenseitig ihre negativen Gefühle zeigen. Es läßt sich ebenfalls die Hypothese aufstellen, daß, falls die Eltern von direkter Konfrontation und Problemverschiebung absehen, der Junge störendes Verhalten an den Tag legen wird, um das Muster wiederherzustellen und den Prozeß der Triangulation aufrechtzuerhalten.

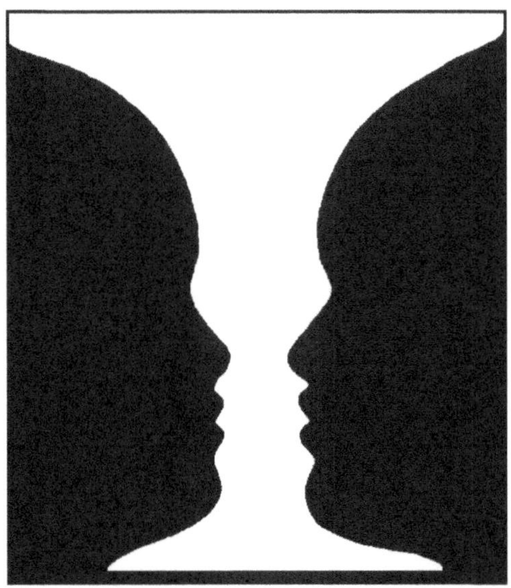

Abb. 1: Figur-Hintergrund-Gestalt

Die Idee interpersoneller Dreiecke erleichtert auch das Erkennen subtiler Familienkoalitionen und Familienspaltungen. (Die spezifische Anwendung der Idee des Kreises als eine grundlegende Organisationsstruktur von Beziehungen wird in dem Abschnitt über das Aufstellen von Diagrammen zirkulärer Muster detaillierter beschrieben.)

Etwas weiter oben wurde die Familie als zielorientiert bezeichnet. Soll ein System zielgerichtet funktionieren, bedarf es des koordinierten Handelns seiner Teile. Dies impliziert eine gewisse Regelung und Kontrolle, die einen weiteren wichtigen Aspekt systemischer

Organisation darstellen. Die Kybernetik hat sich als selbständige wissenschaftliche Disziplin herausgebildet, die sich mit der Untersuchung der Kommunikation und Kontrolle technischer und lebendiger Systeme beschäftigt (Wiener 1948), und ist damit für die Familiendiagnostik und die Familientherapie zu einem relevanten Faktor geworden.

Die Regelungstheorie unterscheidet zwischen *Feedback*- und *Feedforward*-Regelung (McFarland 1971). Feedback ist eine geschlossene Schleife und ein zirkulärer Prozeß, während Feedforward eine offene Schleife und ein linearer Prozeß ist. Allerdings kann in einem sehr kurzen Zeitraum Feedback linear und in einem erweiterten Zeitraum Feedforward zirkulär erscheinen. Die Feedforward-Regelung wird von Eingangsgrößen gesteuert, während die Feedback-Regelung von Ausgangsgrößen oder Resultaten gesteuert wird. Die bewußte Planung zielgerichteten Handelns (auf der Basis vorheriger Information) kann als ein Feedforward-Prozeß angesehen werden.

Bei der *Feedforward*-Steuerung hat die Folge oder das Ergebnis des geregelten Handelns letztendlich keinen Einfluß auf die gegenwärtige Anwendung; ein antizipiertes Ergebnis dagegen hat darauf Einfluß. Indem zukünftige Folgen antizipiert werden, kann der Mechanismus des Feedforward allerdings zur Aufrechterhaltung der Homöostase beitragen. So sorgen beispielsweise Familien der Oberklasse für eine bessere Ausbildung ihrer Kinder im Interesse der Erhaltung ihrer privilegierten gesellschaftlichen Position.

Bei der *Feedback*-Steuerung werden die Folgen einer Handlung überwacht und beeinflussen damit direkt und dauerhaft die Regelung dieser Handlung. Es ist zwischen zwei grundlegenden Feedback-Typen zu differenzieren: *positives* und *negatives* Feedback. *Positives* Feedback entsteht dann, wenn die Folgen einer Ausgangsgröße dazu dienen, dieselbe Ausgangsgröße zu vermehren. Führt zum Beispiel das Anschreien eines ungezogenen Kindes dazu, die Ungezogenheit zu verstärken, spricht man von positivem Feedback. Die Begriffe „Verstärkung" der Abweichung (Hoffman 1971) oder „Eskalation" werden benutzt, um positives Feedback zu beschreiben.

Negatives Feedback wirkt abweichungsvermindernd oder homöostatisch und geschieht dann, wenn die überwachten Folgen einer bestimmten Handlung zu einer verminderten Ausgangsgröße führen. Wenn demnach das Anschreien des Kindes dazu führt, daß das Kind weniger ungezogen ist, spricht man von negativem Feedback. Man beachte, daß die Begriffe „positives“ und „negatives“ Feedback im technischen kybernetischen Sinne verwendet werden und wertfrei sind. Die Regelungsmuster, die sie beschreiben, stimmen nicht unbedingt mit dem umgangssprachlichen Gebrauch des negativen Feedbacks als Kritik und des positiven Feedbacks als Lob überein.

Die positive Feedback-Regelung tendiert dazu, in einem bestimmten Aktionsradius zu operieren, während negatives Feedback an den Grenzen dieses Bereiches aktiviert wird. Beide Prozesse sind wichtig, damit sich das System selbst in einem Fließgleichgewicht (Homöostase) halten kann, um dasselbe Endergebnis oder denselben Beziehungszustand zu erreichen, wenn ursprünglich von unterschiedlichen Bedingungen (Äquifinalität) ausgegangen wurde, und um Veränderungen kontrolliert zu begleiten, damit bestimmte Ziele zu erreichen sind (Morphogenese). Demnach kann es in einer längeren Beziehung zu periodisch auftretenden Salven positiver Feedback-Regelung kommen (Morphogenese), die von negativer Feedback-Regelung begrenzt wird (Morphostase).

Bei Familien neigen diese Steuerungsmuster dazu, stabil und vorhersehbar zu werden. Damit es in einer Beziehung zu einer entscheidenden Änderung kommen kann, bedarf es der Anpassung der Regelgrenzen. Dadurch wird eine Bandbreite neuer Verhaltensweisen möglich, oder es kann ein vollkommen neues Muster entstehen (Transformation). Die Überzeugungen und Regeln einer Familie sind weitere organisatorische Elemente, die festlegen, welche Feedback-Regelung aktiviert wird. Wir haben an der Universität Calgary zur Anwendung dieser kybernetischen Steuerungsvorstellungen eine Methode entwickelt, Muster interpersoneller Interaktion auf Diagrammen darzustellen.

Diagramme zirkulärer Muster

Wenn man mit Familien arbeitet, ist die überwältigende zur Verfügung stehende Datenmenge eines der größten Probleme für Anfänger wie für erfahrene Therapeuten. Glücklicherweise ist Information durch Mustererkennung „komprimierbar“. Danach besteht eine Methode der Datenbewältigung darin, Fertigkeiten zu entwickeln, die jene Muster erkennen lassen, die die „organisierte Komplexität“ von Familiensystemen zusammenfassen und vereinfachen. Es lassen sich zwei Mustertypen erkennen: lineare und zirkuläre (Dreiecke können als besondere Kreisformen angesehen werden).

Das tagtägliche Erleben interpersoneller Ereignisse, die sich chronologisch aneinanderreihen, scheint es nahezulegen, Interaktionsabläufe als lineare Muster anzusehen. Wenn man jedoch einen bestimmten Zeitabschnitt, der repetitive Sequenzen enthält, konzeptionell auf einer flachen Ebene „zusammenklappt", können zirkuläre als auch lineare Muster entstehen. Zirkuläre Muster haben den Vorteil, daß sie mehr Daten zusammenfassen und eine stabile Organisationsstruktur mit Feedback-Regelung implizieren. Der Einsatz von Diagrammen dient dazu, diese doch recht abstrakten Systeme und kybernetischen Ideen so zu konkretisieren und zu vereinfachen, daß sie auf Familienbeziehungen anzuwenden sind.

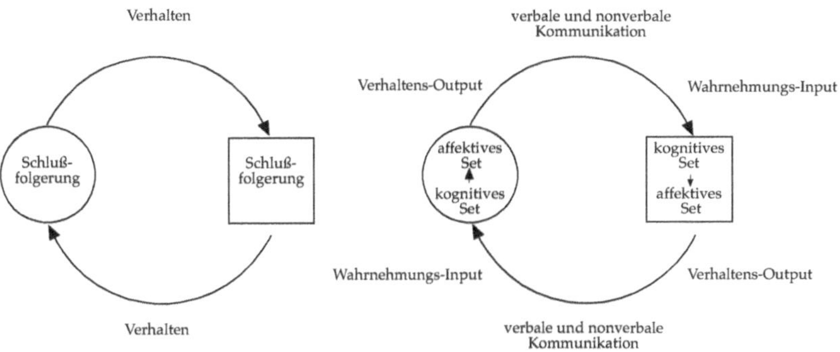

Abb. 2 a und b: Grundlegende Elemente eines Diagramms zirkulärer Muster

Das Modell läßt sich am einfachsten verwenden, wenn es darum geht, ein durchgängiges Interaktionsmuster in einer dyadischen Beziehung zu verstehen. Wird es auf eine Dyade bezogen, beinhaltet das einfachste Diagramm eines zirkulären Musters zwei beobachtbare Verhaltensweisen und zwei implizite Bedeutungen, die diese Verhaltensweisen miteinander verknüpfen. Abbildung 2a zeigt die strukturelle Beziehung zwischen diesen vier grundlegenden Elementen.

Die kleinen Umrandungen stellen die zwei an der Dyade beteiligten Personen dar (Quadrat = männlich, Kreis = weiblich). Die Schlußfolgerung wird innerhalb der Umrandung eingetragen und repräsentiert einen internen Prozeß (was geschieht in jedem der Beteiligten?). Die verbindenden Pfeile repräsentieren Informationen, die von einer Person der jeweils anderen Person durch ihr Verhalten mitgeteilt werden. Die kreisförmige Verknüpfung weist auf ein sich wiederholendes, stabiles und selbstregelndes Interaktionsmuster hin. Abbildung 2b führt die Verbindungen zwischen den Elementen des grundlegenden Modells näher aus.

Der Verhaltens-Output einer Person ist die Kommunikation, die für die zweite Person zum Wahrnehmungs-Input wird, und umgekehrt. Die verwendeten Schlußfolgerungen sind affektiv und/oder kognitiv. Eine affektive Schlußfolgerung bezieht sich auf eine motivationsbedingte Reaktionskette, die in dem Individuum aktiviert wird und die den Verhaltens-Output „antreibt". Die kognitive Schlußfolgerung spiegelt die Idee, Vorstellung oder Überzeugung wider, die verwendet wird, um dem Wahrnehmungs-Input Bedeutung beizufügen.

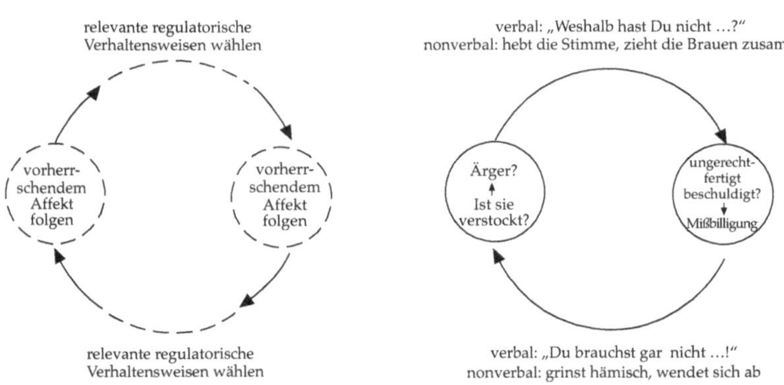

Abb. 3a und b: Konstruktion eines zirkulären Musterdiagramms

Bei der Konstruktion eines Diagramms zirkulärer Muster (Abb. 3) sollte man bedenken, daß es vielfältige Komunikationskanäle und -ebenen gibt (Watzlawick et al. 1967). Vor allem die nonverbale Kommunikation regelt die Struktur länger dauernder interpersoneller Beziehungen (Scheflen 1973). Nonverbales Verhalten liefert auch wichtige Informationen, um angemessene Schlußfolgerungen ziehen zu können. Da sich im Gesichtsausdruck bestimmte Gefühlszustände spiegeln (Ekman a. Friesen 1975), ist er ein wertvoller Datenlieferant, um zu entscheiden, welches vorherrschende

Gefühl als affektive Schlußfolgerung vorhanden ist. Die Frage, wie sich jemand fühlt, kann durchaus hilfreich sein, aber mit verbaler Kommunikation läßt es sich leichter erreichen, einen bestimmten Eindruck zu erwecken.

Besteht ein Widerspruch zwischen dem, was gesagt und dem, was vermittelt wird, sollte die Schlußfolgerung auf den nonverbalen Daten basieren, aufgrund derer man sich weniger leicht täuschen kann. Schließlich ist es von Bedeutung, diejenigen Verhaltensweisen und Schlußfolgerungen zu wählen, die tatsächlich aufeinander bezogen sind und in einer logischen Sequenz aufeinander folgend einen Kreis schließen. Durch eine Reihe aufeinanderfolgender Annäherungen wird in der Praxis ein bündiges Diagramm zirkulärer Muster geschaffen, das paradigmatisch eine grundlegende strukturelle Komponente einer bestimmten dauerhaften Beziehung darstellt. Menschliche Interaktionen sind viel zu komplex, als daß mit einem einfachen Diagramm die Totalität einer Beziehung beschrieben werden könnte.

In Abbildung 4 sind einige der häufig vorkommenden zirkulären Muster dargestellt. Sowohl „Teufelskreise" als auch „Tugendkreise" (Wender 1968) werden illustriert. Die gegenseitige Zuneigung und die zirkuläre Auseinandersetzung (Abb. 4a und b) sind symmetrisch, die Unterstützungs- und Konfliktbeziehungen (Abb. 4c und d) sind dagegen komplementär.

Interessanterweise unterscheiden sich die komplementären Muster in ihrer Umkehrbarkeit völlig. Eine Beziehung, die zwar komplementär ist, bei der die Beteiligten aber leicht die Rollen tauschen können, ist umkehrbar und hat infolgedessen symmetrische Charakteristika. Eine Freundschaft beinhaltet gewöhnlich Muster reziproker emotionaler Unterstützung, während die Beziehung zwischen Therapeut und Patient nur in eine Richtung geht. Folglich können vom Standpunkt der interpersonellen Struktur (d. h. der Form der Vase) zwei fundamental unterschiedliche Formen zirkulärer Muster beschrieben werden: symmetrische und komplementäre. Die bestimmte Form der Struktur einer Beziehung ist nicht in sich selbst angepaßt oder schlecht angepaßt, ihr Inhalt und ihre Stabilität können dies allerdings sein. Schlecht angepaßte oder feste (relativ irreversible) komplementäre Muster sind besonders pathogen.

Das komplementäre Konfliktmuster in Abbildung 4d hat das Abwälzen und das Aufsichnehmen einer Last zum Inhalt. Die Frau (in diesem Diagramm) tadelt und kritisiert den Mann nicht nur für das, was er falsch macht, sondern wälzt auch die gesamte Last der Verantwortung für das Problem ihrer Beziehung auf ihn ab.

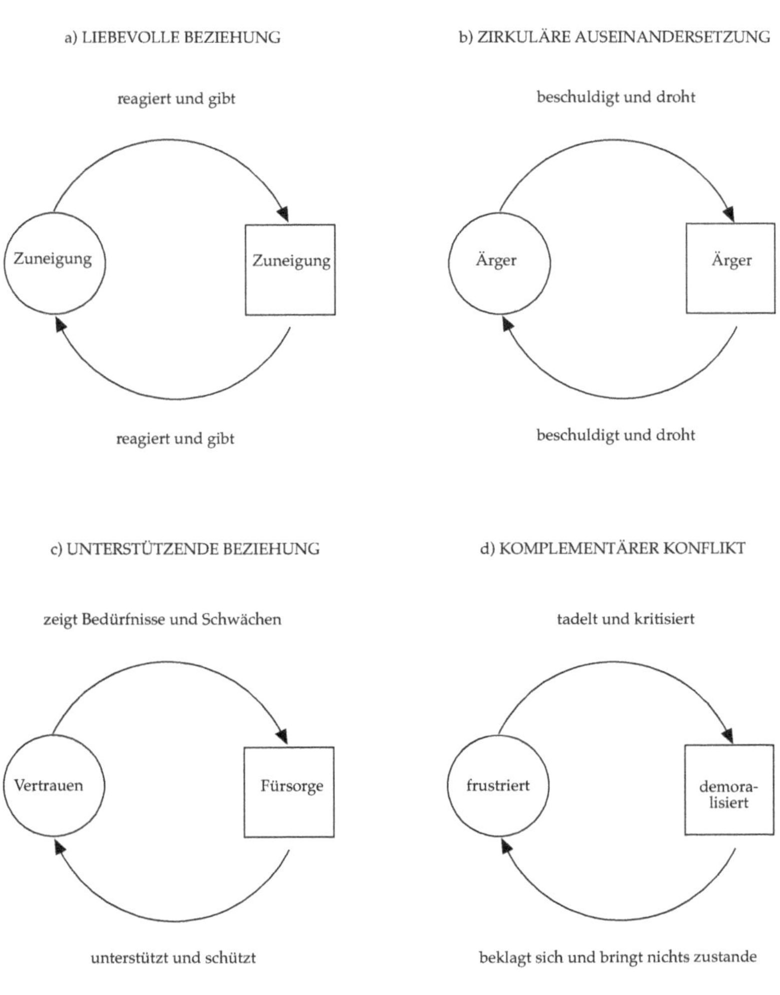

Abb. 4a–d: Gemeinsame zirkuläre Muster

Um ihre Projektion zu vervollständigen, introjiziert er und nimmt die Last auf sich und entmutigt und deprimiert sich selbst damit noch mehr. Bowen (1966) hat dies passend als überadäquat-inadäquates reziprokes Verhalten beschrieben. Wenn dies zu einem festen Muster wird, erscheint der Mann chronisch depressiv und die Frau ständig ärgerlich. All zu häufig stellt sich das Problem als ein individuelles dar (gewöhnlich des depressiven Mitglieds der Dyade) und der „Patient“ wird, bei einer Konzeptualisierung auf dieser Ebene, mit Medikation (Antidepressiva oder Sedativa) oder Einzelpsychotherapie behandelt, ohne daß sich die zugrundeliegende pathogene Beziehungsstruktur auch nur im geringsten ändert.

All diese Beziehungsmuster halten sich selbst in Gang und werden durch Prozesse positiven Feedbacks aufrechterhalten. Die Kybernetik definiert positives Feedback als eine Verstärkung der Abweichung (Maruyama 1963), und demzufolge sollte das Muster eskalieren. Es kommt hier zwar auch zur Eskalation, allerdings gibt es doch verschiedene Gründe, weshalb sich diese Beziehungen als stabile, sich aufrechterhaltende und nicht als rapide eskalierende Muster manifestieren. Um eine organisierte Beziehung zu erhalten und den Tendenzen der Entropie nach allmählicher Auflösung zu widerstehen, ist eine beträchtliche Energie vonnöten.

Die Kommunikationstheorie verweist darauf, wie Information in der Interaktion von Signal und Rauschen in den Kommunikationskanälen und durch die „Patzer“, die beim Prozeß des Entschlüsselns und Verschlüsselns vorkommen, verloren geht (Dittman 1972). Aus diesem Grund ist eine Verstärkung notwendig, damit die Botschaft auch garantiert ankommt. Weitaus bedeutungsvoller ist jedoch, daß jedes Verhaltensmuster bestimmte Grenzen hat, die durch die Regeln des Systems bestimmt werden. Das heißt, daß die Eskalation des Musters durch positives Feedback einen Punkt erreicht, an dem das negative Feedback aktiviert wird, um eine weitere Veränderung in dieselbe Richtung zu verhindern.

Abbildung 5 illustriert die homöostatischen Beschränkungen, die das negative Feedback dem positiven Feedback-Muster der gegenseitigen Zuneigung auferlegt. Die an der Beziehung Beteiligten können abgesättigt sein, sind vielleicht, da seine oder ihre Bedürfnisse befriedigt wurden, der Interaktion überdrüssig und entwickeln Interessen oder Kontakte außerhalb der Beziehung. Es kann auch sein, daß die intime Interaktion Ängste hervorruft, verschlungen, eingeengt oder kontrolliert zu werden. Folglich zieht sich der Betreffende zurück oder stößt den Partner von sich. In beiden Situationen läßt die Intensität der Intimität nach. Die Reaktion des Partners auf die negativen Feedback-Signale des neuen Verhaltens beeinflußt die künftige Interaktion. Werden die Signale akzeptiert und toleriert, ist die Wahrscheinlichkeit groß, daß das Zuneigungsmuster zu einem späteren Zeitpunkt wieder aufgenommen wird und periodisch weiterhin bestehen bleibt.

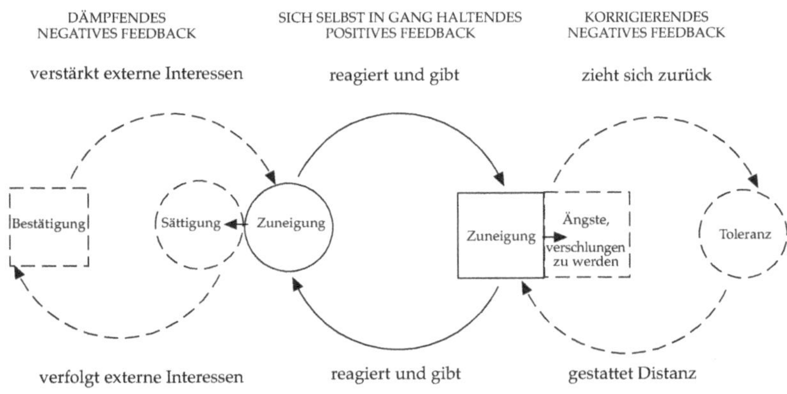

Abb. 5: Steuerung der oberen Begrenzung eines stabilen Musters

Wenn es dem Partner dagegen nicht gelingt, das Verhalten als negative Feedback-Steuerung zu erkennen oder darauf zu reagieren, und er stattdessen die intime Interaktion auch zukünftig fortsetzt, führt dies zur Intensivierung der negativen Feedback-Signale, sie werden aktiv zurückweisend und sind damit konfliktverschärfend. Das Ergebnis kann ein plötzliches Umschlagen in eine zirkuläre Auseinandersetzung sein. Dies wird in Abbildung 6 gezeigt, wo auch dargestellt wird, wie die Verlustangst (oder das Wiederauftauchen des Bedürfnisses nach Intimität) den Konflikt durch die Aktivierung versöhnlicher Verhaltensweisen, wie zum Beispiel Entschuldigungen und Beschwichtigungen (negatives Feedback für den Konflikt) begrenzen könnte. Der daraus resultierende Kreislauf aus Intimität und Konflikt ist in so manchen Ehen recht verbreitet und wurde von Feldman (1979) näher untersucht.

Selbstverständlich läßt sich das Diagramm zirkulärer Muster auch verwenden, um die Interaktion zwischen Eltern und Kind zu klären.

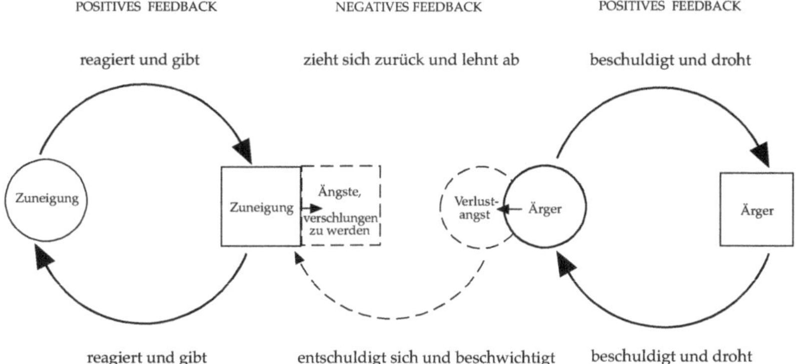

Abb. 6: Ein alternierender Intimitäts-Konflikt-Zirkel

Abbildung 7a stellt ein Muster dar, das dann oft gefunden wird, wenn es sich bei dem präsentierten Problem eines Kindes um ein emotionales oder verhaltensmäßiges Problem handelt. Sieht sich die Mutter selbst als unzulänglich an (kognitive Schlußfolgerung), wird sie leicht ärgerlich oder depressiv (affektive Schlußfolgerung). Das kann sich verhaltensmäßig in ihrer Gereiztheit oder in ihrem mangelnden Eingehen auf das Kind niederschlagen. Als Ergebnis hält sich das Kind womöglich für ein ungewolltes Kind oder für schlecht, was wiederum Angst- oder Schuldgefühle hervorrufen kann. Das Kind neigt dazu, sich überwiegend mit diesen Gedanken und Gefühlen zu beschäftigen, hat Schwierigkeiten, seine ihm eigenen, entwicklungsmäßigen Aufgaben zu bewältigen, und dadurch lassen seine Leistungen zu Hause und in der Schule zu wünschen übrig. Darüber hinaus beträgt sich das Kind möglicherweise deshalb ungebührlich, um von seiner Mutter eine größere Resonanz und mehr Zuwendung zu erfahren. Allerdings geben die schlechten Leistungen des Kindes und seine Ungezogenheit der kognitiven Vorstellung der Mutter über sich selbst als „unzulängliche Mutter" Nahrung. Damit ist der Teufelskreis geschlossen und läßt sich ständig fortsetzten.

Wird der Vater in oben beschriebener Interaktion einbezogen, läßt sich ein triadisches zirkuläres Muster wie in Abbildung 7b konzeptualisieren. Die schlechten Leistungen des Kindes und sein ungebührliches Betragen lassen das Kind in der Wahrnehmung des Vaters möglicherweise als nicht liebenswert und schlecht erscheinen.

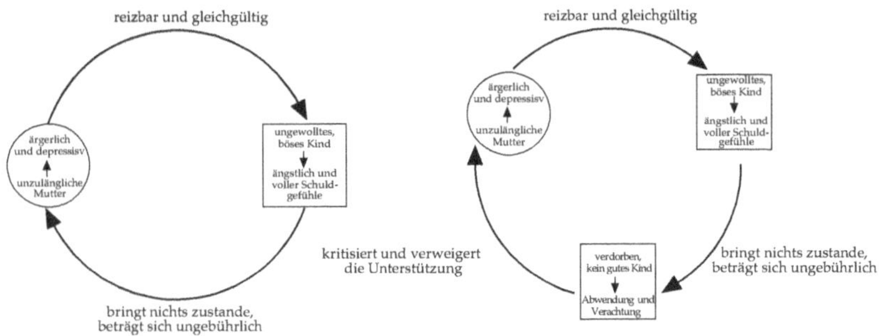

Abb. 7a und b: Dyadische und triadische Eltern-Kind-Muster

Er reagiert vielleicht verärgert oder entrüstet, was sich verhaltensmäßig darin manifestieren kann, daß er die gesamte Situation vermeidet oder seiner Frau (oder – in diesem Fall – seinem Sohn) gegenüber offen seine Mißbilligung ausdrückt. Diese Reaktionen fördern wiederum Unzulänglichkeitsgefühle der Mutter, verstärken ihre Depression und ihren Ärger und erhalten dadurch das Muster durch einen zusätzlichen Input aufrecht.

Natürlich kann der triadische Kreis auch eine sich selbsterhaltende Sequenz in entgegengesetzter Richtung darstellen: Vater → Sohn → Mutter → Vater etc. Oder die beiden triadischen Kreise lassen sich als drei zusammenhängende dyadische Muster vereinen. Freilich ist das einfache Dreieck eine rationellere geometrische Form, um die Beziehungsstruktur dreier Personen zu erfassen.

Therapeutische Anwendung und Nutzen

Es ist bei der Verwendung dieses Diagrammodells zirkulärer Muster von Vorteil, die Familienmitglieder gemeinsam zu sehen. Individuen geben eher eine genaue Beschreibung der Ereignisse, wenn andere Mitglieder der Beziehung anwesend sind. Und Familienmitglieder korrigieren sich eher, wenn etwas verzerrt dargestellt wird oder mehrdeutig ist. Selbst wenn von solchen ausdrücklichen Korrekturen Abstand genommen wird und sich die Beteiligten absprechen, um einen falschen Eindruck zu erwecken (wegen der Regeln des Systems), sickern dennoch eine Menge nonverbaler Informationen durch, die das Gesagte implizit bestätigen oder widerlegen.

Familiengespräche geben dem Therapeuten auch die Gelegenheit, durch die Beobachtung der Interaktion eine „Kostprobe“

der Beziehungsmuster in der Sitzung unmittelbar und direkt zu erleben. Dazu muß der Therapeut die spontane Interaktion zwischen den Familienmitgliedern ermutigen oder sie während der Sitzung anregen. Ist der Therapeut daran interessiert, einen bestimmten Beziehungsaspekt zu verstehen, muß er die Diskussion auf diesen Bereich konzentrieren und die gegenseitigen Reaktionen der Teilnehmer registrieren, während sie die relevanten Themen diskutieren.

Ein Diagramm zirkulärer Muster fördert trotz seiner Einfachheit eine abstrakte und integrative Konzeptualisierung. Es hilft dem Studenten oder Therapeuten, auf ein systemisches Element der Familie zu fokussieren. Gewöhnlich beschreibt eine Familie ein Problem mit linearen Begriffen und tendiert dazu, bestimmte Individuen als Auslöser des Problems zu beschuldigen. Läßt sich der Therapeut dazu verleiten, die Dinge genauso wahrzunehmen und zu konzeptualisieren wie die Familie, kann es geschehen, daß er sich ebenfalls auf das Individuum konzentriert und bei diesem verdeckt die Schuld sucht (wenn auch mit etwas mehr Empathie) und dabei das interpersonelle systemische Problem übersieht.

Die Verwendung von Diagrammen zirkulärer Muster erleichtert ganz konkret eine Verlagerung von linearem zu zirkulärem Denken. Bestimmte Ereignisse werden neu interpretiert, und die Relevanz bestimmter Verhaltensweisen wird modifiziert. Ein Vorteil der Verwendung von Diagrammen zirkulärer Muster wird deutlich, wenn Teile eines zirkulären Prozesses nicht unbedingt offenkundig sind. Im konzeptionellen Bemühen, den Kreis zu vervollständigen, richtet der Therapeut seine Wahrnehmungen und Interventionen darauf, die fehlenden Glieder zu finden. Mit dieser Methode ist es eher möglich, wichtige, aber nicht augenfällige, regulatorische Verhaltensweisen sichtbar zu machen und zu identifizieren.

Wenn der Therapeut das oder die vollständige(n) zirkuläre(n) Muster deutlich sieht, kann er seine Allparteilichkeit wahren, und ist eher in der Lage, allen Seiten gleichermaßen gerecht zu werden. Die Frage des Auslösers oder der „Ursache“ wird irrelevant, wenn ein Problem als zirkulär definiert wird. Ein Kreis hat per definitionem kein Anfang oder Ende. Es hat sich häufig als hilfreich herausgestellt, ein Diagramm zirkulärer Muster auf eine Tafel oder ein Stück Papier aufzuzeichnen und es der Familie zu erklären. Wenn die Familienmitglieder ihre individuelle lineare Konzeptualisierung überwinden, kann es zu plötzlichen Einsichten und zu einem Abbau der zugrundeliegenden Schuldgefühle kommen. Manchmal genügt das, um einen Wandel einzuleiten. Wenn jedoch das Muster sehr hartnäckig ist, ist eine solche Erkenntnis nur vorübergehend wirksam, und die Familie fällt in lineares Denken zurück.

Lineares Denken kann problematisch sein, weil es vornehmlich die Feedforward-Regelung mobilisiert und versäumt, die Vorteile des konstruktiven Potentials des negativen Feedbacks auszunutzen. Beispielsweise versucht der Mann in der zirkulären Auseinandersetzung (Abb. 4b) gewöhnlich nicht, den Konflikt durch die Erzeugung von positivem Feedback in Form von Beschuldigungen und Drohungen bewußt aufrechtzuerhalten oder zu eskalieren. Statt dessen sieht er sich selbst nur als jemand, der auf der Grundlage eines begrenzten Wahrnehmungs-Inputs versucht, einer andern Person etwas abzugewöhnen. „Andauernd beschuldigt sie mich. Wenn sie aufhören würde, kämen wir prima miteinander aus. Deshalb versuche ich, ihr das abzugewöhnen." Diese negative Feedback-Absicht stellt (auf der individuellen Ebene) tatsächlich eine Feedforward-Regelung dar und fördert (auf der interpersonellen Ebene) unbeabsichtigt eine positive Feedback-Regelung, die das schlecht angepaßte Muster am Leben hält.

Wenn es dem Therapeuten jedoch gelingt, die perzeptive Interpunktion der Ereignisse zu verschieben, so daß der perzeptive Input des Mannes seinen eigenen Output beinhaltet, kann es anstatt zu einer Feedforward- zu einer Feedback-Regelung kommen. „Sie ärgert sich und beschuldigt mich, wenn ich ihr sage, daß sie damit aufhören soll. Vielleicht sollte ich etwas anderes probieren." Da er die Folgen seines eigenen Verhaltens erkennt, ist es eher möglich, Reaktionen eines negativen Feedbacks auszulösen. Vergegenwärtigt sich ein Therapeut die Elemente des Diagramms zirkulärer Muster, ist er in der Lage, ein Familienmitglied anzuregen, die problematischen Folgen von bestimmten Verhaltensweisen zu explorieren, und kann damit helfen, die Wahrnehmungen eines Mitglieds so neu zu interpunktieren, daß ihnen Output und auch Input zugrunde liegt.

Letztlich besteht der größte Vorteil der Verwendung von Diagrammen zirkulärer Muster darin, daß sie eine Vielfalt potentieller therapeutischer Strategien verdeutlichen. Das Diagramm legt ganz deutlich mehrere Zugangswege offen, um das schlecht angepaßte Muster zu unterbrechen, und ist dadurch eine Hilfe bei der Planung von spezifischeren und präziseren Interventionen. Ein *verhaltenstherapeutisch* orientierter Kollege wird wohl primär darauf fokussieren, das auf den Verbindungspfeilen beschriebene kommunikative Verhalten zu ändern. Ein *psychodynamisch* orientierter Therapeut wird seine Interventionen darauf richten, die affektiven Sets und die inneren Reaktionstendenzen zu modifizieren. Ein *eher kognitiv* orientierten Therapeut wird auf die kognitiven Schlußfolgerung achten. Ein *umfassend ausgebildeter Kliniker* wird jene Punkte zu orten versuchen, die ihm am geeignetsten erscheinen, um einen Wandel einzuleiten, oder er interveniert an mehreren Punkten gleichzeitig, um den homöostatischen Kreislauf zu unterbrechen (Hoffman 1976). Demnach dient dieses bestimmte Diagrammmodell zirkulärer Muster dazu, eine ganze Reihe von verhaltenstherapeutischen, psychodynamischen und kognitiven Konzepten und Techniken zu integrieren.

Die Abbildungen 8 und 9 beschreiben mögliche psychodynamische und kognitive Interventionen, um das verbreitete komplementäre Muster von Beschuldigung und Rückzug bei Ehepaaren zu ändern. Der psychodynamische Ansatz zielt darauf, tiefere affektive Erfahrungen zu explorieren, die in Beziehung stehen zu den an der Oberfläche vorherrschenden Gefühlen, und als affektive Schlußfolgerung zu dem schlecht angepaßten Muster gehören.

Gelingt es beispielsweise, die zugrundeliegenden Gefühle der Schuld und Verlustangst der Ehefrau zu identifizieren und zu mobilisieren, könnte dies womöglich den Ehemann dazu veranlassen, mit Sorge und Unterstützung, anstatt mit Furcht und Rückzug zu reagieren. Auf ganz ähnliche Weise wird vielleicht die Aufdeckung der zugrundeliegenden Verärgerung und Schuldgefühle des Ehemannes einen Wandel in der Reaktion der Ehefrau einleiten. Wie in der Abbildung gezeigt, eröffnet jede in Anwesenheit des Partners ausgeführte Intervention die Möglichkeit, ein konstruktives Ehemuster hervorzubringen.

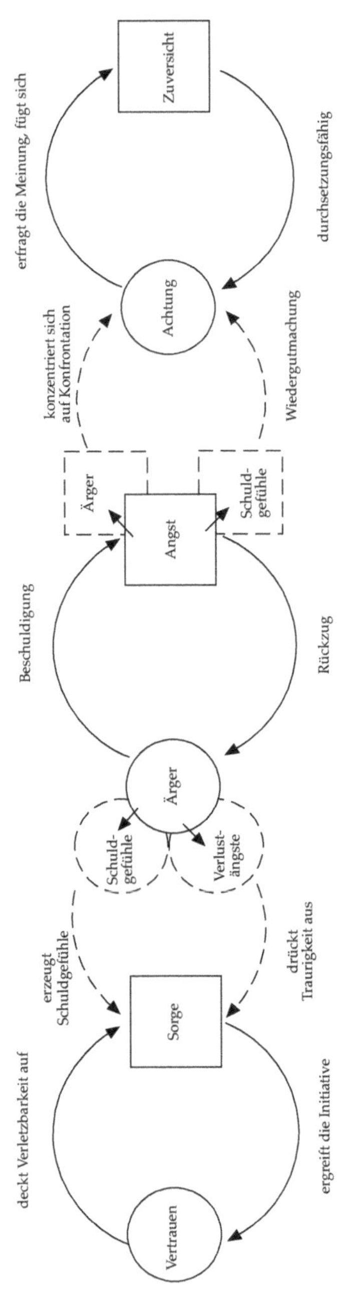

Abb. 8: Eine psychodynamische Interventionsstrategie

In der Praxis werden diese psychodynamischen Interventionen gewöhnlich auch von kognitiven Explorationen begleitet (Abb. 9). Gefühlsäußerungen fungieren nicht nur als interpersoneller Regulator, sie sind auch „Marker" intrapsychischer Ereignisse, die den Therapeuten zu jenen spezifischen Kognitionen leiten, die daran beteiligt sind, die schlecht angepaßten Muster aufrechtzuerhalten. Vielleicht wird ihre Katastrophenerwartung, er könnte sie verlassen, aufgedeckt, wenn es gelingt, die darunterliegende Traurigkeit oder Verlustangst zu identifizieren. Es läßt sich leicht erkennen, wie sein Rückzugsverhalten ihre Verlustängste am Leben erhält.

Versucht man ihre Erwartungen zu explorieren und ihre unrealistischen Vorstellungen zu verändern, ist es ganz nützlich, wenn man das Paar bezüglich seiner interpersonellen Wahrnehmungen zu direkter Interaktion stimuliert. Sie wird zu der direkten Frage ermutigt, ob er sie verlassen wolle und ob sie demnächst damit zu rechnen habe. Ihm fällt schließlich die Aufgabe zu, den überzeugenden gegenteiligen Beweis zu erbringen (verbal oder verhaltensmäßig), sollte eine Diskrepanz in ihren Erwartungen bestehen.

Wenngleich manche der Interventionen individuumszentriert zu sein scheinen, stehen sie doch in einem Beziehungskontext und sind von einem interpersonellen Systemkonzept geleitet. Bei der Konzeptualisierung eines Problems auf einer interpersonellen Ebene leistet die dadurch mögliche Präzisierung auf der individuellen Ebene einen bedeutenden Beitrag zur größeren Wirksamkeit des auf die abwärts gerichtete Kausalität gestützten, therapeutischen Ansatzes.

Das Modelldiagramm zirkulärer Muster kann auch ein potentiell günstiges Ziel für die Beziehung bieten. Therapeut oder Fami-lie können anstatt des teuflischen ein tugendhaftes Muster konzeptualisieren und es als Schablone verwenden, auf die es hinzuarbeiten gilt. Kommt es in dem Interview zu konstruktiven Ansätzen oder zeigen sich versöhnliche Verhaltensweisen, wird der Partner ermutigt, auf sie zu reagieren oder sie zu kommentieren. Ergebnis ist häufig das Auftauchen einer gut angepaßten positiven Feedback-Schleife. Indem sie diese gut angepaßten und tugendhaften Kreise einübt und die Fertigkeiten kognitiver Umstrukturierungen durch gemeinsames Befragen erlernt, wird die Familie kompetenter in der Lösung ihrer eigenen Probleme und reduziert ihre Abhängigkeit vom Therapeuten.

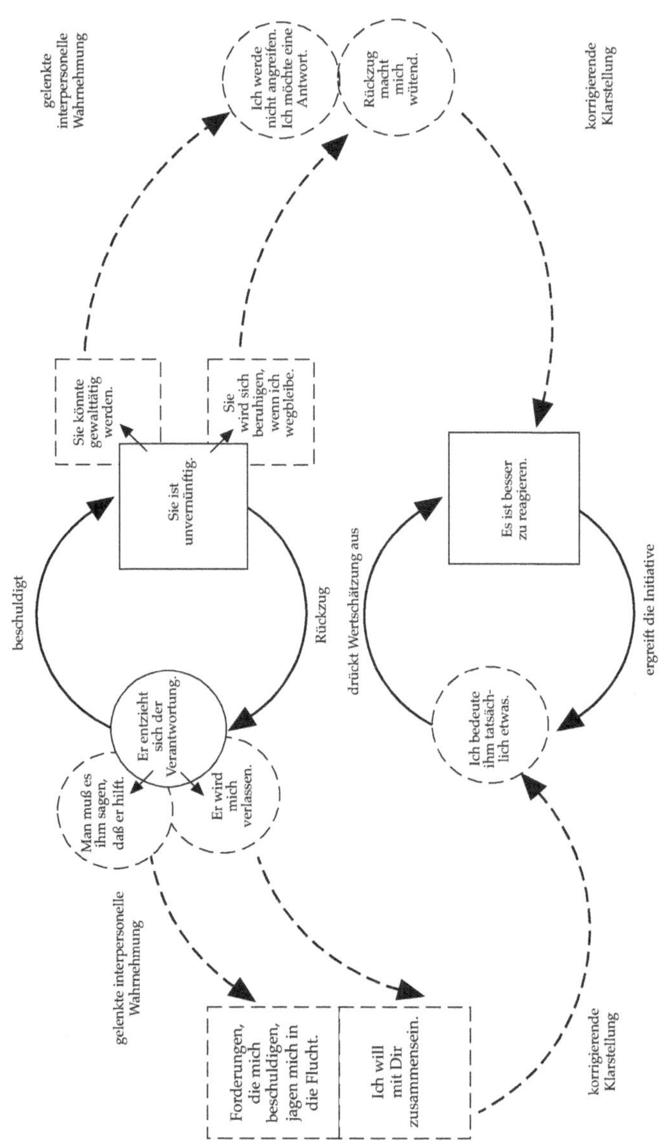

Abb. 9: Eine kognitive Interventionsstrategie

Schlußfolgerung

Für viele Studenten und Therapeuten hat sich dieses Modelldiagramm zirkulärer Muster für ihrer Arbeit mit Familien als nützlich erwiesen.

Manche der Familien berichten bei Nachuntersuchungen, daß für sie die zirkulären Erklärungen zu einem der hilfreichsten Aspekte der Therapie geworden seien. Allerdings ist das Diagramm zirkulärer Muster nur eine Anwendung der Idee des Kreises. Das gesamte Potential kybernetischer Konzeptualisierung ist bisher noch nicht ausgeschöpft worden; ihre Nutzungsmöglichkeiten stehen erst am Anfang. Weitere Entwicklungen einfacher und leicht anzuwendender zirkulärer Modelle, die aber dennoch ein systemisches Verständnis fördern, sind vonnöten.

Wie in Abbildung 6 angedeutet wird, kann man interpersonelle zirkuläre Zustände in Form von ineinandergreifenden Kreisen auf einer höheren Ebene aufeinander beziehen. Ein Anfang ist ebenfalls gemacht worden, zirkuläre Muster auf der individuellen intrapsychischen Ebene zu konzeptualisieren. Bei fortschreitender Klärung zirkulärer Prozesse auf verschiedenen hierarchischen Ebenen und auch zwischen den Ebenen wird es möglich, Probleme präziser einzugrenzen und die relative Wirksamkeit von Interventionen auf verschiedenen Ebenen einzuschätzen, damit wir entscheiden können, ob aufwärtsgerichtete, horizontale oder abwärtsgerichtete Strategien optimal sind.

Obwohl die Systemtheorie bei Familien für die Praxis sehr reizvoll ist, hat sie seitens der Forschung bisher relativ wenig Unterstützung. Ein wesentlicher Grund liegt darin, daß systemische Phänomene nur sehr schwierig zu messen sind. Wenn auch individuelle Messungen eine Hilfe sind, ausreichend sind sie nicht. Spezialisierte Techniken wie die Markovianische Sequenzanalyse befinden sich in der Entwicklung, sind aber recht komplex und in der Anwendung sehr mühselig. Es besteht ein echter Bedarf nach neuen Forschungsansätzen und -methoden für die Erforschung der Familiensysteme und der Familientherapie.

Die wichtigste Frage, die gestellt werden muß, ist – wie auch für die Psychotherapie im allgemeinen die Frage nach der Spezifizität. Welche Probleme welcher Familien reagieren auf welche Interventionen von welchem Therapeuten, wann und wie? Die Antworten zu diesen Fragen liegen immer noch in weiter Ferne, aber vielleicht ist es an der Zeit, die Resultate verschiedener systemorientierter Familientherapien zu vergleichen. Schließlich müssen wir noch viel mehr zu verstehen versuchen über Verschlechterungen durch Nebenwirkungen und Kontraindikationen in der Familientherapie.

Teil II
Es gibt keine Wahrheit

Ein bedeutender Umbruch

Der familientherapeutische Ansatz des Mailänder Teams[1]

A) Entwicklung, Theorie und Praxis im Überblick

Der systemische Ansatz des Mailänder Teams stellt sehr wahrscheinlich einen bedeutenden Fortschritt auf dem Gebiet der Familientherapie und möglicherweise der gesamten Psychotherapie dar. Dieser Artikel gibt einen Überblick über die Entwicklung des Ansatzes, stellt einige der Hauptannahmen und den theoretischen Hintergrund dar und beschreibt in groben Zügen das praktische Vorgehen des Mailänder Teams.

Geschichtliche Entwicklung

Die Entwicklung des Mailänder Ansatzes kann in vier Phasen eingeteilt werden.

Die erste Phase begann im Jahr 1967, als Mara Selvini Palazzoli Luigi Boscolo zur gemeinsamen Arbeit mit Ehepaaren und Familien nach Mailand einlud. Damit wurde die Ehe- und Familientherapie in Italien eingeführt (Boscolo 1983). Mara Selvini war Fachärztin für Innere Medizin, hatte sich psychoanalytisch ausgebildet und praktizierte analytisch mit Patienten, die an Anorexia Nervosa erkrankt waren. Boscolo hatte gerade seine psychiatrische und analytische Ausbildung in New York beendet. Im Lauf der Zeit schlossen sich ihnen weitere Kollegen an, bis schließlich zwischen sieben und zehn professionelle Mitarbeiter an dem Projekt beteiligt waren. Die Gruppe

1 Der Autor bedankt sich für die Hilfe von Dr. Gianfranco Cecchin und Dr. Luigi Boscolo, die Mitarbeiter des Mäiländer Teams sind und zahlreiche Erläuterungen und Vorschläge zu einem kühneren Entwurf des Textes machten. Der Autor dankt außerdem dem Personal und den Studenten des *Family Therapy Program* an der University of Calgary Medical Clinic, insbesondere Dr. Evan Imber Black, für ihre direkten und indirekten Beiträge zu diesem Aufsatz. Quellenangabe siehe Seite 253.

traf sich in bestimmten Abständen, um verschiedene Vorstellungen und Techniken zur Arbeit mit Familien von anorektischen und psychotischen Patienten zu erforschen. In dieser Phase blieb die Orientierung der Gruppe überwiegend psychoanalytisch.

Die zweite Phase begann im Jahr 1971, als Mara Selvini vorschlug, das psychoanalytische Modell zu verlassen und das sogenannte Palo-Alto-Modell (beschrieben bei Bodin 1981) des Mental Research Institute (MRI) zu übernehmen.

Da Uneinigkeit hinsichtlich dieser beiden Modelle bestand, teilte sich die Gruppe: Ein Team von vier Mitarbeitern behandelte Familien weiter nach dem psychoanalytischen Modell, während das andere Team von ebenfalls vier Mitarbeitern begann, das Palo-Alto-Modell zu erforschen. Diese letztere Gruppe wird gewöhnlich als das „Mailänder Team" oder die „Mailänder Gruppe" bezeichnet.

Im Januar 1972 startete diese Gruppe mit einer Vielzahl von Familien ein Forschungsprojekt. Aufgrund des Rufes, den sich Mara Selvini auf diesem Gebiet erworben hatte, hatte man bisher überwiegend mit Familien mit einem anorektischen Mitglied gearbeitet. Jetzt wollten die Gruppenmitglieder ihre Erfahrungen erweitern und baten deshalb ihre Kollegen, ihnen Patienten mit anderen Problemen, einschließlich Psychosen, zu überweisen. In dieser Zeit des Übergangs in die zweite Phase stützen sie sich stark auf die Schriften von Haley (1963) und Watzlawick, Beavin, Jackson (1967). Überdies luden sie Paul Watzlawick dreimal nach Mailand ein, um sich supervidieren und beraten zu lassen.

Langsam entwickelten sie jedoch Vorstellungen und Techniken, die sich von denen des Mental Research Institute unterschieden. Im Anschluß daran isolierte sich die Mailänder Gruppe bewußt für einige Jahre, indem sie direkten Kontakt mit anderen bedeutenden Familientherapeuten vermied. Sie arbeitete daran, konsistenter und kohärenter in der Anwendung ihrer eigenen systemorientierten Vorstellungen zu werden. In dieser Zeit entwickelte die Gruppe einige ihrer kreativsten Konzepte und Interventionen.

Das Mailänder Team betrachtete Systeme stets dahingehend, daß diese Kennzeichen sowohl von Stabilität (Homöostase) als auch von Veränderung (Umformung) aufweisen. In der zweiten Phase jedoch sah die Gruppe Familiensysteme als überwiegend homöostatisch an. In der Therapie richtete sie ihr Augenmerk hauptsächlich darauf, gegenwärtige, im Hier und Jetzt ablaufende Interaktionsmuster, die sich wiederholten und Redundanz aufwiesen, zu identifizieren. Gesucht wurde jeweils ein Interaktionsmuster, das die Homöostase der Familie aufrechterhielt und im Veränderungsprozeß als Knotenpunkt betrachtet werden konnte. Würde dieses Interaktionsmuster verändert, so wäre die Familie in der Lage, sich selbst zu ändern. Daher wurde dieser Knotenpunkt (Ps) des Systems das Ziel für die Intervention.

Der „Ps" erwies sich als ein redundantes, häufig paradoxes Muster, das sich die Familie als Zwischenlösung schuf. Beispielsweise erhielt die Gruppe von Familien häufig die folgende paradoxe Botschaft: „Wir haben dieses (problematische) Mitglied, das sich ändern muß … Aber als Familie sind wir in Ordnung … (und wollen unverändert bleiben)." Von einer systematischen Perspektive aus ist es jedoch unmöglich, daß sich ein Teil des Systems ändert, ohne daß eine komplementäre Änderung im Gesamtsystem geschieht. So entwickelte das Mailänder Team Interventionen, die diese widersprüchlichen Muster auflösen sollten, um der Familie die Freiheit zur Änderung zu geben. Dies wurde erreicht, indem in die Familie etwas eingeführt wurde, das sich gegen ihr Paradoxon richtete. Mit anderen Worten, die Intervention war „gegenparadox". Das bedeutete nicht, daß die Intervention notwendigerweise selbst paradox war. Sie schuf ein Gegenparadoxon, um die pathogene Doppelbindung aufzuheben, und konnte, mußte aber nicht, paradox sein.

Oft war sie jedoch paradox. So hieß es zum Beispiel häufig in der abschließenden Stellungnahme der Therapeuten: „(Von uns als Therapeuten wird erwartet, daß wir Veränderungen einleiten, doch) wir sind der Meinung, daß Sie sich nicht ändern sollten; denn es ist eine gute Sache, daß …" Indem die Therapeuten allen Verhaltensweisen in dem homöostatischen Muster eine positive Bedeutung verliehen und der Familie keine Veränderung im Kontext einer Therapie (die ja eigentlich Veränderung bewirken soll) verschrieben, schickten sie die Familie in eine therapeutische Doppelbindung. Das Interesse der Mailänder Gruppe an diesen paradoxen Mechanismen spiegelt sich im Titel ihres Hauptwerks, *Paradoxon und Gegenparadoxon,* wider (Selvini-Palazzoli, Boscolo, Cecchin, Prata 1978a), das im Original 1975 in Italien erschien.

Die dritte Phase begann ungefähr im Jahr 1975, ausgelöst durch Batesons Buch *Ökologie des Geistes* (Bateson 1972). Die Mailänder Gruppe war insbesondere durch das Kapitel beeindruckt, in dem

Bateson das Selbst als kybernetisches System auffaßt und den „Erkenntnisirrtum" des Alkoholikers darlegt. Batesons Arbeit beeinflußte ihr Denken grundsätzlich. Sie begann Systeme überwiegend als sich entwickelnd und weniger als homöostatisch aufzufassen. Die Familie als System *erschien* also nur statisch, in Wirklichkeit veränderte sie sich ständig. Die Verhaltensmuster, die den Eindruck der Statik oder Homöostase hervorriefen, erkannte das Team als das Ergebnis der fehlerhaften Annahmen der Familie über die Realität. Die Familie schien einem starren oder fehlerhaften Abbild ihrer Realität zu folgen.

Im Anschluß an Korzybski (1941) betont Bateson, daß das Abbild der Realität nicht mit der Realität gleichzusetzen ist und die Annahmen der Familienmitglieder übereinander nicht mit ihren tatsächlichen Verhaltensmustern übereinstimmen müssen. Es handelt sich hierbei also um verschiedene logische Ebenen. So wendete sich die Mailänder Gruppe Batesons Bearbeitung der Russellschen Ebenentheorie zu (Whitehead a. Russel 1910). Sie unterschied sorgfältig zwischen der *Bedeutungs-* und der *Handlungsebene*. Aufgrund ihrer Annahme, daß die Bedeutung aus dem Kontext hervorgehe, richtete sie ihre Aufmerksamkeit stärker auf den Kontext und die Botschaft, die durch ein Verhalten in einer bestimmten Situation vermittelt wird.

Die Aufgabe von Interventionen sah das Mailänder Team jetzt mehr und mehr darin, neue Zusammenhänge oder neue Differenzierungen auf der gedanklichen oder der Handlungsebene einzuführen. Die therapeutische Intervention, die in die Familie eingeführt wurde, konnte völlig explizit sein wie bei einer umstrukturierenden Intervention. Sie konnte jedoch auch implizit bleiben wie zum Beispiel bei einem Ritual, das die Familienmitglieder auf die Aufforderung des Therapeuten hin durchführen. Unabhängig davon, wie sie in die Familie eingeführt wurde, zielte die Intervention darauf ab, die Familie anzuregen, selbst neue Möglichkeiten der Interaktion zu schaffen. Der Therapeut löste keine fehlangepaßten Muster auf, sondern wirkte eher wie ein Katalysator. Er ermöglichte so der Familie, während der ständigen Entwicklung ihrer Handlungs- und Gedankenmuster eine größere Freiheit zur spontanen Veränderung zu gewinnen.

Während dieser Phase begannen Boscolo und Cecchin mit ihrer Tätigkeit als Ausbilder. Zu ihrer Überraschung zeigten die Schüler größeres Interesse am Verhalten des Therapeuten als an der Betrachtung der Familie als System. Dies führte dazu, daß sich das Team stärker auf die Wirkung konzentrierte, die das Verhalten des Therapeuten in der Interaktion mit der Familie zeigte. Die Therapeuten begannen, sich selbst zu beobachten, um ihre eigene Beobachtungsweise der Familie zu thematisieren. So entwickelten sie hinsichtlich des therapeutischen Prozesses eine kybernetische Sichtweise zweiter Ordnung. Schließlich differenzierten sie drei grundsätzlich verschiedene Interviewtechniken, die sie in *Hypothesizing – Circularity – Neutrality* (Selvini-Palazzoli et al. 1980a) beschrieben, einer ihrer wichtigsten Schriften.

Die vierte und jüngste Phase begann, als sich das Viererteam teilte. Von 1980 an beschäftigten sich Boscolo und Cecchin vor allem mit der Entwicklung neuer Ausbildungsmethoden, während Selvini und Prata sich weiterhin der Forschung widmeten. Dabei konzentrierten sie sich auf die Wirkungsweise einer einzigen Intervention, der sogenannten „invarianten" oder „universalen" Verschreibung.

Nach einem einleitenden diagnostischen Interview treffen sich Selvini und Prata mit den Eltern und verschreiben ihnen eine geheime Aufgabe. Diese leitet sie an, gemeinsam das Haus zu verlassen, für die Kinder lediglich eine kurze Notiz über den Zeitpunkt ihrer Rückkehr zu hinterlassen und gemeinsam zurückzukehren. Die Eltern werden angewiesen, ihre Kinder vorher nicht über ihr Weggehen zu unterrichten und auch im nachhinein nichts über ihre Unternehmung zu erzählen. Diese Aufgabe entfaltet, wenn sie sorgfältig auf jede Familie abgestimmt und wiederholt angewendet wird, eine starke Wirkung. Sie läßt in der Familie klare und stabile Generationsgrenzen entstehen.

Die theoretische Grundlage für diese Intervention stammt von Ashby (1954). Ashby nimmt an, daß ein starker, stabiler Zusammenhang oder Fixpunkt in einem sich ständig verändernden System zur Unterbrechung anderer repetitiver Muster führt, die mit diesem Punkt verbunden sind. Mit anderen Worten: Die früheren Allianzen und Koalitionen über die Generationsgrenzen hinweg werden durch die Stärkung des elterlichen Zusammenhalts aufgelöst. Er manifestiert sich durch die wiederholte gemeinsame Abwesenheit der Eltern und die absichtliche Geheimhaltung dieser Unternehmungen. In gewisser Hinsicht ist diese Intervention als eine strukturelle aufzufassen: Sie enthält Annahmen über die Normalität einer Familie und zwar in dem Sinne, daß normale Familien klare Grenzen zwischen den Generationen aufweisen sollten. Selvini betont jedoch, daß diese Intervention auf einem kybernetischen, nicht auf einem strukturellen Modell aufbaut. In den Händen von Selvini und Prata scheint sie selbst bei sehr schwierigen Familien zufriedenstellende Ergebnisse erbracht zu haben.

Boscolo und Cecchin unterscheiden sich nun in bestimmten Punkten von Selvini und Prata. Sie stellen zum Beispiel den Nutzen jeder expliziten oder impliziten Annahme über eine Normalität der Pathologie in Frage (etwa hinsichtlich der Grenzen zwischen den Generationen). Nach ihrer Auffassung könnten diese Annahmen den Therapeuten in einer statischen Position verharren lassen. Sie stellen ebenso den Nutzen der mehrmaligen Wiederholung einer Intervention in Frage. Zeigt eine Intervention einmal Wirkung, so muß das nicht bedeuten, daß sie in derselben oder in einer anderen Familie nochmals wirkt. Boscolo und Cecchin ziehen eine flexible und pluralistische Sichtweise vor und wenden eine Vielfalt von Interventionen an. Sie versuchen, die Familie selbst zur Erforschung verschiedener Alternativen zu dem Symptom, das sich im Laufe ihrer bisherigen Entwicklung herausgebildet hat, anzuregen.

Dieses Bekenntnis zur Vielfalt der Möglichkeiten zeigt sich auch in der Organisation ihrer Ausbildungssitzungen. Die Auszubildenden arbeiten in zwei Gruppen, der Supervisions- und der Beobachtungsgruppe (Boscolo a. Cecchin 1982). Jede dieser Gruppen trifft sich zwischen den Sitzungen, um Interventionen zu entwickeln. Tatsächlich wird der Familie jedoch nur die Intervention der Supervisionsgruppe gegeben. Der Vorschlag der Beobachtungsgruppe wird nach der Therapiesitzung diskutiert. Indem sie beide Gruppen getrennt Lösungen entwickeln lassen, versuchen Boscolo und Cecchin aufzuzeigen, daß verschiedene Hypothesen und Interventionen gültig sein und in einer bestimmten Situation angewendet werden können.

Obwohl der Eindruck entsteht, daß sich beide Gruppen des Mailänder Teams in verschiedene Richtungen entwickeln, bewahren sie nach wie vor viele Gemeinsamkeiten. Das Interessanteste während der Entwicklung der Teams war die enorme Kreativität bei der Schaffung neuer therapeutischer Modelle. Möglicherweise lag die wichtigste Voraussetzung für diese Kreativität in der Zusammenarbeit als Team. Auch die finanzielle Unabhängigkeit eines jeden Teammitglieds und das Fehlen politischer Einschränkungen (die gewöhnlich in jeder größeren Institution vorhanden sind) trugen zweifellos dazu bei, daß das Team seine Kreativität entfalten konnte (Selvini-Palazzoli 1979).

Die Zusammenarbeit bewährte sich in der tiefgründigen Auseinandersetzung über die Behandlung gemeinsamer Patienten. Die Teammitglieder gebrauchten häufig den Einwegspiegel und tauschten regelmäßig die Rollen von Therapeut und Supervisor. In ihren Teamdiskussionen schätzten sie die offene und spontane Äußerung persönlicher Reaktionen und intuitiver Annahmen hinsichtlich der zu behandelnden Familie. Sie reflektierten diese Reaktionen, indem andere Teammitglieder alternative Standpunkte anboten. Diese wechselseitige Rückmeldung befähigte sie, ihre systemische Sichtweise auszuarbeiten.

Theoretische Annahmen

Die Mailänder Gruppe betrachtet ihren Ansatz als systemisch. Ihre grundlegenden theoretischen Konzepte entstammen der Systemtheorie, der Kybernetik und der Informationstheorie. Angesichts der verschiedenen modernen Fassungen des Systembegriffs ist zu betonen, daß das Mailänder Team die Welt als aus Systemen bestehend begreift, die durch ihre Struktur und den Parameter der Information gekennzeichnet sind und nicht durch die Parameter der Masse und der Energie. In dieser Auffassung folgt es Batesons Systembegriff (Bateson 1979) und nicht dem Bertalanffys (Bertalanffy 1968).

Der Theorieansatz des Mailänder Teams ist reflexiv. Das heißt, bei jeder Konfrontation mit einer klinischen Situation versucht es ein theoretisches Konzept zu finden, aus dem sich das vorliegende Verhaltensmuster erklären läßt, und für jeden theoretischen Gedanken versucht es ein Verhaltensmuster zu finden, das diesen erklärt. Dies bedeutet einen ständigen Austausch zwischen Theorie und Praxis. Die Gedanken, die in der klinischen Praxis als die fruchtbarsten erscheinen, werden beibehalten.

Das Bewußtsein ist sozial bestimmt

Eine nützliche und grundlegende Annahme des Mailänder Ansatzes ist die, daß das Bewußtsein sozial determiniert ist. Das Team nimmt an, daß geistige Phänomene soziale widerspiegeln. So sieht es psychische Fehlanpassung in den Mustern der sozialen Interaktion begründet. Das bedeutet nicht, daß sich die Mailänder

Gruppe weigert, biologische oder psychologische Aspekte des menschlichen Verhaltens anzunehmen. Die Gruppe betont jedoch, daß sich die psychische Bedeutung eines jeden Verhaltens oder Ereignisses aus dem jeweiligen sozialen Kontext ergibt. Wird ein Individuum als „gestört" oder „verrückt" bezeichnet, muß zwischen denen, die diese Ansicht teilen, ein bestimmtes Interaktionsmuster bestehen. Konsequent gedacht heißt das: Damit zum Beispiel eine Schmerzerfahrung von dem Betroffenen und seinen Mitmenschen als Schmerz aufgefaßt wird, ist zusätzlich zu der Erfahrung selbst ein bestimmtes Interaktionsmuster (mit der dazugehörigen Geschichte) erforderlich.

Die Annahme, daß das Bewußtsein durch die soziale Umwelt bestimmt ist, hat sich in der Praxis bewährt und wird deshalb vom Team aufrechterhalten. Sie lenkt die Aufmerksamkeit des Therapeuten eher auf die Interaktionen, die zwischen den Personen stattfinden, als auf einzelne Personen oder deren Eigenschaften. Die Teammitglieder halten diese Wirkung der Annahme aufgrund der Erfahrungen, die sie während ihrer Entwicklung von der psychoanalytischen Therapie zur Familientherapie machten, für vorteilhaft. Ihre Erfahrungen überzeugten sie davon, daß eine Behandlung, die auf hypothetisch interpersonalen Mustern beruht, bedeutend wirksamer ist als eine Behandlung, die auf hypothetisch intrapsychischen Mustern aufbaut.

Eine zirkuläre Epistemologie

Viele systemanalytische Gedanken des Mailänder Teams sind Batesons Vorstellungen zum Bewußtsein entlehnt (Bateson 1972, 1979). Bateson geht in seinen Arbeiten von einer Erkenntnistheorie aus, die auf kybernetischen Grundsätzen beruht. Als die Teammitglieder mit Batesons Anschauungen vertraut wurden, betonten sie zunehmend die Bedeutung der epistemologischen Aspekte in ihrer Arbeit. Bateson und das Team gebrauchen den Begriff Epistemologie, wenn sie die Art und Weise beschreiben, in der ein Mensch seine Umwelt wahrnimmt und versteht. Unsere Art, die Welt aufzufassen, bestimmt, wie wir denken, handeln und uns unsere Existenz einrichten. Ebenso wird die Art und Weise, in der ein Therapeut psychische Phänomene auffaßt und eine Familie wahrnimmt, sein Verhalten während der Therapie bestimmen.

In seinem Versuch, die wichtigsten Kennzeichen des Bewußtseins festzustellen, betont Bateson (1979), daß geistige Prozesse zumindest als *zirkulär*, wenn nicht als noch komplexer aufzufassen sind. Dementsprechend geht das Mailänder Team davon aus, daß eine zirkuläre (kybernetische) Epistemologie für die therapeutische Arbeit nutzbringender ist als eine *lineare* Epistemologie. Diese nimmt eine lineare Verkettung von Ursache und Wirkung an. Eine lineare Epistemologie leitet den Beobachter an, seine Aufmerksamkeit auf einzelne Sequenzen eines Geschehens zu richten und zwischen diesen kausale Zusammenhänge anzunehmen. Eine zirkuläre Epistemologie lenkt die Aufmerksamkeit des Beobachters auf die kreisförmige Interaktion einzelner Systemteile. Sie ermöglicht es ihm, Hypothesen über ganzheitliche Strukturen aufzustellen.

In der westlichen Kultur sind Denkweise und Wissensstruktur überwiegend linear. Dementsprechend neigen die meisten Menschen aus dem westlichen Kulturkreis zu reduktionistischen Denkmustern. Sie interpunktieren die Realität, indem sie Interaktionsprozesse in kurze Ausschnitte unterteilen. Man stellt beispielsweise fest, daß das Ereignis A dem Ereignis B vorausgeht. Eine lineare Epistemologie führt nun zu der Annahme, das Ereignis A habe das Ereignis B verursacht. Ein Beobachter könnte somit sagen: „Seine Kritik verursachte ihre Traurigkeit." Die Beschäftigung mit Ursache-Wirkungs-Gefügen ist typisch für eine lineare Sichtweise. Sie führt häufig zu dem fehlerhaften Schluß, A habe B verursacht. Oft impliziert dies auch die Annahme, A habe das Auftreten von B absichtlich herbeigeführt. Diese postulierte Absicht wird dann zum Gegenstand moralischer Urteile, wie zum Beispiel: „Er beabsichtigte, sie mit seiner Kritik unglücklich zu machen. Was er tut, ist schlecht. Er muß ein boshafter Mensch sein."

Um psychische Prozesse als zirkulär zu verstehen, müssen Verbindungen zwischen Verhaltensweisen in einen größeren, ganzheitlichen Zusammenhang gestellt werden. Bruchstückhafte Sequenzen müssen wieder zu einem zirkulären Ganzen zusammengefügt werden. Wendet man eine zirkuläre Sichtweise an, könnte der Beobachter folgendes entdecken: „Wenn die Ehefrau traurig ist, benimmt sich das Kind schlecht; ist das Kind ungezogen, kritisiert der Ehemann die Frau, und diese wird daraufhin traurig, usw." So betrachtet, ist die Traurigkeit der Ehefrau eine Sequenz in einem kreisförmigen Interaktionsmuster zwischen dem Ehemann, der Ehefrau und dem Kind. Ein heimtückisches Muster! Das moralische Urteil (wenn es überhaupt noch als moralisch bezeichnet werden kann) richtet sich im Rahmen dieser Betrachtungsweise gegen das Interaktionsmuster und nicht gegen eine der Personen.

Ergibt sich aus der Betrachtung der Situation, daß die Teilnehmer in einem kreisförmigen Interaktionsmuster gefangen sind, so führt dies eher zu Mitgefühl gegenüber den Personen als zu ihrer moralischen Verdammung. Auch der Therapeut zeigt eine veränderte Einstellung gegenüber den Familienmitgliedern: Wendet er eine zirkuläre Epistemologie an, reagiert er weniger moralisierend. Er reagiert neutraler, und damit nimmt die Freiheit der Familie zu, Änderungsmöglichkeiten zu erforschen. Kann sich der Therapeut einen systemischen Standpunkt zu eigen machen, wird auch er freier und kreativer.

Das Mailänder Team wehrt sich jedoch gegen ein striktes Entweder-Oder hinsichtlich der linearen und zirkulären Epistemologien. Statt dessen nimmt es eine Teil-Ganzes-Relation an. Lineares Denken kann ein notwendiger Vorläufer des zirkulären Denkens sein. Auch ist eine lineare Interpunktion nicht notwendigerweise falsch. Man muß jedoch beachten, daß sie nur ein Segment oder einen kleinen Bogen eines größeren Kreises beschreibt und deshalb oft irreführend ist. Das Team nimmt an, daß der zirkuläre Standpunkt eine vollständigere und kohärentere Sicht von Interaktionsprozessen schafft.

Bei der Übernahme der systemischen Perspektive ist es wesentlich, von einer reduktionistischen zu einer ganzheitlichen Orientierung wechseln zu können. Lernen Studenten und Kliniker, nach dem systemischen Modell zu denken und zu arbeiten, müssen sie perzeptuelle und konzeptuelle Fertigkeiten entwickeln, die dem zirkulären Denken des Ansatzes gerecht werden. Für Anfänger heißt das, die Beschäftigung mit den Absichten der Familienmitglieder aufzugeben und sich den Wirkungen des Verhaltens der Familienmitglieder zuzuwenden. Daran schließt sich die Erforschung der Wirkungen dieser Wirkungen an, und so fort. Die Aufmerksamkeit des Therapeuten ist stets darauf gerichtet, zirkuläre Interaktionsmuster zu entdecken, die kybernetische Rückkopplungsprozesse kennzeichnen. Die Betrachtung wird jedoch noch komplexer. Der Mailänder Ansatz schließt die Annahme ein, daß auch der Therapeut ein Teil des Interaktionsmusters ist, das er beobachtet. Es entsteht ein zirkuläres Muster zwischen dem Therapeuten und den zirkulären Interaktionsmustern, die er in der Familie erforscht. Dieser Prozeß wurde als die Kybernetik der Kybernetik oder Kybernetik zweiter

Ordnung (Keeney 1982) beschrieben. Er spiegelt die Komplexität der von Bateson vorgeschlagenen Epistemologie genauer wider.

Unterschiede und Sprache

Eine weitere Annahme Batesons über das Bewußtsein besteht darin, daß die Interaktion zwischen dessen einzelnen Teilen stets durch Unter- schiede ausgelöst wird. Er weist darauf hin, daß Unterschiede nicht gegenständlich aufzufassen und nicht in Raum und Zeit festzumachen sind. Unterschiede haben keine Masse, sie sind kognitive Unterscheidungen und eher in Begriffen der Struktur als der Energie zu sehen. Ein Unterschied beruht auf einer Beziehung, und Beziehungen sind aufgrund ihrer Gegenseitigkeit stets zirkulär. Wenn ein Kind als aggressiv beschrieben wird, stellt diese Beschreibung einen Unterschied zu Kindern, die passiver sind, heraus. Der Unterschied entsteht durch die zirkuläre Beziehung, die die Unterscheidung zwischen Aggressivität und Passivität einschließt. Jedoch neigen wir dazu, zu vergessen, daß Merkmale Unterscheidungen sind, die wir getroffen haben, und betrachten Personen so, als würden sie Aggressivität oder Passivität im Sinne von feststehenden Qualitäten aufweisen. So sagen wir häufiger: „Das Kind ist aggressiv" als: „Das Kind handelt im Vergleich zu dem passiveren Verhalten anderer Kinder aggressiv". Diese beiden Äußerungen spiegeln verschiedene logische Ebenen wider. Im alltäglichen Denken und in alltäglichen Gesprächen neigen wir dazu, die erste Fassung zu gebrauchen. Wir konzentrieren uns eher auf die beschreibenden Merkmale, die wir bei Personen vermuten, als auf die Unterschiede zwischen Personen, welche die Grundlage für diese Beschreibungen sind. Das heißt: Wir neigen eher dazu, lineare als zirkulär relationale Beschreibungen zu geben.

Das Mailänder Team weist darauf hin, daß Sprachgewohnheiten uns dazu verführen, in linear besitzanzeigenden statt in zirkulär relationalen Begriffen zu denken. Es sei das Verdienst von Shands (1971), auf diese „Tyrannei der linguistischen Regeln" hingewiesen zu haben. Den Mitarbeitern des Teams fiel es leichter, eine relationale oder zirkuläre Orientierung beizubehalten, wenn sie bei der Beschreibung von Komponenten größerer Systeme das Verb „sein" durch das Verb „zeigen" ersetzten. So kann man beispielsweise statt: „Der Vater *ist* depressiv" auch: „Der Vater *zeigt* depressive Symptome" sagen.

Gebraucht man den ersten Ausdruck, führt das dazu, daß man den Vater unabhängig von seinem Lebenskontext betrachtet; man beginnt, in seinem Inneren nach der Ursache der Depression zu forschen – etwa nach psychodynamischen Faktoren in den Über-Ich-Funktionen oder auch nach abnormen biochemischen Prozessen in seinem Nervensystem. Hingegen neigt man bei der Äußerung: „Der Vater zeigt depressive Symptome" dazu zu fragen, gegenüber wem er sein depressives Verhalten zeigt und welche Wirkung dies haben könnte. Auf diese Weise lenkt man die Aufmerksamkeit auf die Geschehnisse in der Umwelt des Vaters (auf seine Beziehungen), um die Abweichung in seinem Verhalten zu erklären. Der eben beschriebene Austausch des Verbs ist eine ebenso einfache wie nützliche Übung für diejenigen, die lernen wollen, im Rahmen einer zirkulären Epistemologie zu denken.

Unglücklicherweise kann die geschriebene und die gesprochene Sprache nicht völlig dem Problem der Linearität entgehen. Ein Wort folgt unerbittlich dem anderen. Weiter macht uns der Aufbau eines Satzes aus Subjekt, Prädikat und Objekt dafür empfänglich, in linearen Sequenzen zu denken. Auf der anderen Seite macht es die konnotative Funktion der Sprache möglich, eine Vorstellung der Zirkularität entstehen zu lassen. Dies zeigt sich in der Fähigkeit der Sprache, Vorstellungen und Strukturen durch den Gebrauch von Metaphern, Gleichnissen, Analogien und Erzählungen zu beschreiben. Trotz allem sollte jedoch unser wichtigstes Werkzeug in der Therapie, die Sprache, stets mit einem gewissen Mißtrauen betrachtet werden. Sie ist eine der Hauptquellen der Verzerrung und Beschränkung.

Sich entwickelnde Systeme

Eine der wichtigsten Änderungen, die das Mailänder Team in seinen Annahmen über die Beschaffenheit von Systemen vornahm, habe ich schon in dem Überblick über die Entwicklung des Teams angesprochen. Zunächst sah es Systeme im wesentlichen als durch ihre Stabilität und Homöostase und weniger durch ihre Veränderlichkeit gekennzeichnet an. Ihre jetzige Sichtweise betont, daß sich Systeme stets verändern und entwickeln und daß sie uns nur statisch *erscheinen*.

Die Folgerungen, die sich aus diesen unterschiedlichen Auffassungen ergeben, sind äußerst bedeutsam. Wenn ein Therapeut Systeme primär als durch ihre Stabilität und Struktur gekennzeichnet sieht und nur sekundär als flexibel und veränderbar, wird er dazu neigen, direktiv vorzugehen. Er wird seine therapeutische Aufgabe darin sehen, die vorliegende fehlangepaßte Familienstruktur zu erfassen, eine besser angepaßte Struktur zu definieren und das System in den so definierten Zustand zu versetzen. Der Therapeut kann direktiv sein, wenn er eine bestimmte Vorstellung davon hat, wie fehlangepaßte Familienstrukturen aussehen; sein Modell einer angepaßten Familienstruktur bietet ihm einen Zielzustand, den es anzustreben gilt. Er kann den Familienmitgliedern sagen, wie sie sich verhalten sollten.

Wenn jedoch im Gegensatz dazu ein Therapeut annimmt, daß sich Systeme ständig entwickeln, wird er dazu neigen, fördernde Bedingungen für eine symptomfreie Weiterentwicklung der Familie zu schaffen. Der Therapeut weiß nicht, wie die zukünftige Entwicklung eines bestimmten Systems aussehen wird. Er versucht, in der Familienstruktur „wunde Punkte" zu finden, die das Familiensystem scheinbar im jetzigen Zustand verharren lassen, und führt dort neue Verbindungen ein. Durch diese neuen Verbindungen soll die Familie die Freiheit erhalten, ihre Entwicklung symptomfrei fortzusetzen. Da ein Ansatz, der Systeme stets in der Entwicklung begriffen sieht, kein festes Bild davon bereithält, wie die Familie ist oder sein sollte, bietet er auch keine Direktiven für das Verhalten der Familienmitglieder an.

Das Mailänder Team geht von der Annahme aus, daß sich die Verhaltensmuster von Familien prozeßhaft durch „Versuch und Irrtum" ausbilden: Wenn eine bestimmte Handlung in einer Situation Erfolg bringt, wird sie mit hoher Wahrscheinlichkeit unter ähnlichen Umständen wiederholt. Sind das Verhalten und die Umstände gekoppelt, entsteht ein Muster. Die Folge kann sein, daß die an der Situation beteiligten Akteure sich eine „soziale Realität" schaffen, die das entstandene Muster beschreibt und zu erklären versucht. Diese Realitätsbildung geschieht durch die kommunikative Interaktion zwischen den Mitgliedern des Systems (Pearce a. Cronen 1980).

Den spezifischen Verhaltensweisen und Ereignissen und den sie verbindenden Mustern wird in gegenseitiger Übereinstimmung eine bestimmte Bedeutung verliehen. Ist sie einmal entstanden, leitet diese Realität, wie eine Art Landkarte, die Handlungen der Familienmitglieder nach redundanten Mustern. Das bedeutet, daß ursprüngliche Handlungsmuster zu der Bildung einer sozialen Realität führen und daß anschließend diese Realität die Handlungsmuster leitet. Auf diese Weise besteht eine wichtige reflexive Beziehung zwischen Bedeutung und Handlung, zwischen der Abbildung der Realität und der Realität. Die Handlungsmuster zwischen den Familienmitgliedern beeinflussen die Meinungen und Vorstellungen der Familie, und diese wirken wiederum auf die Handlungsmuster zurück. Eine Veränderung auf der einen Ebene löst eine Veränderung auf der anderen aus, und umgekehrt.

Doch trifft dies nicht immer zu. Eine Änderung im Verhalten führt nicht notwendigerweise zu einer Änderung auf der Vorstellungsebene, und eine Änderung auf der Vorstellungsebene führt nicht unbedingt zu einer Verhaltensänderung. Trotz der reflexiven Beziehung zwischen der Bedeutungs- und Handlungsebene existiert zwischen ihnen keine völlig isomorphe Beziehung.

Während das Verhalten einen ständig variierenden dynamischen Prozeß darstellt, ist das Abbild der Realität, einmal fertiggestellt, statisch. Entwickeln sich die Verhaltensmuster weiter, während die dazugehörige kognitive „Landkarte" starr bleibt, so nimmt die Diskrepanz zwischen ihnen zu. Wenn die Diskrepanz ein gewisses Ausmaß angenommen hat, wird vielleicht der Versuch unternommen, sie zu verringern. Normalerweise wird die „Landkarte", um den Verhaltensänderungen gerecht zu werden, allmählich verändert, jedoch könnte während dieses Prozesses auch der Versuch unternommen werden, das Verhalten der kognitiven Landkarte anzupassen.

Diese Tendenz älterer Annahmen, gegenwärtiges Verhalten in alte redundante Muster zu lenken, läßt uns die Familie als in ihrer Entwicklung festgefahren erscheinen; vor allem, wenn das gegenwärtige Verhalten durch keine ihrer „Landkarten" mehr abgebildet wird. Tatsächlich hört das System jedoch nie auf, sich weiter zu entwickeln. Während sich die Familie weiter entwickelt, entstehen um den kritischen Punkt des Systems, der die Familie in ihrer Entwicklung scheinbar festhält, weitere Verhaltensänderungen. Diese Verhaltensänderungen passen die Familie an die bestehende, einengende kognitive Landkarte an. Das Ausmaß der Diskrepanz, der Verzerrung und der Einschränkung wächst, wenn auf der Vorstellungsebene zunehmend veraltete „Landkarten" beibehalten werden – das System wird immer symptomatischer.

Therapeutische Veränderungen

Wodurch zeichnet sich eine therapeutische Veränderung aus, wenn Systeme dauernd Änderungen unterliegen? Sie besteht in der Veränderung der Muster einer Familie, die Änderungen bewirken sollen. Der Therapeut hilft einer Familie, welche Interaktionsmuster entwickelt hat, die zunehmende Einschränkung und symptomatisches Verhalten mit sich bringen, einen Weg zu finden, der alternative Lösungen in sich birgt. Ein Kliniker kann seine therapeutischen Bemühungen auf der Bedeutungs- und auf der Handlungsebene der Familie ansetzen. Das Verhalten eines Familienmitglieds ist für den Therapeuten jedoch nicht direkt zugänglich. Verhalten geschieht auf neurophysiologischer Ebene. Jedes Individuum handelt autonom und das Mailänder Team respektiert diese Autonomie. Da aber Verhalten auch an Bedeutungen geknüpft ist, kann der Therapeut Verhaltensänderungen über die expliziten und impliziten Realitätsabbilder der Familie einleiten. Diese individuellen oder kollektiven Abbilder der Realität können direkt geändert werden durch das Einführen neuer Bedeutungen oder indirekt durch das Verschreiben von neuen Verhaltensweisen, zum Beispiel im Rahmen von Ritualen (die die Familie befähigen, selbst neue Bedeutungen zu entdecken). Das Mailänder Team wendet deshalb hauptsächlich zwei Gruppen von Interventionen an: Interventionen, die Vorstellungen direkt umstrukturieren, oder Rituale.

Während des Interviewprozesses im System Therapeut–Familie versucht der Therapeut, neue Informationen entstehen zu lassen. Dies erreicht er, indem er Unterschiede exploriert und die Beziehungen zwischen den einzelnen Familienmitgliedern auf der Verhaltens- und der Vorstellungsebene beleuchtet. Viele der auftretenden Informationen waren bisher implizit und sind nur insofern neu, als sie durch die Fragen des Therapeuten explizit werden. Eine zusätzliche Information führt der Therapeut im Umstrukturierungsprozeß ein, indem er bewußt neue Zusammenhänge herstellt. Diese neue Information kann von der Familie genutzt werden, um alternative „Realitäten" zu schaffen und die veralteten „Landkarten" aufzugeben. Dadurch erhält die Familie eine größere Freiheit, zu handeln und alternative Verhaltensmuster zu entwickeln.

Das Mailänder Team betrachtet die Aktivitäten des Therapeuten, die Änderungen im Annahmesystem der Familie auslösen, als wichtigen Faktor im therapeutischen Änderungsprozeß. Veränderungen in der Familie müssen jedoch nicht bewußt geschehen. Tatsächlich sind sie effektiver, wenn sie auf tieferer Ebene ablaufen; das heißt auf der Ebene der Epistemologie, also in den Wahrnehmungs- und

Wissensstrukturen der Familie. Paradoxe Verschreibungen können diese tiefgehende Wirkung entfalten, indem sie eine solche Absurdität in die bestehende Situation einführen, daß die Veränderung von früheren (vergessenen) kognitiven Unterscheidungen notwendig wird.

Ein anderer Ansatz, therapeutische Änderungen zu erzielen, besteht darin, Verhaltensweisen zu verschreiben, die zu einer Änderung des bestehenden Annahmensystems der Familie führen. Verhaltensverschreibungen im Sinne von Ritualen beschreibe ich in detaillierter Form im folgenden Kapitel. In diesem Teil lege ich den Schwerpunkt auf die therapeutische Bedeutung des Zeitaspekts dieser Verschreibungen.

Jedem Verhaltensmuster ist der zeitliche Aspekt inhärent. Man könnte behaupten, daß die Zeit durch den sequentiellen Ablauf eines Verhaltensmusters entsteht. Ändert man nämlich Verhaltenssequenzen, so ändert sich auch ihr zeitlicher Ablauf, und indem man den zeitlichen Ablauf eines Verhaltensmusters ändert, ändert sich auch das Verhaltensmuster selbst. So werden Interventionen, die auf der Umstrukturierung von Verhaltensabläufen oder ihres zeitlichen Vollzuges beruhen, zu Auslösern von therapeutischen Veränderungen. Beispielsweise besteht einer der wichtigsten Aspekte einer Doppelbindung darin, daß gleichzeitig zwei miteinander unvereinbare Verhaltensweisen gefordert werden. Es ist unmöglich, zwei gegensätzliche Verhaltensweisen gleichzeitig durchzuführen. Ein Ritual dagegen bringt einander widersprechende Verhaltensweisen in eine zeitliche Folge, indem es diese Sequenz vorschreibt.

Ein Beispiel dafür stellt das Ritual „Gerade und ungerade Tage" (Selvini-Palazzoli et al. 1978b) dar. Dieses Ritual ist für Familien geeignet, in denen beide Elternteile gegenseitig ihre Erziehungsversuche untergraben. Indem der Therapeut die unterschiedlichen Erziehungsanweisungen der Eltern getrennt und in einer klar beschriebenen täglichen Abfolge verschreibt, führt er den Zeitfaktor ein. Die klare Beschreibung und Unterscheidung von Anlässen, die auf seiten des Kindes verschiedene Reaktionen erfordern, ermöglichen es dem Kind, diesen Anforderungen zu entsprechen. Auf diese Weise wird das Kind der Erfahrung enthoben, zwischen zwei sich ausschließenden Anforderungen gefangen zu sein. Wird im Gegensatz dazu die Strukturierung von Verhaltensabläufen durch die Zeit aufgehoben, so werden Verhaltensweisen blockiert, und die kognitiven

Abbilder der Realität verlieren ihre verhaltenssteuernde Wirkung. Dies kann durch eine therapeutische Doppelbindung (paradoxe Intervention) erreicht werden. Eine paradoxe Verschreibung verlangt die Durchführung widersprüchlicher Verhaltensweisen zur selben Zeit. Paradoxien beseitigen Sequenzen und führen die Simultanität ein, während Rituale, indem sie Sequenzen einführen, Zeit schaffen.

Struktur des Therapieprozesses

Die Anmeldung im Mailänder Zentrum erfolgt nicht über das Sekretariat. Den Angestellten im Sekretariat ist es nicht erlaubt, Anrufern Auskünfte über die Therapie zu geben. Vielmehr nehmen die Teammitglieder selbst zu einer festgelegten Stunde telefonische Anmeldungen an. Ruft eine Familie oder eine überweisende Stelle zu einem anderen Zeitpunkt an, wird sie auf diese Stunde verwiesen. Nur die Therapeuten selbst nehmen klinische Informationen entgegen, weil sich aus der Art und Weise, wie die Familie erste Informationen mitteilt, und aus der Art ihres Anrufes bereits wichtige Hinweise auf die Gestaltung des ersten therapeutischen Kontaktes ergeben. Die Aufmerksamkeit des Therapeuten gilt besonders den analogen Botschaften, die sich im Ton und in der Wahl der Worte des Anrufers äußern. Diese Hinweise werden dazu genutzt, erste Hypothesen hinsichtlich des Problems der Familie und ihrer Reaktion auf mögliche Interventionen aufzustellen.

Wenn der Therapeut mit einem Familienmitglied am Telefon spricht, versucht er vom ersten Moment an, neutral zu bleiben. Er sucht dies schon durch die Form seiner Fragen zu gewährleisten. Ruft beispielsweise eine Mutter an und sagt, ihre Tochter sei schwer gestört, so wird der Therapeut nicht fragen: „Wann begannen die Probleme ihrer Tochter?“, sondern: „Seit wann haben Sie Probleme mit Ihrer Tochter?“ Der Therapeut, der den Anruf entgegennimmt, geht von der Annahme aus, daß auch der Anrufer Hilfe benötigt. Diese Annahme hilft dem Therapeuten, sich nicht in eine Koalition mit dem Anrufer gegen andere Familienmitglieder zu begeben. Das Telefongespräch wird kurz gehalten, da mit zunehmender Länge die Gefahr einer impliziten Koalition mit dem Anrufer wächst.

Auch Telefongespräche mit überweisenden Kollegen werden kurz gehalten. Der Therapeut erhebt nur die grundlegenden Informationen und bittet im übrigen darum, die Familie zu einem

Anruf beim Mailänder Zentrum zu veranlassen. Will der Anrufer weitergehende Auskünfte erteilen, so erklärt der Therapeut, daß er den Familienmitgliedern unvoreingenommen gegenübertreten will. Interessiert ist der Therapeut jedoch an Informationen über die Beziehung zwischen der einweisenden Stelle und der Familie. Daher stellt er Fragen wie: „Haben Sie noch Termine mit der Familie?“, „Wer entschloß sich zur Überweisung, Sie oder die Familie?“ oder: „Wollen Sie den Kontakt zur Familie später wieder aufnehmen?“

Anzahl und zeitliche Verteilung der Sitzungen

Der Mailänder Ansatz wurde gelegentlich als „lange Kurzzeittherapie“ bezeichnet. In der Tat kann die Therapie als kurz bezeichnet werden, da das Team während der zweiten Phase seiner Entwicklung den zu behandelnden Familien nur zehn Therapiesitzungen anbot (darin folgte es dem Therapiemodell des MRI). Und sie kann als lang bezeichnet werden, da die zehn Sitzungen über einen größeren Zeitraum verteilt waren. Meist fanden sie in monatlichen Abständen statt. Am Ende des ersten Therapievertrags konnte die Behandlung, in Absprache zwischen den Therapeuten und der Familie, verlängert werden. Die Therapie konnte sich so über ein bis zwei Jahre hin ausdehnen.

An dieser Arbeitsweise hielt das Mailänder Team fest, solange es mit Familien mit einem psychotischen Mitglied arbeitete. In letzter Zeit ist es sehr viel flexibler geworden und verständigt sich gewöhnlich nach jeder Therapiesitzung mit der Familie darüber, ob noch eine weitere Sitzung stattfinden soll. Fragt eine Familie ausdrücklich nach der Anzahl der Sitzungen, geben die Therapeuten zehn Sitzungen als die oberste Grenze an. Der Abstand zwischen den Sitzungen hängt von der Art der vorausgegangenen Intervention ab und kann unterschiedlich lang sein, zum Beispiel von einer Woche bis zu sechs Monaten reichen.

Den theoretischen Hintergrund für diese langen Zeitabstände hat Mara Selvini in einem ihrer Artikel beschrieben (Selvini Palazzoli 1980). Den Teammitgliedern fiel auf, daß Familien aus Süditalien, die für jede Sitzung zwei bis drei Tage mit dem Zug anreisen mußten, schneller Verbesserungen zeigten. Am Anfang gingen Selvini und ihre Mitarbeiter davon aus, daß diese Familien motivierter waren als Familien aus Mailand, die jede Woche zur Therapie kamen. Sie überprüften ihre Vermutung, indem sie auch Familien aus Mailand nur einmal im Monat behandelten. Zu ihrer Überraschung zeigten diese Familien jetzt ebenfalls schnellere Verbesserungen. Das bedeutete also, daß Familien, die nur einmal im Monat anstatt einmal in der Woche zur Therapie erschienen, schneller Veränderungen zeigten.

Das Team erklärt heute diese unterschiedliche Wirkung der therapeutischen Sitzungen damit, daß therapeutische Veränderungen, um sich entfalten zu können, Zeit brauchen: Die Familienmitglieder reagieren auf die Information, die durch die therapeutische Intervention in die Familie getragen wird, und sie reagieren wiederum wechselseitig auf diese ihre Reaktionen. So kommt es zu einer Vielzahl von Rückmeldungen. Möglicherweise sind es gerade die Verbindungen zwischen diesen Reaktionen und ihren Auswirkungen, die zur Umwandlung des Familiensystems führen. Kurze Zeitabstände zwischen den einzelnen Therapiesitzungen stören diesen Prozeß. Sie bergen die Gefahr, daß der Therapeut und die Familie auf Nebengleise geraten, bevor die erste Intervention ihre Wirkung entfalten kann. Mit der Anzahl der therapeutischen Kontakte wächst auch die Gefahr, daß der Therapeut zum Bestandteil der symptomatischen Lösung der Familie wird. Dies kann dazu führen, daß die Familie, um nicht durch eine Beendigung der Therapie den Therapeuten und damit ihre symptomatische Lösung zu verlieren, keine bedeutenden Verbesserungen zeigen darf.

Kontakte zwischen den Sitzungen

Das Mailänder Team betont die Bedeutung von zufällig sich ergebenden oder von der Familie eingeleiteten Kontakten mit dem Therapeuten zwischen den Therapiesitzungen (Selvini Palazzoli a. Prata 1982). Wenn beispielsweise ein Familienmitglied den Therapeuten nach der Therapiesitzung anruft, könnte das ein Versuch sein, mit dem Therapeuten ein geheimes Bündnis einzugehen. Anrufe, die angeblich eine nochmalige Klärung der gegebenen Intervention zum Ziel haben, könnten subtile Bemühungen darstellen, den Therapeuten umzustimmen. Inhalt und Kontext der Anrufe sollten deshalb sorgfältig bedacht werden, um Versuche von seiten der Familie, den therapeutischen Prozeß zu stören, sofort zu erkennen. Um zu vermeiden, daß während des Anrufs eine Unaufmerksamkeit ausgenutzt wird, versucht der Therapeut, sich nicht festzulegen, und schlägt vor, die Sache in der nächsten Therapiesitzung gemeinsam zu besprechen. Ist eine frühere Antwort erforderlich, bemerkt der

Therapeut, die Sachlage mit dem Team besprechen zu wollen, ehe er eine Stellungnahme anbietet. Der Gesprächspartner wird dann gebeten, zu einem festgelegten Zeitpunkt nochmals anzurufen.

Manche Situationen erfordern es, daß der Therapeut sofort eingreift. Dies ist vor allem dann der Fall, wenn sich die Familie in einer ernsten Krise befindet. Besteht zum Beispiel akute Selbstmord- oder Mordgefahr, wird es für den Therapeuten notwendig, der Familie sofortige Verhaltensdirektiven zu geben. In diesem Fall verläßt der Behandelnde bewußt die therapeutische Rolle und übernimmt im System Therapeut – Familie für einige Zeit die Funktion einer sozialen Kontrollinstanz. Versucht er im Anschluß daran, die therapeutische Beziehung wieder herzustellen, sollte er der Familie auseinandersetzen, was ihn veranlaßte, für einige Zeit kontrollierend auf sie einzuwirken. Indem er diesen Prozeß von einem neutralen Standpunkt aus darstellt, baut er wieder eine fördernde therapeutische Beziehung im Unterschied zur direktiv kontrollierenden auf.

Ausbleibender therapeutischer Fortschritt

Macht die Therapie keine angemessenen Fortschritte, so gibt es zwei Möglichkeiten, ein besseres Verständnis der Situation zu erreichen. Die eine Möglichkeit besteht darin, das *Beobachtungsfeld zu erweitern*, das heißt der Therapeut bezieht in seine Betrachtung weitere, bisher nicht beachtete Teile des Systems ein. Die andere Möglichkeit ist, die *Ressourcen des therapeutischen Teams besser auszuschöpfen*. Um ein erweitertes Verständnis des Gesamtsystems zu erreichen, können also beide Komponenten des Systems Therapeut – Familie erweitert werden.

Bei der Erweiterung des Beobachtungsfelds geht der Therapeut davon aus, daß die bisherige Betrachtung des Familiensystems nicht alle Elemente erfaßt hat, die für das Verständnis des problematischen Musters von Bedeutung sind. Das Beobachtungsfeld wird vergrößert, indem im Gespräch mit der Familie ihre Verbindung zur Ursprungsfamilie und andere soziale Verbindungen (z. B. zu Freunden, Nachbarn oder anderen Therapeuten) exploriert werden. Existieren andere wichtige Bezugspersonen, können sie zu Therapiesitzungen eingeladen werden. Häufig sind es Verbindungen zur Ursprungsfamilie, die sehr wirksam die überholten Repräsentationen der Realität, die in der Familie bestehen, aufrechterhalten und damit auch die gegenwärtigen problematischen Verhaltensmuster.

Der Familientherapeut sollte sich jedoch nicht ausschließlich auf das Konzept der Familie festlegen. So entgeht er der Gefahr, nichtfamiliäre Verbindungen zu übersehen. Beispielsweise können die verschiedensten Berufsgruppen eingehend mit der Familie befaßt und in ihr symptomatisches Muster integriert sein. Selvini Palazzoli et al. (1980b) machen konkrete Vorschläge, wie mit solchen homöostatischen Mustern, die sich zwischen der Familie und einem professionellen Versorgungssystem gebildet haben, umgegangen werden kann.

Der theoretische Hintergrund für die Erweiterung des Beobachtungsfeldes besteht darin, daß die Änderung der Interaktionsmuster innerhalb einer Familie und anderer Systeme aktiv verhindert werden kann. Um es der Familie zu ermöglichen, die Freiheit zur spontanen Veränderung zu erlangen, muß das größere System, in das die Familie eingebettet ist, gesehen werden. Die therapeutischen Interventionen müssen unter solchen Umständen auf das umfassendere System gerichtet sein.

Die andere Möglichkeit, das Ausbleiben von Veränderungen im Familiensystem anzugehen, besteht darin, die Ressourcen des Therapeuten oder des Teams zu erweitern. Dieser Weg wird häufig dann eingeschlagen, wenn ein Therapeut allein und nicht innerhalb eines Teams mit dem Mailänder Ansatz arbeitet. Durch Supervision und die Beratung durch Fachkollegen kann ein Therapeut zusätzliche Einsichten gewinnen und seine Wahrnehmungsfähigkeit und die Fähigkeit, alternative Sichtweisen zu übernehmen, erweitern. Während des therapeutischen Prozesses besteht ja stets die Gefahr, daß der Therapeut die Sichtweise der Familie oder die Rolle eines Familienmitglieds übernimmt. Immer wieder kommt es dahin, daß sich Therapeuten und selbst erfahrene Teams die familienspezifischen Wahrnehmungen und Erklärungen des Problems sich zu eigen machen. Die Supervision ermöglicht es, die eigenen Wahrnehmungen und Handlungen hinsichtlich der Familie zu überprüfen. Während der Supervision wird die Beziehung zwischen dem Therapeuten und der Familie thematisiert.

Häufig wird auch die Wirkung der Änderungserwartung auf seiten des Therapeuten übersehen. Seine Erwartung „daß sich die Dinge ändern müssen", kann zur gegenteiligen Wirkung führen. Manche Familien ändern sich um so weniger, je intensiver sich der Therapeut bemüht, eine Änderung einzuleiten. In anderen Fällen versucht der Therapeut, die Annahmen der Familie zu ändern, während die Familie ihrerseits versucht, die Annahmen des Therapeuten zu ändern. Dieses Muster zeigt eine symmetrische Beziehung an, in der der Therapeut und die Familie versuchen, sich gegenseitig zu ändern. Liegt eine solche Situation vor, konzentriert sich das Mailänder Team darauf, den Therapeuten von seinem starken Bedürfnis zu helfen zu befreien. Damit erhält auch die Familie die Freiheit, sich aus eigenem Antrieb zu verändern. Das Ausbleiben therapeutischer Fortschritte kann auch dadurch erklärt werden, daß das System Therapeut – Familie noch keine Interaktionsmuster entwickeln konnte, die für einen allmählichen, zufriedenstellenden gemeinsamen Entwicklungsprozeß erforderlich sind.

Schlußbemerkung

Die konkrete Schilderung der Verhaltensweisen des Therapeuten während der therapeutischen Sitzungen ist natürlich von entscheidendem Interesse. Dies wird der Schwerpunkt im Teil B dieses Kapitels sein. An dieser Stelle nur ein Hinweis: Charakteristisch für den Mailänder Ansatz ist es, daß der Therapeut einerseits als Beobachter der Interaktionsprozesse im zeitlich begrenzten System Therapeut – Familie fungiert, andererseits sich aktiv an diesen Prozessen beteiligt. Diese Haltung des Therapeuten, die Wirkung spezifischer Verhaltensweisen zu beobachten und gleichzeitig am Interaktionsprozeß selbst teilzunehmen, macht die Veränderung möglich (Maturana a. Varela 1980). Hierin liegt die Komplexität der kybernetischen Epistemologie zweiter Ordnung, auf die Bateson (1979) hingearbeitet hat.

Ein großes Maß an konzeptueller Arbeit ist erforderlich, um die Theorie des systemischen Ansatzes und die komplizierten Beziehungen zwischen Theorie und Praxis zu beschreiben. In diesem Aufsatz habe ich mich darauf beschränkt, aus der Perspektive eines teilnehmenden Beobachters einige zentrale Zusammenhänge darzustellen.

Der familientherapeutische Ansatz des Mailänder Teams

Teil B) Sitzungsstruktur, Interviewtechnik und Intervention[1]

Der familientherapeutische Ansatz des Mailänder Teams enthält eine Anzahl einzigartiger neuer Ideen. Dazu gehören eine kreative Teamarbeit, die eine klare Trennung zwischen dem kognitiven Verständnis des Therapeuten und dem Überzeugungssystem der Familie schafft, eine Interviewmethodik, die latent bereits vorhandenes Familienwissen zur Oberfläche bringt, und einige neuartige Interventionen, welche die Fähigkeit der Familie zur Entdeckung eigener, symptomfreier Lösungen fördert. Hier werden jetzt genauer der Aufbau einer therapeutischen Sitzung, die Interviewmethodik und einige typische Interventionen beschrieben.

Der Aufbau einer therapeutischen Sitzung

Einer der bedeutendsten Beiträge des Mailänder Teams war möglicherweise die Einführung eines fünfteiligen Sitzungsrituals. Die Gruppe verschrieb sich selbst dieses Ritual, indem sie in ihrer klinischen Arbeit als Team stets eine feste Abfolge einhielt. Und sie verschrieb es auch anderen, indem sie ihre Methode der Zusammenarbeit Studenten und interessierten Therapeuten demonstrierte. So hört man jetzt immer mehr von Therapeuten, die Teams bilden, um dem Mailänder Ansatz zu folgen und mit systemischen Ideen zu experimentieren. Der fünfteilige Sitzungsplan (Selvini Palazzoli, Boscolo, Cecchin u. Prata 1978a) umfaßt:

1 Wie bereits erwähnt, bezieht sich die hier gegebene Beschreibung vorwiegend auf die von Dr. Cecchin und Dr. Boscolo praktizierte Version des Mailänder Modells, da ich mit ihnen den meisten Kontakt hatte. Quellenangabe siehe S. 253.

1. die *Vorsitzung*: eine Teamdiskussion über die Familie (5–20 Minuten),
2. das *Interview*: ein Therapeut befragt die Familie, während die anderen Teammitglieder beobachten (5–90 Minuten),
3. die *Zwischensitzung*: eine Teamdiskussion, während der die Familie wartet (15–40 Minuten),
4. die *Intervention*: der Teambeschluß wird der Familie vom Therapeuten dargelegt, während die anderen beobachten (5–15 Minuten), und
5. die *Nachsitzung*: eine abschließende Teamdiskussion (5–15 Minuten).

Bemerkenswert an diesem Schema ist die klare Trennung zwischen den beiden Systemen Therapeut – Familie einerseits und Familie andererseits sowie die relativ zeitaufwendige Diskussion im Therapeutenteam. Letztere ist außerordentlich wichtig, denn sie hilft dem Therapeuten, von der normalerweise linearen Denkweise der Familie weg zu einem zirkulären Verständnis zu gelangen und dieses beizubehalten. Unter optimalen Bedingungen agiert das Team als kollektives „systemisches Bewußtsein", das nicht nur auf die sorgfältige Unterscheidung zwischen den Vorstellungen der Familie und den therapeutischen Hypothesen achtet, sondern auch deren gegenseitige Wechselwirkung im Auge behält.

Die Vorsitzung

Während der Vorbesprechung diskutiert das Team die im ersten telefonischen Kontaktgespräch erhaltenen Informationen. Große Bedeutung wird dabei der Art des Kontaktes und der Darstellung des Problems beigemessen:

- Wie wurde die Familie angemeldet?
- Welches Familienmitglied rief an?
- Wie war der Tonfall am Telefon?
- Was wurde als klinisches Symptom präsentiert?
- Wie wurde die Situation dargestellt?
- Welche offenen oder unterschwelligen Erwartungen wurden vermittelt?

Das Team diskutiert alle bis jetzt bekannten Faktoren und formuliert dann Hypothesen über eine mögliche Familiendynamik, die zur Anmeldung geführt haben könnte. Bei der Hypothesenbildung greifen die Teammitglieder auf allgemeine Erkenntnisse über die Familien und auf spezielle Erfahrungen mit ähnlichen Problemen zurück. Sie besprechen auch, welche Fragen zur zusätzlichen Bestätigung oder Widerlegung der Hypothesen gestellt werden könnten. So gewinnt der Therapeut schon vor der ersten Familiensitzung eine Vorstellung davon, wie und in welcher Richtung er vorgehen wird.

In den Vorsitzungen zu späteren Familiensitzungen faßt das Team jeweils die Ereignisse der letzten Sitzung und eventueller Zwischenkontakte zusammen. Welche Aspekte der letzten Sitzung sollten aufgegriffen, welche beiseite gelassen werden? Hypothesen werden entwickelt über die Gründe offensichtlichen Fortschritts oder offensichtlicher Stagnation in der Therapie. Wiederum stellen diese Hypothesen einen Leitfaden für das therapeutische Interview dar.

Das Hauptinterview

Das Interview ist fast ausschließlich der Befragung gewidmet. Deshalb wurde dieser Ansatz auch als „sokratische Methode" bezeichnet. Am Anfang sind die Fragen allgemein und offen gehalten. Das gibt der Familie Gelegenheit, ihre derzeitig dringenden Probleme vorzutragen. Doch bald geht der Therapeut zu spezifischeren Fragen über, mit denen er relevante Aspekte genauer zu erforschen sucht. Dabei wechselt er relativ schnell von einem Familienmitglied zum anderen, so daß jedes selten länger als einige Minuten zum Sprechen kommt. Interaktionen innerhalb der Familie werden genau beobachtet, aber nicht willentlich angeregt.

In diesem Teil der Sitzung bietet der Therapeut generell keine Meinungen an und versucht auch nicht, das Verhalten einzelner Familienmitglieder zu beeinflussen. So wird er, wenn ein Familienmitglied ein anderes zum Sündenbock machen will, nicht bitten, mit solchen Beschuldigungen aufzuhören, oder zu mehr Mitgefühl auffordern, wenn ein anderes aus Schmerz oder im Gefühl der Isolation zu weinen beginnt. Höchstens indirekt, durch gezielte Fragen, greift er in den Sitzungsverlauf ein: „Zeigt Vater hier mehr Ärger als zu Hause?" Oder: „Welches Familienmitglied äußert normalerweise am meisten Mitgefühl, wenn jemand durch Weinen Traurigkeit ausdrückt?"

Die Methode des Mailänder Teams zielt also darauf, während des Interviews keine Veränderungen im Verhaltens- oder Interaktionsprozeß der Familie anzuregen. Statt dessen wird die Familie implizit oder ausdrücklich durch Fragenfolgen und Interpretationen auf „Informationen" oder „andere neue Zusammenhänge" hingewiesen. Eingreifende Veränderungen erfolgen deshalb, wenn sie zustande kommen, spontan außerhalb des Interviews. Diese Methodik unterscheidet sich deutlich von anderen Familientherapien, beispielsweise vom strukturellen Ansatz (Minuchin u. Fishman 1981), bei dem der Therapeut während der Sitzung zielgerichtet Verhaltensänderungen bei den Familienmitgliedern zu bewirken versucht, in der Hoffnung, daß sich diese auf das Familienverhalten außerhalb des Interviews übertragen.

Während der zweiten Entwicklungsphase des Mailänder Modells wurden die Interviews stets gemeinsam von einem Therapeuten und einer Therapeutin durchgeführt, während die übrigen Mitglieder des Teams durch den Einwegspiegel beobachteten. Damals hielt die Gruppe dieses Vorgehen für „physiologischer" (Selvini Palazzoli et al. 1978a, S. 10); der Familie sollte ein Beispiel für gutes Zusammenwirken gegeben werden. Doch dann entdeckte man, daß es nicht so sehr darauf, sondern entscheidend auf die Qualität der Hypothesen und der sich aus ihnen ergebenden Fragen ankam.

Man stellte auch fest, daß es ein Fehler war, Familienmitglieder belehren zu wollen. Das Beispiel des kooperierenden „Paares", das die beiden Therapeuten gaben, rief bei den Eltern nur Neid hervor und zusätzlichen Leidensdruck. Außerdem störten sich die beiden Therapeuten manchmal, etwa wenn sie gleichzeitig unterschiedliche Hypothesen zu verfolgen suchten. Heute setzt das Team nur noch einen Interviewer ein, und die anderen Mitglieder beobachten. Allerdings bleiben die Beobachter keineswegs passiv: Sie stellen selbst Hypothesen über wichtige dynamische Zusammenhänge auf und rufen auch den Therapeuten von Zeit zu Zeit heraus, um diese Hypothesen zu besprechen und Vorschläge zur weiteren Führung des Interviews zu machen.

Die Zwischensitzung

Für den dritten Teil der Sitzung, die Zwischendiskussion, findet sich während einer größeren Interviewpause das ganze Team zu einer intensiven Besprechung der erhaltenen Informationen zusammen. Die Aufgabe besteht darin, eine systemische Hypothese zu erarbeiten und daraus eine Intervention abzuleiten. Den Anfang macht eine intensive „Brainstorming"-Phase. Man ermutigt sich gegenseitig, intuitive Eindrücke wiederzugeben, ja sogar lineare Hypothesen loszuwerden (z. B. „Er ist ein richtiger Mistkerl!"), und versucht dann, zu einem mehr zirkulären und systemischen Verständnis zu gelangen („Warum zeigt sie uns dieses aufreibende Verhalten?", „Welche Wirkung hat es auf wen?" usw.).

Die Synthese der Daten zu ganzheitlichen Mustern und die Entwicklung einer systemischen Hypothese sowie einer angemessenen Intervention erfordern harte gedankliche Arbeit, die durchaus auch inspirierend wirkt. So bietet die Diskussion Raum zu weitreichender kreativer Spekulation so gut wie zu rigoroser Analyse des möglichen therapeutischen Effekts bestimmter Interventionen. Kann sich die Runde nicht auf eine angemessene Intervention einigen, wird dies als Verwirrung im Team interpretiert. Aber die Erkenntnis dieser Verwirrung bedeutet zugleich einen ersten wichtigen Schritt zum Verständnis der Dynamik, die zwischen Familie und Team besteht.

Die Länge der Zwischendiskussion hängt ab von der Aussagekraft der Informationen, der Komplexität der Familiensituation und dem Einsichtsvermögen des Teams. Man wird sich indessen immer so viel Zeit nehmen, wie zu einem systemischen Verständnis der Familiensituation erforderlich ist, und sich nicht unter Zeitdruck setzen lassen. Zur Vermeidung langer Wartezeiten kann man die Familie bitten, in einigen Tagen wiederzukommen, um dann die Ergebnisse der Teamdiskussion zu erfahren. Oder die Familie kann mit der Ankündigung eines Briefes, der die Meinung des Teams enthält, entlassen werden. Doch ist es normalerweise besser, wenn die Intervention am selben Tag erfolgt, da dann die Sitzung noch frisch in der Erinnerung ist. (Manchmal entscheidet sich das Team allerdings absichtlich zu einem Brief, um in der Sitzung nicht anwesende Familienmitglieder mit informieren zu können.) Meistens wartet die Familie während der Zwischensitzung mit wachsender Spannung auf die Teambeschlüsse. Sie weiß ja, daß ihre Situation diskutiert wird, und so wird oft dem endgültigen Beschluß um so mehr Bedeutung beigemessen, je länger über ihn beraten wird. Dadurch kann die Wirkung des Teambeschlusses noch verstärkt werden.

Die Intervention

Der vierte Teil der Sitzung besteht aus der sorgfältig überlegten, abschließenden Intervention. Diese kann vielerlei Formen annehmen: eine systemische Einsicht (mit oder ohne den Vorschlag, am System nichts zu ändern), eine neue Interpretation der festgefahrenen Überzeugungen innerhalb der Familie, die Verschreibung eines detaillierten Rituals, ein Eingeständnis therapeutischer Machtlosigkeit, ein analoges Rollenspiel usw. Im Anfangsstadium der Therapie besteht die Intervention meist aus einer Erklärung der Gründe, die zu dem Familienproblem führten. Dabei wird die Meinung des Teams kurz und prägnant dargelegt. Wortwahl und Phrasierung sind sorgfältig erwogen, einzelne Formulierungen werden manchmal suggestiv wiederholt. Der Inhalt der Intervention ist meist unerwartet. Dadurch entsteht ein Überraschungsmoment, das innerhalb der Familie eine gewisse Verblüffung und Verwirrung auslöst. Weitere Interaktionen oder Diskussionen werden auf ein Minimum reduziert, selbst wenn die Familie Fragen stellt.

Nicht eingeweihte Beobachter sind oft über den plötzlichen Abbruch des Interviews erstaunt. Der Grund dafür liegt darin, daß es als problematisch oder sogar als Fehler angesehen wird, einer Familie alles genau erklären zu wollen. Das Team bietet einfach eine neue „Information“, eine neue Perspektive, die sich substantiell von dem, was die Familie bereits „weiß“, unterscheidet. Der Versuch, die Familie noch während der Sitzung zur Einsicht in einen für sie vollkommen neuen Zusammenhang zu bringen, könnte bestenfalls dazu führen, daß die Ansichten des Teams an die vorgefaßten Meinungen der Familie assimiliert werden. Es erfordert einfach eine gewisse Zeit, um sich auf neue Ideen einzustellen. Eine gewisse Spannung zwischen den Ansichten des Therapeuten und den Ansichten der Familie ist sogar vorteilhaft. Dadurch erhöht sich die Wahrscheinlichkeit, daß die Familie einen dritten möglichen Zusammenhang entdeckt, der sich vielleicht als noch nützlicher erweist.

Also übermittelt der Therapeut einfach die Schlußfolgerungen des Teams und entzieht sich dann weiteren Interaktionen, indem er die Sitzung für beendet erklärt. Gelegentlich reagiert die Familie darauf negativ und verärgert, und die Auffassung des Therapeuten wird diskreditiert oder abgelehnt. In solchen Fällen schneidet der Therapeut weitere Diskussionen ab mit einer Bemerkung wie: „Zu diesen Schlüssen sind wir heute gelangt. Vielleicht sind Sie anderer Ansicht. Darüber können wir in der nächsten Sitzung reden." Besteht die Intervention in der Verschreibung eines Rituals, so kann man mehr Zeit darauf verwenden, Einzelheiten zu besprechen, und auf Bitte der Familie die Aufgabe genauer erklären. Aber selbst hierbei bemüht sich der Therapeut nicht um eine umfassende Erklärung, sondern nur um Glaubwürdigkeit, damit in der Familie Interesse an der Ausführung des Rituals geweckt wird.

Die Nachsitzung

Die Teambesprechung während der Nachsitzung konzentriert sich zunächst darauf, wie die Familienmitglieder einzeln und wechselseitig auf die Interaktion reagiert haben. Aufgrund dieses verbalen und nichtverbalen Feedbacks wird die Validität der Hypothese beurteilt, aus der die Intervention abgeleitet wurde. Sieht es so aus, als sei die Intervention ins Leere gegangen, so werden alternative Hypothesen diskutiert. War die Intervention offensichtlich zutreffend, so versucht das Team, die Reaktionen und Verhaltensweisen der Familie außerhalb der Sitzungen vorauszusagen. Erfahrungsgemäß sind diese Voraussagen allerdings meist unzureichend. Denn die Familie entwickelt, wenn die Intervention wirklich ins Schwarze traf, auf jeden Fall kreativere Alternativlösungen für sich selber, als das Team voraussah. Trotzdem gilt das Aufstellen solcher Voraussagen als eine gute Übung, die den Teammitgliedern hilft, sich der Grenzen einer linearen Erkenntnis bewußt zu werden.

In der Nachsitzung können auch die Intervention und die Art ihrer Übermittlung kritisch besprochen und Verbesserungsvorschläge nachträglich vorgebracht werden. Zuletzt wird eine Zusammenfassung des Interviews einschließlich einer genauen Beschreibung der Intervention in die klinischen Unterlagen eingetragen. So kann der Therapeut in späteren Sitzungen vergleichen, was die Familie angeblich gehört hat und was von ihm oder ihr tatsächlich gesagt wurde. Könnte er sich später nicht genau an seine Aussage am Ende der letzten Sitzung erinnern, so würde ihm das von der Familie möglicherweise als Desinteresse ausgelegt.

Doch weder die fünfteilige Sitzungsform noch die Zusammenarbeit im Team machen das Wesentliche der Mailänder Methode aus. Der springende Punkt ist vielmehr der gedankliche Ansatz, die zirkuläre Epistemologie, und das sich daraus ergebende Verhalten des

Therapeuten. Hat ein Einzeltherapeut erst einmal gelernt, systemisch zu denken und aus diesem Denken eigene relevante Interventionen abzuleiten, so kann er die Methode auch allein, ohne Team, anwenden. Allerdings läßt sich bei der Einzelarbeit wesentlich schwerer feststellen, ob, wann, wie und wie weit sich ein Therapeut in den Überzeugungen und Verhaltensmustern der Familie verstrickt hat. Daher wird selbständig arbeitenden Therapeuten zu regelmäßigen Trainingssitzungen oder wenigstens gelegentlichen Fallbesprechungen unter Kollegen geraten. Vom Lernaspekt her ist jedoch die intensive Zusammenarbeit in einem Team und das ganze fünfteilige Sitzungsritual wahrscheinlich die beste Möglichkeit, um die für diesen Ansatz typischen wahrnehmenden und denktheoretischen Fähigkeiten zu erlernen.

Oft wird die Frage nach der idealen Größe und Zusammensetzung eines Teams gestellt. Cecchin (1983) meint dazu, daß ein Team von zwei Personen zu klein und eines von sechs Personen zu groß sei. Ein zu kleines oder unerfahrenes Team könnte Schwierigkeiten mit der Hartnäckigkeit haben, mit der die Familie an ihren Überzeugungen festhält. Ist das Team zu groß, wird die flüssige und fruchtbare Zusammenarbeit bei der systemischen Hypothesenbildung und Ableitung der Interventionen erschwert. Wahrscheinlich ist es aber vorteilhafter, Zusammensetzung und Struktur der Teams in der eigenen jeweiligen Arbeitssituation zu erproben, als blind dem Beispiel der ursprünglichen Mailänder Gruppe zu folgen.

Grundlagen des Interviews

Das Mailänder Team hat drei Richtlinien für das therapeutische Interview herausgearbeitet: *Hypothesenbildung, Zirkularität* und *Neutralität*. Trotz der verschiedenen Schwerpunkte hängen alle drei zusammen. Nachdem diese Richtlinien definiert und publiziert waren (Selvini-Palazzoli, Boscolo, Cecchin a. Prata 1980a), erwog das Team interessanterweise die Möglichkeit, daß sich bei der konsequenten Anwendung dieser Interviewtechnik eine Intervention am Ende der Sitzung gänzlich erübrigen könnte: Die Art der Befragungen könnte im System genügend Information freisetzen und dieses zu Veränderungen auf eigenen Antrieb hin befähigen. Der Therapeut bräuchte am Ende der Sitzung seine Schlüsse nicht mitzuteilen.

So ansprechend diese Überlegungen sind – praktisch umsetzen lassen sie sich noch nicht. Möglicherweise wird man durch eine

Weiterentwicklung der Interviewtechnik, etwa durch die Einführung reflexiver Fragen, diesem Ziel in der zukünftigen klinischen Praxis näherkommen. Andererseits kann eine eindeutige therapeutische Meinung und abschließende Zusammenfassung auch notwendig sein zur Verfestigung und zum Einbau neuer Zusammenhänge, so daß die Familie die neue Sicht erfassen kann und eine genügend lange Inkubationszeit für die therapeutischen Veränderungen gewährleistet ist. Jedenfalls ist offenbar schon die Interviewmethodik des Mailänder Teams – ohne abschließende Intervention – für die Familien therapeutisch wirksam. Insofern bedeutet sie eine Bereicherung des Repertoires für die klinische Praxis.

Hypothesenbildung

Der Begriff *Hypothesenbildung* bezieht sich auf die Denkprozesse des Therapeuten (und des Teams), die zu alternativen Interpretationen oder Darstellungen der Familienproblematik führen. Hypothesen sind theoretische Annahmen, die dem therapeutischen Handeln als Richtschnur dienen. Sie helfen dem Therapeuten, mit seiner Fragestellung Informationen zur Bestätigung oder Widerlegung der Hypothese zu erlangen. Durch die Hypothese wird also das Interview strukturiert. Ob eine Einzelhypothese zirkulär oder linear ist, hängt von der Epistemologie des Therapeuten ab. Eine zirkuläre Hypothese führt zu einer systemischen Struktur, während bei einer linearen beschränkte oder Teilstrukturen entstehen. Für eine systemische Therapie ist es daher wichtig, in zirkulären, kybernetischen Begriffen denken zu lernen.

Inhaltlich wird die Hypothese aus verschiedenen Informationsquellen abgeleitet. Eine davon ist natürlich die Information, die man über die Familie hat. Dabei wird im allgemeinen dem beobachteten Verhalten oder nichtverbalen (analogen) Daten größere Bedeutung beigemessen als verbalisierten Überzeugungen oder verbalen (digitalen) Daten. Eine zusätzliche Informationsquelle ist die klinische Erfahrung des Therapeuten (und des Teams) mit anderen, ähnlich gelagerten Fällen in der Einzel- oder Familiensituation; je größer die Erfahrung der Teammitglieder, desto vielfältiger die Möglichkeiten der Hypothesenbildung.

Eine dritte Informationsquelle ist die allgemeine Theorie. Die Mailänder Gruppe zieht dafür verschiedene theoretische Konzepte der modernen Psychologie heran: die psychoanalytische Theorie, triadische Theorie, Bindungstheorie, strukturelle Theorie u.a.m. Dabei ist es relativ unwichtig, aus welcher speziellen Theorie eine Hypothese abgeleitet wird, solange der Therapeut mit ihrer Hilfe die relevanten Verhaltensweisen innerhalb der Familie in einen sinnvollen Zusammenhang bringen kann. Eine vierte Informationsquelle zur Hypothesenbildung ist der zu einer gegebenen Zeit für den Therapeuten oder die Gruppe jeweils wichtige Bezugspunkt. So versuchte das Mailänder Team eine Zeitlang, in jedem Familiensystem die „beste Ehe", das heißt die stärkste Zweierbindung oder Allianz zu identifizieren, sozusagen als Bezugspunkt für Verhaltensweisen wie Indifferenz, Aufmerksamkeitshascherei, Eifersucht usw. Davor befaßte es sich mehr mit dem Phänomen der Selbstaufopferung aus Loyalität zur Familie.

Zwei verschiedene Teams werden demgemäß, auch wenn sie dieselbe Familie beraten, sehr wahrscheinlich zu durchaus verschiedenen Hypothesen kommen. Auch von einem Team können, je nach dem Stellenwert bestimmter Probleme, während verschiedener Phasen der Familientherapie durchaus unterschiedliche Hypothesen aufgestellt werden. Denn bei der Hypothesenbildung im Team geht es nicht darum, die „Wahrheit" über eine Familie zu postulieren, sondern darum, die *brauchbarste* therapeutische Erklärung der Familiendynamik zu einem gegebenen Zeitpunkt zu finden. Um wirklich brauchbar zu sein, müssen die therapeutischen Hypothesen den von der Familie geschaffenen Erklärungen des Geschehens verwandt sein, sollten sich aber gleichzeitig von ihnen unterscheiden. Weichen die Hypothesen des Therapeuten zu weit ab, erscheinen die Fragen irrelevant. Sind seine Hypothesen denen der Familie zu ähnlich, entsteht keine neue Information.

Will ein Therapeut sich in einem neuen Familiensystem zurechtfinden und mögliche Hypothesen erwägen, muß er als ersten Schritt die von der Familie zum Problem aufgestellten Hypothesen oder Überzeugungen kennenlernen. Daher fragt der Therapeut normalerweise zu Beginn der Sitzung die Familie, wie sie sich ihre gegenwärtige Situation erklärt. Die Familienhypothesen sind meist linear. Der Therapeut muß also gezielt nach etwas anderem suchen, zum Beispiel nach bisher unerkannten Zusammenhängen, die ihm bei der Entwicklung alternativer Hypothesen nützlich sein könnten. Zur Beweisfindung für solche alternativen Hypothesen dienen Fragen wie: „Was wäre, wenn ...?", das heißt spekulative

Fragen über potentiell veränderte Bedingungen (z. B. „Wäre Hans nicht geboren worden, was für eine Beziehung hätten Sie als Paar jetzt zueinander?") oder über mögliche zukünftige Ereignisse (z. B. „Was würde aus der Beziehung zwischen Vater und Kindern, wenn Mutter plötzlich schwer erkrankte?").

Fragt man ein einzelnes Familienmitglied nach seinen Ansichten zu einem Problembereich, wird man öfter unterbrechen und die Zustimmung oder den Widerspruch anderer Familienmitglieder einholen. Dadurch erhält man indirekt Informationen über Familienallianzen und Bündnisse: Verbündete Personen stimmen meist in ihren Ansichten überein. Durch diese Beweglichkeit beim Interview bleiben alle Familienmitglieder einbezogen; zudem ist die Wahrscheinlichkeit, daß dem Therapeuten nur die einseitige Hypothese eines Familienmitglieds geboten wird, wesentlich geringer.

Hat der Therapeut eine systemische Hypothese gebildet, so überprüft er sie mit Hilfe zahlreicher Fragen. Er fragt aber nie direkt nach der Richtigkeit der Hypothese; denn die Familie würde sie auf jeden Fall verwerfen, unterscheidet sie sich doch von ihren eigenen, linearen Überzeugungen. Daher muß sich der Therapeut zur Beweisfindung für oder gegen seine Hypothese Fragen überlegen, die auf spezifische Verhaltensweisen oder Ereignisse abzielen. Nicht zu beweisende Hypothesen werden verworfen, und aufgrund zusätzlicher Informationen werden neue aufgestellt. Eine einzige widersprüchliche Antwort genügt jedoch in der Regel nicht, um eine sorgfältig entwickelte Hypothese zu widerlegen. Der Therapeut geht mit einer ganzen Reihe von Fragen an einen Problembereich heran. Andererseits besteht für ihn immer die Gefahr, so stark an einer Hypothese festzuhalten, daß diese zur Überzeugung wird. In diesem Fall hat der Therapeut seine systemische Perspektive verloren. Selbst eine ursprünglich zirkuläre Hypothese kann in der Interaktion zwischen Therapeut und Familie linear werden, wenn er sich auf eine bestimmte Beweisführung versteift und widersprüchliche Informationen ignoriert. Hypothesen sollten aufgrund des Feedbacks im System Therapeut –Familie immer weiterentwickelt werden.

Zirkularität

Die *zirkuläre Fragestellung* ist die praktische Ergänzung zur systemischen Hypothesenbildung. Durch die Art der therapeutischen Befragung wird die neue Information aufgedeckt.

Zwei Annahmen liegen dieser Fragestellung zugrunde: daß man Information aus „Unterschieden“ gewinnt und daß sich die Bedeutung einer Verhaltensweise aus ihrem Zusammenhang ergibt. Charakteristisch sind daher Fragen nach Unterschieden und hypothetischen Ereignissen, Fragen nach Verhaltenswirkungen und triadische Fragen.

Bateson (1979) hat, wie schon erwähnt, auf die besondere Bedeutung von Unterschieden oder Wahrnehmungsdifferenzen für das Verständnis von Denkprozessen hingewiesen. Interaktionen zwischen Teilen des Bewußtseins werden von Unterschieden ausgelöst. Ein Unterschied stellt immer eine gegenseitige und zirkuläre Beziehung (zwischen den verglichenen Einheiten) dar. Deshalb trägt das Erkennen von Unterschieden und ihrer Wechselwirkung zum systemischen Verständnis bei. Viele Therapeuten fragen intuitiv nach Unterschieden, sind sich aber des Unterschiedsbegriffs als der heuristischen Grundlage ihrer Fragen nicht bewußt. Eine bewußte Erkenntnis dieser Grundlage führt zu einem oft außerordentlich wirksamen Befragungsprozeß.

Gefragt werden kann nach allen möglichen Unterschieden. Generell kann man zwischen Fragen nach räumlichen und nach zeitlichen Unterschieden differenzieren. Räumliche Unterschiede umfassen auch Unterschiede zwischen Personen („Wer regt sich mehr auf, Mutter oder Vater?“) zwischen Beziehungen („Steht Vater Maria oder Hans näher?“; „Zeigt Vater mehr Ärger, wenn Hans unartig ist oder wenn Maria unartig ist?“) und zwischen Ideen, Wahrnehmungen, Wertvorstellungen und Überzeugungen („Wenn man in dieser Familie wütend wird, bedeutet das, daß man sich zu sehr lieb hat oder zu wenig?“). Eine Variante sind Fragen nach räumlichen Unterschieden in der Vergangenheit („Wer stand Hans am nächsten, bevor er zum erstenmal verhaftet wurde?“) oder in der Zukunft („Wer wird wohl in fünf Jahren Mutter am nächsten stehen?“).

Zeitliche Unterschiede sind komplexer. Sie beziehen sich auf räumliche *Veränderungen,* die in einem Zeitraum zwischen verschiedenen Bezugspunkten stattgefunden haben oder möglicherweise stattfinden werden. Dazu zählen auch Unterschiede zwischen zwei in der Vergangenheit geschehenen Ereignissen („Gab es vor oder nach dem Herzanfall mehr Streitereien?“), Unterschiede zwischen Vergangenheit und Gegenwart („Stand Vater Maria früher, als sie noch ein kleines Mädchen war, näher oder jetzt?“), Unterschiede zwischen Vergangenheit und Zukunft („Angenommen, Sie hätten keine Kinder gehabt, hielten Sie es für wahrscheinlich, daß Sie in fünf Jahren noch zusammen sein werden?“), Unterschiede zwischen Gegenwart und Zukunft („Was würde passieren, wenn einmal Mutter, anstatt wie sonst immer Vater, weggehen würde?“) und Unterschiede zwischen zwei Ereignissen in der Zukunft („Angenommen, Mutter wäre nächste Woche wirklich überzeugt, daß Hans Vater leid tut, würde sie dann Hans während des nächsten Monats mehr oder weniger beschützen?“). Zukunftsgerichtete Fragen werden auch hypothetische Fragen genannt. Sie regen die Familie ganz besonders zur Erwägung möglicher alternativer Zusammenhänge und Verhaltensweisen an.

Eine zusätzliche Information kann auch dadurch gewonnen werden, daß man Unterschiede innerhalb eines Problembereichs in eine geordnete Folge bringt. Man bittet beispielsweise ein Familienmitglied, die Meinungen aller Familienmitglieder zu einem Thema auf einer Skala anzuordnen: „Wer ist überzeugt davon, daß mit Hans etwas nicht stimmt?“; „Wie kommt das zum Ausdruck?“; „Wer ist sich weniger sicher?“ usw. bis zu: „Wer glaubt es am wenigsten?“ Dann bittet man ein anderes Familienmitglied wiederum um eine Rangordnung. Zum Schluß fragt man die restlichen Familienmitglieder, ob sie mit den Einstufungen der anderen einverstanden sind oder nicht. Durch die Antworten gewinnt man Einblicke nicht nur in das jeweilige Überzeugungssystem und wie es innerhalb der Familie wirksam wird, sondern auch in die Allianzen, Bündnisse, offensichtlichen Fixierungen usw.

Bei Unterschiedsfragen ist es wichtig, daß man relevante Unterschiede wählt, also solche, die tatsächlich einen Unterschied machen. Unerfahrene, von dieser Interviewmethodik begeisterte Therapeuten neigen dazu, nach belanglosen Unterschieden zu fragen und damit ihre therapeutische Glaubwürdigkeit einzubüßen. Bei delikaten Themen hält die Familie sich oft in ihren Antworten zurück oder scheint verwirrt. In diesem Fall kann sich eine Frage nach dem Gegenteil als nützlich erweisen. „Wer ist überzeugt davon, daß mit Hans alles in Ordnung ist und daß er nur in dieser schwierigen Situation so reagiert?“; „Wer ist sich nicht ganz so sicher?“ usw.

Fragen nach Verhaltenswirkungen zielen auf die Verbindungen zwischen bestimmten Verhaltensweisen im spontanen Interaktionsprozeß der Familie. Ausgangspunkt dieser Fragen sind beobachtete Verhaltensweisen, nicht etwa Absichten oder Gefühle: „Wann weigert sich Sally normalerweise zu essen?"; „Und wie verhält sich Mutter, wenn sie nicht ißt?"; „Was macht Vater, wenn Mutter schimpft?"; „Was macht Sally, wenn Vater aus dem Zimmer geht?" usw. Mit solchen Fragenketten versucht der Therapeut, Verhaltenssequenzen zu verdeutlichen und den zeitlichen und räumlichen Zusammenhang zwischen bestimmten Verhaltensweisen herzustellen. Aus der Erkenntnis solcher Zusammenhänge kann man auf die Bedeutung bestimmter Verhaltensweisen für die allgemeine Familiendynamik schließen. Dabei muß jedoch berücksichtigt werden, daß die tiefere systemische Bedeutung eines regelmäßig auftretenden Verhaltens sich deutlicher in seiner Wirkung als in der dahinterstehenden Absicht offenbart.

Will der Interviewer mit Hilfe von Fragen nach Verhaltenswirkungen zu einer zirkulären Einsicht gelangen, muß er Verhaltenszusammenhänge so lange erfragen, bis sich der Kreis schließt. Lücken in der zirkulären Hypothesenbildung sollten als Artefakte der Wahrnehmungs- und Interaktionsprozesse interpretiert werden. Ein solcher Wahrnehmungsfehler könnte darin bestehen, daß wichtige Verhaltensauslöser (Welches bestimmte Ereignis führte zu welcher bestimmten Verhaltensfolge?) nicht aufgedeckt werden. Zu Interpretationsfehlern kann es zum Beispiel dann kommen, wenn zeitliche Zusammenhänge zwischen weiter auseinander liegenden Ereignissen nicht erkannt werden. Tatsächlich können sich Verhaltensweisen mit ähnlicher Wirkung in einem breiten Zeitraum abspielen. Im Rahmen einer zirkulären Epistemologie wird aber der Therapeut gezielt nach diesen fehlenden Verbindungsgliedern suchen und sie auch finden.

Triadische Fragen sind für die Mailänder Gruppe besonders typisch. Ihre Verwendung widerspricht der allgemein verbreiteten Annahme, daß während einer Therapiestunde Familienmitglieder für sich selber sprechen sollten. Triadische Fragen sind jedoch Fragen nach einer Zweierbeziehung, die einer dritten Person gestellt werden. Diese Fragen laden absichtlich zum Klatsch bei Anwesenheit der betroffenen Personen ein. So kann man zum Beispiel den Vater über die Beziehung zwischen der Mutter und einem Kind befragen oder ein Kind über die Beziehung zwischen dem Vater und einem anderen Kind oder die Kinder über die Beziehung zwischen den

Eltern usw. Interessant ist, daß die Familienmitglieder, über die gesprochen wird, dabei meist wie gebannt auf ihrem Stuhl sitzen. Sie mögen sich zwar verwundbar vorkommen, sind aber außerordentlich neugierig und warten geduldig auf das, was andere über sie zu sagen haben.

Noch komplexer wird eine triadische Frage, wenn man eine vierte Person über die Beziehung zwischen drei anderen Personen befragt. Zum Beispiel könnte die Schwester gefragt werden: „Was tut dein Vater, wenn sich deine Mutter und dein Bruder streiten?"; „Mischt er sich ein, oder hält er sich ganz heraus?"; „Wenn er sich einmischt, auf wessen Seite stellt er sich dann meistens, auf die deiner Mutter oder die deines Bruders?" usw. Aus klaren Antworten auf diese Fragen kann man nützliche Informationen über die Interaktionsdynamik von Dreierbeziehungen gewinnen. Noch mehr interessieren den Therapeuten allerdings die Verhaltensreaktionen der besprochenen Personen. Nichtverbale Reaktionen wie ein Lächeln, ein Kopfnicken, ein Zusammenzucken oder ein verstohlener Blick lassen beweiskräftig auf die Brisanz und Bedeutung verschiedener Themen schließen.

Triadische Fragen können sehr eindringlich sein. Sie bringen nicht nur dem Therapeuten einen Gewinn an Information, sondern haben oft auch eine deutliche therapeutische Wirkung auf die Familie. Aus ihren eigenen Antworten können die Familienmitglieder zu einem besseren Verständnis des Familiensystems kommen. Diese Wirkung hängt wahrscheinlich mit den Eigenschaften der triadischen Fragen zusammen:

Erstens gelten diese Fragen immer Wechselbeziehungen, sind also notwendigerweise zirkulär. Für linear denkende Familienmitglieder ist diese Betonung zirkulärer Zusammenhänge meistens neu.

Zweitens werden die Familienmitglieder durch die Fragen in der Beobachtung der eigenen Systemdynamik geschult.

Drittens kann der außenstehende Beobachter eine Beziehung von außen anders beschreiben als der in sie Verstrickte. Oft vermag er die Wirkung von Verhaltensweisen auf die betroffenen Familienmitglieder besser abzuschätzen als diese selber. Das handelnde Familienmitglied wiederum kann aus der anderen Perspektive des Beobachters nützliche Informationen gewinnen.

Viertens neigen die beobachtenden Familienmitglieder weniger dazu, bei ihren Handlungsbeschreibungen zu beschönigen mit der guten Absicht, andere Familienmitglieder oder den Therapeuten zu beeindrucken. Trotzdem sollte die in einer bestimmten triadischen Situation zu befragende Person mit Bedacht ausgewählt werden. Ist sie mit einem der beiden anderen Familienmitglieder zu eng verbunden, kann man sie kaum als „Beobachter" bezeichnen.

Fünftens erfährt der Beobachter, der ja gleichzeitig mit im Handlungsfeld steht, die Wirkung der Beziehung an sich selbst. Auf der höheren Ebene der Beobachter-Beobachteter-Beziehung stellt ja die Beschreibung der beobachteten Relation nichts anderes dar als eine Aussage über deren Wirkung auf den Beobachter selbst.

Eine interessante Variante der triadischen Frage ist die „Gedanken-Lesen-Frage". Wenn ein Familienmitglied schweigt und die Antwort verweigert, bittet der Therapeut gelegentlich ein anderes Familienmitglied zu raten, wie die Antwort lauten könnte: „Wenn dein Bruder heute reden würde, was würde er wohl über … zu sagen haben?" Die Zustimmung oder Ablehnung des schweigenden Familienmitglieds holt der Therapeut dann nicht ein, beachtet aber nichtverbale Reaktionen genau. Oft ist das Schweigen selber eine Mitteilung, die Wirkungen hervorruft. Die Art dieser Wirkung innerhalb der Familie läßt sich dann an den Reaktionen des Beobachters ablesen. Ähnliche Fragen können auch bei Abwesenheit wichtiger Familienmitglieder gestellt werden, deren Perspektive den Therapeuten interessiert: „Was würde deine Großmutter sagen, wenn sie hier säße und ich sie fragen würde …?"

Die Zahl der möglichen zirkulären Fragen ist unbegrenzt. Doch die Fragen selber können zum Problem werden. Zu viele Fragen in zu schneller Reihenfolge können sowohl die Familie als auch den Therapeuten verwirren. Um ein solches künstlich geschaffenes Chaos zu vermeiden, muß sich der Therapeut während des Interviews von Hypothesen leiten lassen. Erst die Hypothesenbildung gibt der therapeutischen Fragestellung Richtung und Zusammenhang. Ein zusätzliches Problem kann für unerfahrene Therapeuten dadurch entstehen, daß die Familie die zirkulären Fragen, besonders wenn sie stereotyp gestellt werden, als klinische Tricks empfindet und sich darüber ärgert. Mit wachsender Erfahrung werden die Fragen immer natürlicher, und der Familie fallen ihre Besonderheiten nicht mehr auf.

Trotzdem sind für das Mailänder Team auch normale lineare Fragen wichtig. Direkte Fragen nach der Selbstbewertung und dem Selbstwertgefühl einzelner Familienmitglieder zum Beispiel führen zu wertvoller Information. Oder es müssen bestimmte gedankliche Prozesse (z. B. Selbstmordgedanken) eines Familienmitglieds genauer erfragt werden. Für die systemische Perspektive ist allerdings der Zusammenhang und die Bewertung dieser Einzelelemente im Gesamtsystem von größter Bedeutung. Wie schon im vorigen Artikel erwähnt, erkennt also das Mailänder Team die Notwendigkeit linearer Denkprozesse als Grundlage für ein späteres systemisches Verständnis durchaus an. (Da ich hier versuche, die für den Mailänder Ansatz typischen Merkmale herauszuarbeiten, ist meine Beschreibung natürlich etwas einseitig.)

Neutralität

Das Prinzip der Neutralität prägt die Haltung und das Verhalten des Therapeuten gegenüber der Familie. Darin inbegriffen sind Respektierung, Anerkennung, Neugier, Faszination und sogar Bewunderung des Systems. Ausgeschlossen sind Vorurteile hinsichtlich der sozialen Stellung, Rasse, Volkszugehörigkeit und sozialer Normen, ferner die Betonung des Krankheitsbegriffs oder die Diagnose einer Pathologie. Der neutrale Therapeut hat kein Interesse daran, jemandem Schuld zuzuschreiben oder das System zu verändern. Er ist nur ausgesprochen neugierig und möchte das System in seiner Dynamik verstehen.

Dem neutralen Therapeuten erscheint alles logisch. Da Leben sich stetig weiterentwickelt, könnte die Familie im Augenblick gar nicht anders sein, als sie ist. Das System erklärt sich selbst. Durch die vorurteilsfreie Interaktion mit dem System muß der Therapeut diese innere Logik ans Tageslicht bringen. So beschreibt der Begriff der Neutralität sozusagen die Stellung des Therapeuten in einem der Entdeckung gewidmeten Tanzritual mit der Familie. Die notwendigen Tanzschritte stellen das instrumentelle Gegenstück zur systemischen Perspektive dar. (Gleich im ersten Teil der Therapie, im Hauptinterview, versucht der Therapeut, diese neutrale Stellung im Familiensystem einzunehmen. Erst bei der Vorbereitung zum zweiten Sitzungsteil, in der Zwischensitzung, betrachten Therapeut und Team die Familie als „festgefahren“ und erwägen mögliche Interventionen.)

Neutralität bedeutet auch, daß der Therapeut sozusagen über den einzelnen Familienmitgliedern, ihrer Interaktionsdynamik und ihren Überzeugungen steht und nicht zum Teil dieses System wird. Er versucht, auf einer übergeordneten Ebene zu bleiben. Das bedeutet aber nicht, daß er sich passiv, abweisend oder gefühlskalt verhält. Eine abweisende oder kühle Haltung des Therapeuten würde ja ein negatives Urteil über die Familie widerspiegeln, also alles andere als eine neutrale Position sein.

Neutralität hat mehrere Dimensionen. Die einfachste ist die *Neutralität Personen gegenüber*. Eine andere ist die *Neutralität bezüglich der Gedanken, Wertvorstellungen, Ziele und Überzeugungen* einzelner Familienmitglieder. Kompliziert und verwirrend ist die *Neutralität gegenüber Veränderungen und therapeutischen Ergebnissen*.

Bei der Neutralität gegenüber Personen vermeidet es der Therapeut, direkt oder indirekt für die eine oder die andere Seite Partei zu ergreifen. Er pflichtet weder einer Person bei, noch widerspricht er einer anderen. Da allein schon durch die Befragung der Status eines Familienmitglieds steigt, werden alle befragt und damit anerkannt. Der Therapeut versucht, für jedes Familienmitglied etwa gleich viel Zeit aufzuwenden. Noch genauer ausgedrückt: Er vermeidet jede Art von Bündnis mit einem Familienmitglied gegen ein anderes. So würde ein systemisch orientierter Therapeut – im Unterschied zu einem strukturell arbeitenden Therapeuten (Minuchin a. Fishman 1981) – niemals mit einem bestimmten Familienmitglied gemeinsame Sache gegen andere machen in der strategischen Absicht, das Familiensystem aus dem Gleichgewicht zu bringen.

Schwieriger ist es, gegenüber Ideen, Überzeugungen, Zielen und Wertvorstellungen neutral zu bleiben, da der Therapeut oft das Wertsystem der Familie teilt. Neutralität erstrebt man dadurch, daß man versucht, alle Aussagen der Familie auf einer Ebene zu akzeptieren, aber auf anderer Ebene zu verwerfen. Ersteres erreicht man durch Zuhören, letzteres durch die provokative Fragestellung. Beklagt die Familie zum Beispiel die dauernden Streitereien zu Hause, so akzeptiert der Therapeut diese Information. Er vermeidet es aber, die Familie in der Überzeugung zu stärken, daß Streiten immer schlecht ist. Zum Beweis seiner Neutralität könnte er zum Beispiel fragen: „Wer streitet sich am liebsten?"; „Was würde fehlen, wenn alle Streitereien plötzlich aufhören würden?" Auf diese Weise könnte er die Annahme, daß Streiten schlecht ist, indirekt in Frage stellen.

Als Gegengewicht zu einem starken und möglicherweise problematischen Überzeugungssystem in einer Familie muß der Therapeut manchmal eine lange Reihe von Fragen stellen, die eine alternative Perspektive enthalten. Daher erscheinen diese Fragen, für sich betrachtet, eigentlich nicht neutral. Zieht man aber den Beitrag der Familie im Handlungsraum Therapeut – Familie in Betracht, kann mit ihnen ein neutralisierender Effekt erzielt werden. Das provokative Fragen dient somit dazu, die eigene Neutralität gegenüber Überzeugungen und Wertvorstellungen der Familie zu bewahren.

Der Therapeut sollte sich auch gegenüber Verhaltensänderungen neutral verhalten. Er sollte der Familie keine bestimmten Ziele setzen. Dieser Neutralitätsbegriff führt leicht zu Mißverständnissen. Therapeuten wollen gerne Menschen helfen. Ihre Aufgabe in der Gesellschaft ist ja dahingehend definiert, daß sie Menschen helfen, sich zu ändern. Dennoch entstehen grundsätzliche Probleme in der Therapie gerade dann, wenn Therapeuten sich zu stark mit der Idee der notwendigen Veränderung identifizieren oder, schlimmer noch, mit der Überzeugung, daß sie als Therapeuten diese Veränderung irgendwie herbeiführen müssen. Dadurch wird häufig der Eigenantrieb der Familie zu Veränderungen untergraben. So kommt es vor, daß Therapeuten durch ihre Handlungsweise mögliche Änderungen innerhalb der Familie verhindern oder blockieren.

Das therapeutische Ziel ist nicht die Veränderung selbst, sondern die Fähigkeit der Familie, sich zu ändern. Faktisch gilt es, die Freiheit zum Wandel in der Familie zu stärken. Somit bleibt der Familie auch die freie Entscheidung, sich *nicht* zu verändern. Neutralität bedeutet hier für den Therapeuten, daß er keineswegs Stellung für oder gegen bestimmte Verhaltensänderungen beziehen darf. Damit fallen spezifische Verhaltensziele in der Therapie ebenfalls weg. Im Gegensatz zu anderen Therapieformen entwickeln also die Familie und der Therapeut keinen gemeinsamen Plan, der bestimmte therapeutische Veränderungen zum Ziel hat. Das therapeutische Ziel ist übergeordnet: Der Familie soll geholfen werden, ihre Selbstheilungskräfte zu entdecken und eigene Lösungen zu finden.

Noch komplizierter wird es, wenn man bedenkt, daß der Therapeut sich auch der Neutralität gegenüber neutral verhalten sollte. Obwohl er weiß, daß Neutralität zu therapeutischen Veränderungen führt, darf er sie zum Beispiel nicht in der Absicht einsetzen, damit eine bestimmte Wirkung auf die Familie auszuüben. Die Wirkung sollte sich vielmehr spontan aus seiner Neugierde ergeben. Der beste Beweis für die Neutralität eines Therapeuten ist es, wenn die Familie die folgenden Fragen nicht beantworten kann: „Auf wessen

Seite steht der Therapeut?“; „Was hält er für richtig?“; „Was sollen wir seiner Meinung nach in unserer Familie ändern? “

Interventionen

Familien erwarten vom Therapeuten häufig konkrete Lösungsvorschläge. Manche fragen offen danach, verlangen sie geradezu oder bestehen sogar ausdrücklich darauf. Auf solche Wünsche einzugehen und den Familienmitgliedern direkte Ratschläge zu ihrem Verhalten zu geben, wird vom Mailänder Team als therapeutisch falsch angesehen. Wahrscheinlich haben das vorher schon andere Berater – Freunde, Verwandte, Fachleute – erfolglos versucht, denn sonst käme man ja nicht zu einer Therapie. So verführerisch das Ansinnen der Familie sein mag – dieser Weg führt sehr wahrscheinlich zum Mißerfolg. Und was noch wichtiger ist: Die Selbstbestimmung der Familie würde dadurch unterminiert, ihre Freiheit eingeschränkt. Der Mailänder Ansatz zielt aber im Gegenteil darauf, die Selbstbestimmung und Freiheit zu stärken. Außerdem kann der Therapeut niemals eine so tiefe Einsicht in die komplexen Lebensverhältnisse anderer Menschen gewinnen, daß er mit Sicherheit für sie den besten Weg wüßte. Und selbst wenn er diese Erkenntnis hätte, wären seine Ratschläge bei den sich rasch verändernden Umständen schon bald überholt.

So besteht das therapeutische Ziel der Intervention darin, die Familie in ihrer eigenen Fähigkeit zu stärken, auf ihrem weiteren, kontinuierlich sich entwickelnden Lebensweg symptomfreie Lösungen zu finden. Dieser Aspekt des Mailänder Ansatzes ist nichts Neues; er findet auch (auf die Familientherapie angewandt) in der Weisheit vieler altüberlieferter religiöser und philosophischer Lehren seine Bestätigung. Neu mag die Methodik sein, in der klinischen Familienpraxis die Selbstbestimmung von Einzelpersonen zu fördern.

Die zirkuläre Fragestellung und die Neutralität des Therapeuten üben von sich aus meist schon eine starke Wirkung auf die Familie aus. Daher kann die Interviewmethodik selbst als wichtige Intervention betrachtet werden. An dieser Stelle will ich aber nur auf die abschließende Intervention eingehen, die während der Zwischensitzung sorgfältig geplant wird.

Die Interventionen der Mailänder Gruppe bestehen entweder aus der Umdeutung eines systemischen Zusammenhangs oder aus der Verschreibung eines Rituals. Mit beiden versucht das Team etwas

Neues und Unerwartetes einzuführen. Vermuten die Teammitglieder allerdings, daß die Familie Umattribuierungen oder ein Ritual geradezu erwartet, können sie kurzentschlossen auf eine Intervention auch ganz verzichten. Neuigkeit allein reicht aber als Kriterium für die Wahl einer Intervention nicht aus. Sie muß auch mit dem systemischen Verständnis der augenblicklichen Familiendynamik in Einklang gebracht werden können. Inhaltlich darf die Intervention nicht trivial sein, sondern muß auftretende Probleme ansprechen, besonders solche, von denen die Familie im Tiefsten berührt wird. Als nützliches Indiz für die Wahl einer bestimmten Intervention gilt der intuitive Eindruck des Therapeuten, daß die Intervention „paßt" und Wirkung haben wird. Interventionen, bei denen man eine negative Wirkung vorhersehen kann, werden verworfen, andere, die möglicherweise wirkungslos sein werden oder zu Komplikationen führen könnten, werden überprüft und entsprechend abgeändert.

Umdeutung

Besteht die Intervention aus einer Umdeutung, so teilt der Therapeut im Anschluß an die Zwischendiskussion der Familie mit, welche Meinung sich das Team hinsichtlich des Familienkonflikts gebildet hat. Dies geschieht in Form einer zusammenfassenden Interpretation, die im Idealfall das Verhalten aller Familienmitglieder erfaßt und sich inhaltlich von den in der Familie vorherrschenden Ansichten unterscheidet. Die Zusammenhänge werden so dargestellt, daß die von der Familie als problematisch definierten Verhaltensweisen vom Therapeuten als neutral oder positiv gedeutet erscheinen. Bei dieser positiven Umdeutung des präsentierten Symptoms ist der Überraschungseffekt am größten. Das Symptom wird als – allerdings nur vorläufige – Lösung für ein anderes, hypothetisch angenommenes oder unterschwellig vorhandenes Problem gedeutet, das zur Oberfläche kommen würde, wenn es nicht da wäre. So wird in der Umdeutung das, was die Familie für schädlich oder „schlecht" hält, vom Therapeuten als notwendig und „gut" bezeichnet. Im Gegensatz zum Kurztherapieansatz des Mental Research Institute (Fish, Weakland a. Segal 1982), bei dem der Lösungsversuch als Problem apostrophiert wird, sieht der Mailänder systemische Ansatz das Problem als die „Lösung" an.

Dabei muß aber beachtet werden, daß das symptomatische Verhalten nicht an sich positiv bewertet wird, sondern in Verbindung mit anderen wichtigen Verhaltensweisen. Wahrscheinlich hätte die Feststellung: „Gut, daß du dich weigerst zu essen" bei der Behandlung einer Familie mit Anorexia-Problemen wenig Erfolg. Dagegen könnte folgende Umattribuierung therapeutisch wirksam sein: „Gut, daß du dich weigerst zu essen ... Es ist gut, weil deine Eltern dann Angst haben, daß du stirbst ... Wenn sie Angst haben, daß du stirbst, reden sie miteinander ... Sie reden darüber, wie sie dir helfen können ... Sie reden viel mehr als früher ... Gut, daß sie jetzt mehr reden, weil sie sich ja auf die Zeit vorbereiten müssen, wo du für immer von zu Hause weggehst ... Also hast du beschlossen, nicht zu essen, um deinen Eltern auf diese Weise zu helfen ... Deshalb meinen wir, du solltest diese Bemühungen erst einmal fortsetzen."

Die bei der Umdeutung aufgedeckten Zusammenhänge sind besonders wichtig. Ihre Verbindung mit den symptomatischen Verhaltensweisen muß auf die gegenwärtige Familiensituation zutreffen. Denn die Meinung des Therapeuten muß glaubhaft sein. Die Antworten der Familie auf die Zirkulärfragen sollten ihr als Informationsbasis dienen.

Direkte oder indirekte negative Implikationen werden vom Therapeuten sorgsam vermieden. Es wäre zum Beispiel ein Fehler zu sagen: „Du weigerst dich zu essen aus Trotz deinen Eltern gegenüber", oder: „Du weigerst dich zu essen, damit deine Eltern endlich zu streiten aufhören." Solche Erklärungen werden von der Familie meist als Negativurteile des Therapeuten über die kindliche Nahrungsverweigerung oder das elterliche Verhalten verstanden. Die negative Beurteilung schließt ein Verbot mit ein, und das führt zu weiteren Zwängen in einem System, das aus Mangel an Freiheit ohnehin veränderungsunfähig geworden ist. Bei der Umdeutung ist es immer von Nutzen, wenn die Verhaltensweisen des indizierten Patienten mit denen der anderen Familienmitglieder in Verbindung gebracht werden, solange das Verhalten der Einzelpersonen positiv bewertet wird.

Die positive Deutung ist außerordentlich wichtig und hat wahrscheinlich mehrere Funktionen:

Erstens wird die Meinung des Therapeuten durch Betonung der positiven oder konstruktiven Verhaltensaspekte attraktiver und einleuchtender und deshalb von der Familie leichter akzeptiert. Da die systemische Umattribuierung sich von den vorherrschenden Meinungen unterscheidet, läuft sie an sich Gefahr, als fremdartig empfunden und daher abgelehnt zu werden. Bei positiver Bewertung der Verhaltensmuster erhöht sich die Wahrscheinlichkeit, daß die Familie die neuen Zusammenhänge ernsthaft in Erwägung zieht. So macht es die Betonung des Positiven dem Therapeuten leichter, mit seiner Meinung in der Familie Eingang zu finden, so daß die therapeutische Wirkung eintreten kann.

Zweitens stellt die positive Bewertung der Familiendynamik durch den Therapeuten ein Gegengewicht zur negativen Einstellung der Familie dar. Im Kampf gegen die festverankerten Negativurteile der Familie werden bestimmte Einschränkungen und Verbote innerhalb des Systems geschwächt oder aufgehoben. Dadurch entstehen Möglichkeiten zur Veränderung. Die Wirkung dieses Gegengewichts kann auf einen einfachen Widerspruch oder auf ein absurdes Paradoxon zurückzuführen sein. Letzteres ist der Fall, wenn die Umdeutung mehrfache simultane Widersprüche auf zwei oder mehr Ebenen betrifft, etwa auf der Verhaltens- und auf der Bedeutungsebene. Wird zum Beispiel das verbotene Verhalten, in diesem Fall die Nahrungsverweigerung, als positiv gedeutet und vom Therapeuten verschrieben, so nimmt es in der sich entwickelnden Familienperspektive gute und schlechte Eigenschaften an, die beide ausgespielt oder nicht ausgespielt werden sollten. Die Absurdität des Paradoxons regt die Familie dazu an, gewisse Grundannahmen, die ihre Verhaltensmuster einschränken, in Frage zu stellen. Diese aufkeimenden Zweifel brauchen nicht deutlich und bewußt zu werden; wahrscheinlich regen sie sich sogar eher auf der Ebene des Vorbewußtseins. Können die Familienmitglieder einige dieser einschränkenden Überzeugungen abwerfen, so werden sie die Freiheit zum Experimentieren mit neuen Interaktionsmustern gewinnen.

Drittens erhalten Verhaltensweisen, die bis dahin als unkontrolliert angesehen wurden, durch die positive Bewertung eine dem Willen unterworfene Komponente. Wenn ein bestimmtes Verhalten gut ist, kann man leichter Verantwortung dafür übernehmen. Und wenn man Verantwortung für eigene Verhaltensweisen übernimmt, kann man sie auch ändern. So muß zum Beispiel in manchen symptomatischen Situationen das als Patient designierte Familienmitglied sein Verhalten so empfinden, als liefe es völlig außerhalb seiner Willenskontrolle ab. Hielte der Patient sich für fähig, dieses

Verhalten bewußt zu beeinflussen, dann könnte er sich wegen der so offensichtlich negativen Wirkung nicht weiterhin so verhalten. Das System verlangt oft, daß das Symptom als vom Willen unabhängig betrachtet wird. In solchen Fällen kann man, um die sofortige Ablehnung zu vermeiden, die neueingeführte, dem Willen untergeordnete Verhaltenskomponente einer tiefen unbewußten Ebene zuschreiben. Zahlreiche neue Möglichkeiten für Verhaltensänderungen entstehen, wenn die Familie symptomatische Verhaltensweisen aufgrund der Umdeutung als dem Willen unterworfen betrachtet.

Viertens liefert die positive Deutung eine Rechtfertigung für eine Verschreibung des Status quo: „Und weil du deiner Familie auf diese Weise helfen willst, meinen wir, daß du zunächst mit diesen Bemühungen fortfahren solltest." Nicht immer werden Verhaltensmuster in dieser Form verschrieben. Aber wenn, dann erhöht das zusätzliche Paradoxon „Keine Veränderung im Rahmen einer Veränderung" die Eindringlichkeit der Intervention. Allerdings ist die Beifügung des Wortes „zunächst" besonders wichtig. Damit wird ausgedrückt, daß das Verhalten nicht immer so weiterlaufen muß, wodurch wiederum Möglichkeiten zu spontanen Veränderungen offengelassen werden.

Der Therapeut bringt mit seiner abschließenden Meinungsäußerung die Sitzung rasch zu einem Ende und gibt damit der Familie die Möglichkeit, das absurde Paradoxon selbst zu lösen.

Rituale

Die andere für die Mailänder Gruppe typische Form der Intervention ist die Verschreibung eines Rituals. Der Therapeut stellt der Familie eine bestimmte Aufgabe, die vom Team für sie entwickelt wurde. Diese wird ihr mit genauen Angaben darüber beschrieben, wer was wo wann und in welcher Reihenfolge zu tun hat.

Angesichts der vorausgegangenen Hinweise auf die Gefahren der direkten Einmischung mag es als Widerspruch erscheinen, wenn die Mailänder Gruppe einzelnen Familienmitgliedern exakte Handlungsabfolgen verschreibt. Der Widerspruch löst sich, wenn man bedenkt, daß das Ritual keineswegs zu einem regelmäßigen, täglichen Handlungsmuster werden soll. Es wird vielmehr im Sinne eines Experiments, eines Probelaufs, einer symbolischen Geste oder einer rituellen Überbrückung verschrieben. Weder wird angedeutet, daß sich im Familienalltag alles so abspielen sollte, noch besteht man darauf, daß das Ritual tatsächlich ausgeführt wird. Man weist lediglich darauf hin, daß es sehr nützlich sein könnte. (Damit eine therapeutische Wirkung eintritt, braucht das Ritual tatsächlich nicht ausgeführt zu werden.) Und auf keinen Fall werde erwartet, daß die Handlung zum festen Bestandteil des Familienalltags werden soll. Darin besteht der Hauptunterschied zwischen dem therapeutischen Ritual und kulturspezifischen Ritualen (wie z. B. der Kommunion oder der Silvesterfeier), die erwartungsgemäß regelmäßig wiederholt werden.

Die Nichtausführung eines Rituals wird nur als zusätzliche Information über das Familiensystem gewertet und nicht etwa der Familie als ein Mangel an Kooperation vorgehalten. Im Gegenteil, oft übernimmt der Therapeut die Verantwortung für die Nichtausführung; vielleicht war das Ritual zu schwierig, verfrüht oder auf ungenügende Information gestützt.

Die Art der Rituale weist eine große Variationsbreite auf. Jedes von ihnen wird ja während der Zwischendiskussion aufgrund der Hypothesen zur gegenwärtigen Familiendynamik entwickelt. Im allgemeinen haben Rituale eine Klarheit schaffende Wirkung dort, wo zu viel Verwirrung herrscht, während Umdeutungsinterventionen durch ihre Paradoxie dort Verwirrung stiften, wo zu viel Klarheit im Überzeugungsmuster einer Familie besteht. Allerdings schafft das Ritual Klarheit nur auf der Handlungsebene. Sprachlich werden die im Ritual verschriebenen Handlungen zwar als „Experiment" hingestellt; tatsächlich aber werden durch diese entweder real oder nur in der Vorstellung ablaufenden Verhaltensweisen wichtige Beziehungen oder Themenbereiche des kognitiven Familienbildes beleuchtet. So verdeutlicht die Standardverschreibung von Selvini die Grenzen zwischen den Generationen. Das Ritual der geraden und ungeraden Tage deckt die Inkonsistenz unvereinbarer elterlicher Anweisungen auf.

Wahrscheinlich wirken dabei unterschiedliche oder doch unterschiedlich gewichtete therapeutische Mechanismen. Das Standardritual besteht hauptsächlich aus einer Aussage über die Familienstruktur. Das Ritual der geraden und ungeraden Tage hat eine vorwiegend zeitliche Aussage zum Inhalt. Dennoch führen beide Rituale zu einer wichtigen Unterscheidung. Tritt diese Unterscheidung im System voll in Kraft, könnten damit vorherrschende Fehlannahmen, Überzeugungen, Regeln und Bewertungen widerlegt werden. Bei dem Versuch, diese Widersprüche zu lösen, wird wiederum in der Familie die Fähigkeit entwickelt, selber alternative Verhaltensmuster zu entdecken.

Eine Beschreibung des Rituals der geraden und ungeraden Tage (Selvini Palazzoli, Boscolo, Cecchin a. Prata 1978b) mag uns zu einem besseren Verständnis der wirksamen Mechanismen verhelfen. Dieses Ritual ist auf Situationen zugeschnitten, in denen die Eltern über Disziplinprobleme mit einem aufsässigen Kind klagen und der Therapeut erkennt, daß sie sich über die Auswirkungen ihrer inkonsistenten und miteinander konkurrierenden Disziplinierungsversuche nicht im klaren sind. An ungeraden Tagen soll die Mutter allein die Disziplinierung des Kindes übernehmen, während der Vater genau beobachten und festhalten soll, was das Kind tut, wie die Mutter darauf reagiert, wie sich das Kind daraufhin verhält usw. Er soll selber nichts dazu sagen und nicht aktiv in die Mutter-Kind-Interaktion eingreifen, sondern lediglich sorgfältige Aufzeichnungen machen. An geraden Tagen übernimmt dann der Vater die Führungsrolle, während die Mutter nur beobachtet, und so fort. Dieses Verfahren wird für eine bestimmte Anzahl von Tagen, zum Beispiel für vier Wochentage, verschrieben. An den anderen drei Tagen sollen die Eltern sich weiterhin „spontan" verhalten, das heißt ihre normale (meist chaotische) Handlungsweise beibehalten.

Diese Verschreibung macht einen klaren Unterschied zwischen dem elterlichen Verhalten des Vaters und dem der Mutter. Auf einer zweiten Ebene differenziert sie auch zwischen der Anwendung dieses Unterscheidungsvermögens (getrennte Disziplinierung) und seiner Nichtanwendung (simultane Disziplinierung). Das Zeitelement als „Wirkstoff" bei der Verschreibung einer festen Reihenfolge ist dabei offensichtlich. Zusätzlich hilft die Beobachterfunktion den Eltern, gezielt auf relevante Unterschiede in der Eltern-Kind-Interaktion zu achten. Wird die Aufgabe ausgeführt, so empfindet das Kind, da immer nur ein Elternteil die Führung übernimmt, mehr Konsistenz und Klarheit. Die verwirrende Doppelbindung, die aufgrund gleichzeitiger unvereinbarer Anweisungen entsteht, wird an diesen Tagen aufgehoben, und das Kind kann sich anders verhalten.

Diese neuen kindlichen Verhaltensweisen wiederum können den Eltern (auf der Verhaltensebene) zu der Entdeckung verhelfen, daß sie in ihren Disziplinierungsversuchen konsistenter und einmütiger sein müssen. Oder sie erkennen, daß sie besser getrennt operieren und auf jede Einmischung verzichten sollten. Reicht diese praktische

Verdeutlichung für eine Änderung des elterlichen Verhaltens noch nicht aus, kann das Problem der mangelnden elterlichen Übereinstimmung in der weiteren therapeutischen Arbeit noch einsichtiger gemacht werden.

Genaue Hinweise auf die konkreten Verhaltensaspekte eines Rituals sind also besonders wichtig. Welche praktischen Verhaltensweisen, Ideen und Ereignisse dabei vom Team in den Mittelpunkt gestellt werden, hängt von der systemischen Hypothese ab. Manchmal ist der Inhalt eines Rituals so wichtig, daß das Team schriftliche Anweisungen für die Familienmitglieder vorbereitet, die als Teil der Gesamtaufgabe wechselseitig vorgelesen werden sollen. Die Einführung des Zeitbegriffs ist ein zweites wichtiges Element. Durch die exakte Festlegung der im Ritual verschriebenen Einzelhandlungen nach Anlaß und zeitlicher Abfolge wird ein neues zeitliches Element in den systemischen Prozeß eingeführt.

Die Ritualintervention übt oft eine deutliche Wirkung auf die Fähigkeit der Familie aus, chaotische Verhaltensmuster zu erkennen und unterschwellige, bis dahin unerkannte Widersprüche aufzudecken.

Die Einheit der systemischen Analyse

Eine wichtige Dimension bei der Entwicklung jeder Intervention ist die Größe der systemischen Einheit, die therapeutisch erfaßt werden soll. Meistens wird das ganze Familiensystem als Einheit genommen. Aber oft sind die für einen bestimmten Problembereich relevanten Komponenten nicht mit dem Familiensystem identisch. Systemische Interventionen können also auch für eine Einzelperson, für eine bestimmte Zweierbeziehung, für die Großfamilie, für die Beziehung zwischen Familie und Schule, für die Beziehung zwischen dem Therapeuten und der Familie usw. entwickelt werden. Welche Schwierigkeiten entstehen können, wenn ein außenstehender Experte zur homöostatischen Komponente eines Familiensystems wird, ist in einem interessanten Artikel über die Problematik des Zuweisenden ausgeführt (Selvini Palazzoli, Boscolo, Cecchin a. Prata 1980b). Ich werde hier kurz den sehr wichtigen Themenbereich des Systems oder der Einheit Therapeut – Familie beschreiben.

Es gibt mehrere wirksame Interventionen, die auf die Problematik der Beziehung zwischen Therapeut und Familie abzielen. Erwähnt seien nur die Umbenennung von „Therapiesitzungen“ zu „Familientreffen“, die Mitteilung einer „geteilten“ therapeutischen

Meinung, das Bekenntnis therapeutischer Hilflosigkeit oder die Behauptung, daß eine Therapie „einfach zu riskant" sei. So sind zum Beispiel Eltern, deren Kinder klinische Symptome aufweisen, oft sehr empfindlich, wenn unterstellt wird, daß die Notwendigkeit einer Familientherapie auf irgendein elterliches Fehlverhalten und daher auf persönliche Mängel ihrerseits schließen läßt.

Unglücklicherweise ersetzen viele Familientherapeuten eine einseitige Schlußfolgerung (das Kind hat Probleme und muß sich ändern) durch eine andere einseitige Schlußfolgerung (die Eltern haben Probleme und müssen sich ändern). Eine systemische Perspektive ist beiden Annahmen übergeordnet und versucht zu verstehen, warum sowohl die elterlichen als auch die kindlichen Verhaltensweisen notwendig und „gut" sind. Sind die Eltern in dieser Hinsicht besonders empfindlich, ist eine Umbenennung der Therapiesitzungen in „Familientreffen" oder „Nachtreffen" manchmal sinnvoll (Wright a. Watson 1982).

Eine geteilte therapeutische Meinung ist oft dann wirkungsvoll, wenn mit mangelnder Übereinstimmung zwischen Therapeut und Familie zu rechnen ist und die Familie nur zaghaft in die Therapie eintritt. Der Begriff der geteilten Meinung bedeutet, daß bei einer Intervention zwei getrennte und meist unvereinbare Erklärungen abgegeben werden. Beispielsweise kann eine Meinung optimistisch, die andere pessimistisch sein. Wird die Meinungsteilung als Differenz im Team dargestellt, so schreibt man dem Team die wahrscheinlich am schwersten zu akzeptierende Erklärung zu und dem Therapeuten die leichter zu akzeptierende. Dadurch wird die Verbindung der Familie zum Therapeuten und ihre Therapiebereitschaft gestärkt, während gleichzeitig, sozusagen „hinter der Scheibe hervor", der brisantere Aspekt der therapeutischen Mitteilung in das System eingeschmuggelt wird.

Eine geteilte Meinung im Team kann auch die beiden Seiten eines grundlegenden Familienkonflikts verdeutlichen. Anders ausgedrückt: Das Familienproblem wird vom Team übernommen und in veränderter Form, nämlich als Teamproblem, der Familie zurückgegeben. Damit gibt das Team der Familie die Möglichkeit, sich ein wenig von ihren Problemen zu lösen und den Teamproblemen gegenüber, die ja ihre eigenen widerspiegeln, eine beobachtende Haltung einzunehmen.

Es kommt durchaus vor, daß die Familienmitglieder dem Therapeuten widersprechen. Im Fall eines anhaltenden Konflikts nimmt das Mailänder Team, das heißt der Therapeut, immer eine untergeordnete Haltung ein. Das kann dadurch erreicht werden, daß man die Familie zu einer endgültigen Entscheidung in der Konfliktsituation auffordert, oder auch dadurch, daß man die eigene Unschlüssigkeit eingesteht, sich zu therapeutischen Fehlern bekennt, andere Kollegen zur Konsultation hinzuzieht oder offen eingesteht, daß das Team keine brauchbaren Vorschläge beizusteuern hat. Diese Antworten werden während der Zwischendiskussion sehr sorgfältig vorbereitet und nur dann unterbreitet, wenn man sich davon einen Nutzen für die Familie verspricht.

Bei der von Boscolo und Cecchin vertretenen Version des Mailänder Ansatzes wird für jede Sitzung eine neue situationsgerechte Intervention entwickelt. Natürlich gelten Interventionen, die schon bei anderen Familien angewandt wurden, als wertvolle Informationsquelle. Sie können durchaus wiederverwendet werden, müssen aber den jeweiligen spezifischen Familiensituationen angepaßt werden. In der Ausbildung befindliche Therapeuten haben oft Schwierigkeiten, wenn sie eine beim Mailänder Team beobachtete Intervention ohne ausreichende Abänderung auf eine andere Familie anwenden. Erfolg kann eine solche Übertragung nur dann haben, wenn der angehende Therapeut die Grundannahmen des Mailänder Ansatzes zuvor begriffen hat.

Abschluß der Therapie

Eine Therapie kann in gegenseitigem Einvernehmen oder auf Wunsch des Therapeuten oder der Familie beendet werden. Hat man sich auf eine Beendigung der Therapie geeinigt, sollte ein Abschiedsritual eingeplant werden. Bei einseitiger Beendigung der Therapie ist es wichtig, daß die Familie auf eine therapeutisch sinnvolle Richtung hin orientiert wird. Ein vom Therapeuten angeregter Abschluß der Therapie zum Beispiel kommt für die Familie oft unerwartet plötzlich – besonders dann, wenn sie vom Therapeuten abhängig geworden ist. Im Bewußtsein dieser Möglichkeit kann der Therapeut im Anschluß an die Teamdiskussion erklären, daß „verbleibende Probleme, sollten solche noch bestehen, nicht länger als psychiatrisch anzusehen sind, sondern als normale Entwicklungsprobleme“, und damit die Therapie zum Abschluß bringen. Fragt die Familie, ob sie wiederkommen kann, lautet die Antwort: „Nur wenn psychiatrische Probleme auftreten" oder: „Erst nach sechs Monaten". Mit dieser Erklärung und klaren Abgrenzung des Therapieendes erhöht sich die Wahrscheinlichkeit, daß die Familie in Zukunft auf ihre eigenen Lösungsmechanismen zurückgreift, anstatt sich weiterhin auf den Therapeuten zu verlassen.

Auch Familien können einseitig die Therapie beenden. Oft hört man Therapeuten sagen, die Familie sei spontan aus der Therapie „ausgestiegen". Das kann aber eine Illusion sein. Möglicherweise hat auch der Therapeut nicht richtig auf die Familiendynamik reagiert oder er hat nicht erkannt, daß es der Familie inzwischen besser geht und sie mit ihren Problemen selber fertig werden kann. Im ersten Fall erkennt die Familie, daß der Therapeut nicht helfen kann. Er hat zu viele Fehler gemacht oder daneben getroffen, und die Familie betrachtet die Therapie zu Recht als nutzlos. Im letzteren Fall „heilt sich" die Familie selbst, bevor der Therapeut zum Ablegen seiner Expertenrolle bereit ist. Dann muß er von dem Wunsch nach zusätzlicher Therapie zu diesem Zeitpunkt „geheilt" werden.

Eine solche Beendigung der Therapie durch die Familie kann während einer Sitzung erfolgen oder durch eine telefonische Absage des nächsten Termins. Die Mailänder Gruppe respektiert immer die Initiative der Familie und stimmt meistens zu. Der Therapeut kann aber in einer abschließenden Intervention seine Vorbehalte hinsichtlich der Stabilität einer therapeutischen Besserung zur Sprache bringen oder sogar einen Rückfall vorhersagen. Diese Äußerungen sollen die Familie nicht etwa dazu bringen, ihre Entscheidung rückgängig zu machen. Im Gegenteil wollen sie der Enttäuschung über einen leichten Rückfall vorbeugen und verhindern, daß dadurch möglicherweise ein Depressionszyklus mit erneuter Symptomverstärkung ausgelöst wird.

Kommt die Familie nicht zu einer angesetzten Therapiesitzung, so tritt das Team trotzdem zusammen und diskutiert die mögliche Bedeutung dieses Wegbleibens oder der fehlenden Absage. Im Idealfall ruft der Therapeut die Familie an, um sich zu informieren. Durch den Anruf läßt er die Familie wissen, daß er die Therapie als noch nicht abgeschlossen betrachtet. Hat die Familie den Termin einfach vergessen oder bringt sie Ausreden vor, wird in manchen Fällen eine telefonische Intervention gegeben und auf die Rechnung gesetzt. Die Rechnungsstellung verdeutlicht, daß der Ausfall des Interviews nur eine andere Art von Sitzung war. Äußert die Familie während des Telefongesprächs den Wunsch, die Therapie zu beenden, so akzeptiert der Therapeut die Entscheidung, „zu diesem Zeitpunkt" zu einem Abschluß zu kommen, und bewertet sie positiv.

Abschließende Bemerkungen

Der kausale Zusammenhang, den die Familie in der systemischen Therapie hinter einer positiven Veränderung vermutet, ist besonders interessant. Im allgemeinen schreibt die Familie eine grundlegende Veränderung nicht der Therapie zu, sondern bringt diese mit Ereignissen außerhalb der Therapie in Verbindung und kann sich oft nicht einmal an die auslösende Intervention erinnern. Hat sich nichts verändert, erinnert sich die Familie oft viel deutlicher an die Intervention. Als therapeutisch falsch gilt, der Familie einen kausalen Zusammenhang zwischen Therapie und Veränderung nahezulegen. Das würde eine Entmachtung der Familie bedeuten. Ist wirklich eine einschneidende Veränderung eingetreten, müssen die Familienmitglieder selber ihre Träger gewesen sein.

Am Ende der Therapie unterläßt die Mailänder Gruppe, obwohl sie an den Ergebnissen sehr interessiert ist, absichtlich jeden Hinweis auf Nachfolgesitzungen, weil sie den Eindruck vermeiden möchte, man sei durch Nachfolgevereinbarungen am therapeutischen Prozeß immer noch beteiligt. Das bedeutet aber nicht, daß keine Nachuntersuchungen angestellt werden. Allerdings kommen diese Nachfragen dann unerwartet. Dadurch wird die Trennung zwischen der eigentlichen Therapie und einem späteren Anruf deutlich zum Ausdruck gebracht. Auch sind die Fragen, die während eines solchen Anrufs gestellt werden, anders als die Fragen beim Interview. Sie sind linear, nicht zirkulär. Eine Beobachtung von Reaktionsketten ist bei einem Telefonanruf nicht möglich. Daher sind zum Beispiel Fragen nach strukturellen Veränderungen den Zirkulärfragen vorzuziehen.

Die Nachuntersuchung erfolgt am Mailänder Institut durch einen Telefonanruf nach einem Jahr. Cecchin (persönl. Mitteilung 1983) gibt an, daß in circa 68 Prozent der behandelten Familien Besserung eingetreten ist; das entspricht anderen Veröffentlichungen zur Wirksamkeit der Familientherapie (Gurmann a. Kniskern 1978). Zusätzliche, getrennte Untersuchungen sind noch erforderlich, bevor man über die relative Wirksamkeit des Mailänder Ansatzes und seine Stellung im Gefüge der Psychotherapien eine Aussage machen kann.

Oft werden Fragen nach den Kosten der Teamarbeit mit einer einzelnen Familie gestellt. In der Praxis läßt es sich mit Sicherheit nicht verwirklichen, daß alle Familien von einem Team nach dem fünfteiligen Sitzungsschema behandelt werden. Unter Kollegen wird generell angenommen, daß der Mailänder Teamansatz speziell bei sehr schwierigen und chronischen Familienproblemen wirksamer ist als andere Therapien. Zu diesem wichtigen Aspekt sind selbstverständlich Forschungsergebnisse dringend erwünscht.

Die Ergebnisse unserer Untersuchungen zur Therapiewirksamkeit in Calgary (Tomm a. Fraser 1984) lassen erkennen, daß die Zahl der eingetretenen Symptombesserungen prozentual gleich ist, daß dieses Ergebnis aber mit der Mailänder Methode in weniger Sitzungen erreicht wird als mit unserer früheren, mehr direktiven Interaktionsmethode (Tomm a. Wright 1979, Tomm 1980). Im Durchschnitt erhöhte sich die Zahl der Neuaufnahmen, die nach Einführung der Mailänder systemischen Methode bei gleichbleibender Mitarbeiterzahl behandelt werden konnten, in vier Jahren um 25 Prozent. Es gibt also vorläufiges Beweismaterial für die Kostenwirksamkeit der Mailänder Behandlungsmethodik.

Zusammenfassend kann gesagt werden, daß der Mailänder Ansatz einige neue diagnostische Konzepte sowie durchführbare und wirksame Behandlungsmethoden zu bieten scheint. In diesem Kapitel wollte ich eine genaue, umfassende Beschreibung der von Boscolo und Cecchin praktizierten Version dieses Modells geben. Sie stellt nur eine Perspektive dieser neuen Entwicklung dar, andere müssen folgen. Denn der Ansatz muß weiter beschrieben und erklärt werden, bevor sinnvolle Forschungsprojekte zu diesem Thema durchgeführt werden können. Gleichzeitig kann aber eine Weiterentwicklung des Modells selbst erwartet werden. Die Mailänder Gruppe hält die Bezeichnung „Familientherapie" für irreführend und redet lieber von „systemischer Therapie". Unsere Behandlungstheorie und -praxis wird sich zweifellos weiterhin verändern und entwickeln, genau wie die Familien, mit denen wir arbeiten.

Zirkuläres Interviewen

Eine facettenreiche therapeutische Methode[1]

Zirkularität ist eine der drei Richtlinien, die nach Ansicht des Mailänder Teams „für ein korrekt geführtes Familiengespräch unerläßlich sind" (Palazzoli et al. 1981, S. 124). Das Team bezieht sich mit dieser Bemerkung auf den Kontext, in dem ein systemisches Interview durchgeführt wird. Bei den anderen beiden Prinzipien handelt es sich um *Hypothetisieren* und *Neutralität*. Alle drei sind untrennbar miteinander verbunden.

In mancher Hinsicht repräsentiert Zirkularität die Verhaltens- und Ausführungsaspekte der beiden anderen Prinzipien. So wird das Hypothetisieren beispielsweise als ein konzeptueller Prozeß beschrieben, bei dem „die geistige Arbeit ... die gesammelten Beobachtungen organisieren" muß (Palazzoli et. al 1981, S. 126), damit sie „der systemischen Epistemologie (entsprechen)" (a. a. O., S. 131). Die auf diese Weise formulierten Hypothesen leiten die erforschende Tätigkeit des Therapeuten während des zirkulären Fragens.

Auf der anderen Seiten wird unter Neutralität die „spezifisch pragmatische Wirkung" des Therapeuten, „gleichzeitig mit jedem und keinem verbündet" zu sein, verstanden (a. a. O., S. 137). Der beobachtete Effekt der Fragen des Therapeuten lenkt seine reaktive Tätigkeit in der Weise, daß Koalitionen, privilegierte Beziehungen und moralische Urteile vermieden werden. „Unter Zirkularität verstehen wir die Fähigkeit des Therapeuten, sich selbst in seiner Befragung vom Feedback leiten zu lassen, das sich ihm aus dem Verhalten der Familie darbietet, wenn er um Informationen über ihr

1 Quellenangabe siehe S. 253.

Verhältnis untereinander ... bittet" (a. a. O., S. 131) Zirkularität kann also als eine Brücke verstanden werden, die mittels des therapeutischen Handelns systemische Hypothesenbildung und Neutralität miteinander verbindet.

Das Mailänder Team stützte sich bei der Ausarbeitung des Prinzips der Zirkularität stark auf Bateson (1981). In seinen Schriften über den Geist betonte Bateson die Vorstellung des kybernetischen Feedbacks als eines Hauptaspektes geistiger Prozesse. Geist ist kein „Ding", es ist ein Muster, das zusammenwirkende Teile oder Komponenten durch zirkuläre (oder noch komplexere) Determinationsketten verbindet (Bateson 1982, S. 113 f.) Demnach ist der Beitrag Batesons von ganz erheblicher Bedeutung. Allerdings leistete das Mailänder Team ebenfalls einen wichtigen originären Beitrag, indem es die Begriffe operationalisierte und auf die Praxis der Familientherapie anwandte.

Zirkularität manifestierte sich als ein bestimmtes Tätigkeitsmuster des Therapeuten, das jetzt als „zirkuläre Gesprächsführung" bekannt ist. Einige Beispiele der bei dieser Befragungsmethode verwendeten Frageformen werden in dem ursprünglichen Artikel des Mailänder Teams beschrieben (Palazzoli et al. 1981).

Möglicherweise liegt es jedoch an den vielen Workshops, die das Team durchführte (insbesondere Boscolo und Cecchin), daß die zirkuläre Gesprächsführung als das besondere Kennzeichen des Interviewteils der fünfteiligen Sitzung angesehen wurde. In den letzten Jahren haben zahlreiche Autoren etwas über diese Befragungsmethode geschrieben (Hoffman 1982, Penn 1983, Viaro und Leonardi 1983, Tomm 1984). Als Resultat haben wir ein differenziertes und wichtiges klinisches „Instrument" erhalten.

Dieser Gesprächsführungsstil hat zwei wesentliche Aspekte: zirkuläres Befragen und zirkuläre Fragen. Der zweite ist verbunden mit der linguistischen Form und dem therapeutischen Fokus der Fragen, während der erste sich auf den interaktiven Prozeß beim Fragenstellen bezieht. Obwohl beide Aspekte der Zirkularität im Verlauf eines Interviews gleichzeitig zur Anwendung kommen, werden sie hier getrennt beschrieben.

I. Zirkuläres Befragen

Die Mailänder Methode des zirkulären Fragens wird gelegentlich als „die sokratische Methode" bezeichnet (Boscolo, persönliche Mitteilung). Das liegt daran, daß der Therapeut aneinandergereiht Fragen stellt, ohne eine Antwort zu geben. Genau wie Sokrates „weiß" der Therapeut, „daß er nichts weiß", und fährt deshalb mit seinen Fragen fort. Er fragt nicht, um „die Fakten" zu erfahren. Der systemische Therapeut weiß, daß er niemals „wissen" wird. Selbstverständlich bittet er um Informationen, um Hypothesen zu formulieren und zu testen, der eigentliche Grund besteht aber darin, sich in einem koevolutionären Prozeß systemischer Exploration an die Familie „anzukoppeln".

Wenn die Befragung sorgfältig durchgeführt wird, läßt sie ein einzigartiges schöpferisches Muster entstehen. Die Fragen des Therapeuten „lösen" bei Familienmitgliedern neue Informationen aus, die in ihr eigenes Bewußtsein und das der anderen dringen, was sie wiederum dazu befähigt, ein neues Verständnis über ihr eigenes Interaktionssystem zu entwickeln. Dieser schöpferische Stil der Kopplung von Therapeut und Familie ist ein wichtiges Merkmal systemischer Therapie. Es ist eine systemische Inszenierung in der Beziehung zwischen Therapeut und Familie. Die Haltung des Sich-Wunderns, des Nichtwissens und des Entdeckens überträgt sich vom Therapeuten auf die Familie. „Entkoppelt" sich die Familie später wieder, ist sie vermutlich mit weitaus besseren Fähigkeiten ausgestattet, eigenständig Lösungen zu „entdecken" oder zu „erfinden".

Ein Ziel des Therapeuten besteht darin, die zirkulären Prozesse des Systems, mit dem er sich beschäftigt, zu verstehen. Deshalb leitet die allgemeine Frage „Was geschieht in dieser Familie?" die Formulierung seiner spezifischen Fragen. Indem er über diese allgemeine Frage nachdenkt, distanziert sich der Therapeut implizit von dem, was er herausgefunden hat, und nimmt eine Beobachterposition ein. Er handelt, „als ob" er sich außerhalb und getrennt von der Einheit befindet, die exploriert wird. Er betrachtet die Familie als „Objekt" der Untersuchung und geht dann empirisch heran, in dem objektivierten System zirkuläre Verbindungen zu identifizieren. Dieser Aspekt der Zirkularität wird gelegentlich als die „Kybernetik *beobachteter* Systeme" bezeichnet und ist auch als „Kybernetik erster Ordnung" oder „einfache Kybernetik" bekannt (Keeney 1982).

Freilich ist die völlige Objektivität externer Einheiten eine Illusion. Kein Objekt oder Phänomen ist jemals völlig getrennt von seinem Betrachter. Die eigenen kognitiven Prozesse des Betrachters spezifizieren oder „generieren“, welche Einheiten in Erwägung gezogen werden (Maturana a. Varela 1982). Anders ausgedrückt: Die in der Therapie untersuchten systemischen Einheiten werden vom Therapeuten durch seine Interaktion mit der Familie „hervorgebracht“ oder „konstruiert“. Zieht der Therapeut sein eigenes Handeln (kognitives und verhaltensmäßiges) beim Generieren und Modifizieren der von ihm explorierten Systeme bewußt in seine Überlegungen mit ein, beobachtet er sich selbst als untersuchender Beobachter. Dieser Prozeß wird als „Kybernetik *beobachtender* Systeme“ bezeichnet (von Foerster 1981). In der Familientherapie bedeutet dies, daß der Therapeut gleichzeitig mit den kybernetischen Feedbackschleifen zwischen sich und der Familie auch die kybernetischen Feedbackschleifen innerhalb der Familie untersucht. Diese Komplexitätsebene wird auch als „Kybernetik der Kybernetik“ oder „Kybernetik zweiter Ordnung“ bezeichnet.

Zirkuläres Befragen umfaßt solche Prozesse der Kybernetik zweiter Ordnung. Natürlich ist es extrem schwierig, es gut durchzuführen. Unsere alltäglichen konzeptuellen Gewohnheiten tendieren dazu, in erster Linie objektiv und empirisch zu sein. Folglich sind wir ständig der verdeckten Neigung ausgesetzt, eine Haltung der Kybernetik erster Ordnung einzunehmen. Um eine systemische Perspektive des gesamten therapeutischen Prozesses (nicht nur des Familienprozesses) beizubehalten, ist ein erweitertes Bewußtsein und eine zusätzliche kognitive Verarbeitung notwendig.

Es ist einfacher für das Team des Therapeuten als für den Therapeuten selbst, die Interaktion zwischen Therapeut und Familie zu überwachen. Als Beobachter hinter dem Einwegspiegel können sie ihre empirischen Beobachtungsgewohnheiten einsetzen und ihn beim Beobachten und bei seinem auf Interpretationen beruhenden Tun beobachten. Allerdings steht ein Team nicht immer zur Verfügung. Und selbst dann ist es ein Problem, dem Therapeuten das Feedback des Teams zu übermitteln, um es im gegenwärtigen Prozeß nutzbar zu machen. Häufiges Hinein- und Hinaustelephonieren ist zeitaufwendig und sehr störend. Darüber hinaus hat das Team nicht den direkten Zugang zu den Denkvorgängen des Therapeuten, den der Therapeut selbst potentiell hat. Wenn er seine Effektivität als systemischer Therapeut zu maximieren wünscht, muß der Therapeut anstreben, seine Fähigkeiten so zu entwickeln, daß er während des therapeutischen Gesprächs auf diesem Niveau kognitiver Komplexität handelt.

Es sind zwei allgemeine Intentionen, die einen systemischen Therapeuten dazu führen, unterschiedliche Frageformen zu gebrauchen. Zum einen will er das System verstehen und zum anderen eine therapeutische Veränderung ermöglichen. Die entsprechenden Fragen sind *deskriptive* zirkuläre Fragen und *reflexive* zirkuläre Fragen. Stellt der Therapeut eine Frage, um Informationen hervorzulocken, die sein Verständnis der systemischen Zusammenhänge generieren oder modifizieren, handelt es sich um eine *deskriptive* Frage. Stellt er eine Frage mit dem Ziel, in dem untersuchten System eine gezielte Veränderung auszulösen, ist es eine *reflexive* Frage. Ich habe die letzteren „reflexiv" genannt, weil ihre Effektivität (falls sie erkannt wird) durch die Reflexivität in einer hypothetischen Bedeutungshierarchie vermittelt zu werden scheint, die die menschliche Interaktion organisiert (Cronen et al. 1985). Demnach können seine Fragen je nach augenblicklicher Absicht deskriptiv, reflexiv oder beides sein. Die Intentionen schließen sich gegenseitig nicht aus. Allerdings ist die Unterscheidung nützlich, da sie hilft, bei der Unbeständigkeit der Neutralität eine klare Linie beizubehalten.

In dem Augenblick, in dem er eine rein *deskriptive* Frage stellt, nimmt der Therapeut eine Haltung maximaler Neutralität ein. In Formulierung und Ton der Frage versucht er eine Haltung echter Akzeptanz gegenüber jeder Person und eine naive Neugier gegenüber allen Beschreibungen zu vermitteln. In diesen Momenten „akzeptiert" er sogar Vorstellungen von Gewalttätigkeit und Mißhandlung und bleibt im Interesse eines Wandels neutral. Entgegen mancher Mutmaßungen heißt das aber nicht, daß systemische Therapeuten Gewalttätigkeiten stillschweigend dulden. Der Therapeut akzeptiert die *Beschreibung* von Gewaltanwendung, nicht ihre Ausübung.

Wenn sich während der Sitzung ärgerliche oder gewalttätige Auseinandersetzungen anbahnen, bleibt ihm nichts anderes übrig, als zu reagieren, und zwar mit dem Ziel, den Streit zu verkürzen, indem er möglicherweise eine reflexive Frage stellt. (Im Kontext einer ehelichen Auseinandersetzung unterbricht der Therapeut zum Beispiel, indem er sich an das Kind wendet: „Wenn sich deine Eltern zu Hause streiten, tun sie das heftiger oder weniger intensiv als hier?"

Wenn er *deskriptive* zirkuläre Fragen verwendet, akzeptiert der Therapeut, was die Familie berichtet, auch wenn es sich um Gewalttaten handelt, und beginnt auf eine neutrale Art und Weise die systemischen Verknüpfungen der Situation mit anderen relevanten Wahrnehmungen, Bedeutungen und Handlungen zu explorieren. Er tut das in der Haltung eines faszinierten Forschers, der zu verstehen versucht, „warum die Dinge so sein müssen", wie sie in diesem bestimmten System zu dieser bestimmten Zeit sind. Natürlich sind die Familienmitglieder äußerst sensibel gegenüber persönlichen Stellungnahmen des Therapeuten. Je mehr er ihrer Wahrnehmung nach Partei ergreift oder Urteile fällt, um so mehr werden ihre Reaktionen durch seine Stellungnahme beeinflußt.

Ein fähiger Therapeut findet jedoch häufig Gelegenheit, im Verlauf eines Interviews einen „direkten" therapeutischen Input anzubieten. Anders gesagt: Er erkennt einen „günstigen Augenblick" oder einen „Anknüpfungspunkt" für eine bestimmte Intervention. Wenn man interveniert, um einen therapeutischen Wandel zu bewirken, ist man nicht neutral. Anstatt der Familie Anweisungen zu geben (in dem Sinne, daß man der Familie sagt, wie sie denken und sich verhalten sollte) – was ein Aufgeben der neutralen Haltung bedeuten würde – wird ein guter Therapeut günstige Gelegenheiten nutzen und reflexive Fragen stellen. So könnte er beispielsweise in einem Kontext, bei dem der Vater über seinen Sohn herzieht, die Mutter frage: „Wie lange hat Ihr Mann schon diese negative Meinung von dem Jungen?"; „Wann hat er angefangen so über ihn zu denken?"

Diese Fragen haben die Intention, den Prozeß, bei dem einer zum Sündenbock gemacht wird, zu unterbrechen und den Fokus neu auszurichten. Das ist nicht das gleiche, wie den Vater direkt aufzufordern, mit den Schuldzuweisungen an den Sohn aufzuhören. Indem man mit einer Frage interveniert, respektiert man die Autonomie des Systems in einer Art und Weise, wie man es mit einer expliziten Meinungsäußerung, einer Anweisung oder einer Verschreibung niemals könnte. So ist beispielsweise die hypothetische Frage „Was würde geschehen, wenn deine Mutter gehen würde, anstatt daß dein Vater ständig weggeht?" provokativ, aber in bezug auf ein bestimmtes Resultat dennoch neutral. Dagegen könnte die Frage „Wenn Sie sich Ihrem Sohn gegenüber noch strenger verhalten würden, glauben Sie, daß er dann eher wieder weglaufen würde oder nicht?“ eine implizite Konfrontation enthalten und seitens des Therapeuten einen taktischen Schritt auf ein spezifisches Ergebnis widerspiegeln. Taktische Fragen können riskant sein, da die noch verbleibende Neutralität (die gewöhnlich vom Tonfall abhängt) sehr begrenzt ist.

Wenn der Therapeut eine Intervention in Form einer Frage einführt, muß er sich nicht festlegen und rechtfertigen, sollte die Familie die Implikationen der Frage heftig ablehnen. Obwohl er in dem Augenblick, in dem er eine reflexive Frage stellt, nicht vollkommen neutral ist, kann er sich unmittelbar danach ohne Statusverlust auf eine neutralere Position zurückziehen. Der Therapeut kann dann die Reaktion der Familie nutzen, um das Problem (und den Prozeß) neu zu evaluieren und sich dem System aus einer anderen Richtung annähern. Demnach sind Zeit und Bewegung wichtige Elemente bei der Anwendung des Prinzips der Neutralität. Der Therapeut und die Familie führen einen gemeinsamen „Tanz“ auf, bei dem er mit seinen Intentionen führt.

Die Vorstellungen über reflexives Fragen sind gerade erst entwickelt und bedürfen weiterer Analysen und Erklärungen. Sie werden hier als eine wichtige Facette des kybernetischen Prozesses zweiter Ordnung bei der Gesprächsführung eingeführt. Man beachte jedoch, daß es nicht von ihrem semantischen Inhalt oder ihrer linguistischen Struktur abhängt, ob eine Frage als reflexiv bezeichnet wird, sondern von den Umständen, unter denen sie gestellt wird. Tatsächlich kann dieselbe Frage je nach Absicht des Therapeuten entweder *deskriptiv* oder *reflexiv* (oder beides) sein. So ist beispielsweise eine triadische Frage deskriptiv, wenn sie gestellt wird, um den neutralen Bericht einer dritten Person über die Interaktion zweier anderer Personen zu erhalten. Wird sie jedoch vor allem gestellt, um durch eine bestimmte Schilderung den anderen beiden Interagierenden eine Beobachterperspektive zu ermöglichen, sollte sie als reflexiv angesehen werden.

Trotz der Wichtigkeit des unmittelbaren Prozesses ist es möglich, Fragenkategorien zu unterscheiden, die leicht reflexiv verwendet werden können. Einige dieser Fragen beziehen sich auf die Perspektive des Beobachters, die Zukunftsorientierung, unerwartete Veränderungen des Kontextes, implizite Suggestionen, normative Vergleiche, konservative Bedürfnisse und Prozeßunterbrechungen. Wenn diese Art zu Fragen eine breitere Verwendung findet und zu einem Diskussionsthema geworden ist, könnten und werden zweifellos auch noch andere Kategorien unterschieden werden.

Die Intention einer Frage gibt natürlich keine Garantie, daß auch ihre beabsichtigte Wirkung eintritt. Allerdings ist es auch unmöglich, eine Frage zu stellen, ohne etwas zu bewirken. Die meisten deskriptiven wie auch reflexiven Fragen haben wahrscheinlich eine sehr kleine oder eine konservative Wirkung. Damit alles beim alten bleibt, reagiert die Familie auf die „Verstörung" mit einer kleinen Veränderung. Dennoch ist jede Frage eine Sonde und der potentielle Auslöser einer generativen Wirkung, das heißt einer substantielleren Veränderung. Was tatsächlich geschieht, hängt von der Organisation und Struktur der Familie ab. Eine generative Wirkung läßt sich nie mit Sicherheit vorhersagen und wird in manchen Fällen auch überhaupt nicht wahrgenommen werden. Manche Fragen „haften" den Familienmitgliedern im Gedächtnis und haben eine viel längere Wirkung als wir erwarten. Natürlich können in deskriptiver Absicht gestellte Fragen auch eine generative Wirkung haben. Wir wollen hier nur betonen, daß Fragen mit *reflexivem* Anteil eher eine generative Wirkung haben, als rein *deskriptive* Fragen, und daß man eher die gewünschte Wirkung erzielt, wenn über die eigenen Intentionen Klarheit besteht.

Das besonders Reizvolle an der Vorstellung des reflexiven Befragens besteht darin, daß es dem Therapeuten einen Fokus bietet, um im Verlauf des Interviews bewußt Generativität in das entstehende Therapeut-Familie-System einzuführen. Intuitiv erscheint mir ein durch eine reflexive Frage stimulierter „spontan" eintretender Wandel ästhetischer und eleganter als ein Wandel, der durch eine explizite Intervention am Ende einer Sitzung hervorgerufen wurde.

Dennoch ist das reflexive Befragen nicht ohne Risiko. Wird das Gleichgewicht zu sehr auf die Seite der reflexiven Fragen verschoben (wenn sich z. B. der Therapeut bei dem Versuch „verrennt", eine bestimmte Wirkung erzielen zu wollen), kann in dem Gespräch eine Verhör- oder Prüfungsatmosphäre entstehen. Die Familie schließt ihre Reihen, es entsteht ein Kampf, oder die Sitzung „friert ein". Das kann auch dann geschehen, wenn eine Sequenz *deskriptiver* Fragen nicht ausreichend neutral ist. Kommt es zu einem solchen „Schluß der Debatte", hat der Therapeut seine systemische Haltung verloren und muß seine Neutralität wieder neu gewinnen. Sind sowohl die deskriptiven als auch die reflexiven Fragen des Therapeuten systemisch solide fundiert, ist es weniger wahrscheinlich, daß es zu solchen Schwierigkeiten kommt.

II. Zirkuläre Fragen

a) Theoretische Grundlagen

Weshalb bezeichnet man die Fragen, die bei diesem Interviewstil gestellt werden, als „zirkulär"? Denkt ein Therapeut systemisch, wird er ständig darauf bedacht sein, zirkuläre Verknüpfungen zu erkennen. Wir gehen davon aus, daß sich alle Phänomene oder „Einheiten", die man zum Zwecke einer Untersuchung ausgewählt hat, betrachten lassen (1) als ein aus Bestandteilen bestehendes System, (2) als Bestandteil eines größeren Systems oder (3) beides. Wir gehen auch von der Annahme aus, daß die Organisation eines jeden Systems notwendigerweise zirkulär ist. Diese „Notwendigkeit" ist eine Funktion des kognitiven Akts, eine Einheit als ein System zu unterscheiden (Maturana 1978).

Ein System ist per definitionem immer eine zusammengesetzte Einheit. Es besteht aus Einzelbestandteilen oder Elementen. Es ist die kohärente Organisation der Bestandteile, die die Ansammlung von Elementen zu einem „Ganzen", einer „Totalität" oder einem „System" macht. Diese Kohärenz hängt von der reziproken oder rekursiven (d. h. zirkulären) Beziehung zwischen den Bestandteilen ab. Ein System zu verstehen heißt, die Kohärenz seiner zirkulären Organisation zu verstehen. Demnach interessiert sich der systemische Therapeut für den zirkulären Zusammenhang von Ideen, Gefühlen, Handlungen, Personen, Beziehungen, Gruppen, Ereignissen, Traditionen etc. Die Fragen sind zirkulär, insofern sie versuchen, diese organisatorischen Zusammenhänge zu erhellen.

Die Vorstellung des Therapeuten über die Natur geistiger Systeme ist ein wichtiges Thema, und es scheint uns angebracht, zwei Methoden, wie über Systeme nachgedacht werden kann, gegenüberzustellen. Während sich von Bertalanffy in seiner Allgemeinen Systemtheorie (1968) darauf konzentriert, Systeme aus Masse und Energie zu erkennen, ist es das Anliegen Batesons (1981, 1982), systemische Unterschiede und Muster zu identifizieren. Die Analysen der beiden beschäftigen sich mit unterschiedlichen Gegenständen. Von Bertalanffy konzentriert sich auf intakte physische Organismen (z. B. auf eine von ihrer Haut begrenzte Person), während sich Bateson mit kybernetischen Informationskreisläufen beschäftigt (z. B. einer Person in ihrer Situation). Der Interaktionsmechanismus der Bestandteile dieser Systeme ist unterschiedlich. Batesons Beispiel des Mannes, der einen Hund tritt, verdeutlicht dies. Die Bewegung des Hundes, die aus der physischen Kraft des Trittes herrührt, unterscheidet sich deutlich von der durch die „Information" erzeugten Bewegung, die die Handlung des tretenden Mannes vermittelt. Diese letztgenannte Art der Interaktion (im System Mann – Hund) ist relevant, um Verhaltens- oder „geistige" Systeme zu verstehen. Der Unterschied zwischen dem, was der Hund „erwartet", und dem, was geschieht, was er aber „nicht erwartet", aktiviert den Hund wegzurennen oder zu knurren, und nicht die Energie des Trittes.

Von Bertalanffys Ansatz ist für die Erklärung physischer und chemischer Phänomene eher geeignet, Batesons Sicht ist dagegen nützlicher, um geistige und Verhaltens-Phänomene zu erklären. Bateson erkennt an, daß ein Denkvorgang parallel eine energetische Grundlage benötigt (z. B. verwendet der Hund seinen eigenen Metabolismus, um wegzurennen), er betont allerdings, daß geistige Systeme durch „Unterschiede" aktiviert werden, die nicht aus Energie bestehen und keine Masse haben. In einem gewissen Sinn ist Geist ein körperloses System aus Informations-„Teilchen", die in Unterschiedskreisläufen „fließen". Demnach bestehen geistige Systeme aus Mustern, die völlig getrennt von den physikalisch-chemischen Einheiten „existieren", von denen sie (wegen der Energie) abhängen.

Es sollte folglich nicht überraschen, daß der Fokus zirkulärer Fragen häufig darauf gerichtet ist, Unterschiede zu explorieren. So erforscht beispielsweise die Frage „Wer ist eifersüchtiger, Sandra oder Bill?" einen Unterschied zwischen Personen. „Wem steht Vater am nächsten?" exploriert einen Unterschied zwischen Beziehungen. „Stehen sie sich jetzt näher, oder standen sie sich vor drei Jahren näher?" exploriert einen zeitlichen Unterschied. Die Fragen haben einen gemeinsamen Kern. Sie versuchen Unterschiede aufzudecken, die womöglich für das Auslösen spezifischer Interaktionen zwischen Bestandteilen geistiger Systeme „kausal" sind.

Jedoch ist „ein Unterschied" nicht nur ein potentielles Glied einer kausalen Kette zirkulärer Interaktionen (d. h. eines kybernetischen Kreislaufs), er ist in sich selbst zirkulär. Grundsätzlich definiert ein Unterschied immer eine Beziehung zwischen Kategorien, Phänomenen oder Einheiten, die gerade unterschieden werden. Diese Beziehung wiederum ist immer reziprok und daher immer zirkulär. Ist *er* beispielsweise aufgeweckter als *sie*, dann ist sie schwerfälliger als er. Wenn sie heute schwerer ist als letzten Monat, dann war sie letzten Monat leichter als heute.

Wenn auch die Zirkularität der Unterschiede in diesen Unterscheidungen trivial erscheinen mag und leicht ignoriert wird, so können die Folgen doch bedeutend sein, wenn man die Unterschiede übersieht. Bosheit existiert wegen der Unterscheidung, die zwischen gut und böse gezogen wird. Ein Familienmitglied für „böse" zu halten heißt, einen Unterschied zwischen diesem Individuum und den anderen Familienmitgliedern zu erkennen, die implizit als „gut" definiert werden. Nur zu oft vergessen wir, daß *wir*, die Beobachter, diese Unterscheidungen treffen und dann dazu neigen, die Bosheit als ein inhärentes Merkmal der Person oder der Handlung zu betrachten. Halten wir diese Charakteristika tatsächlich für Eigenschaften der jeweiligen Person oder Handlung, sind wir in einem linearen Denken gefangen und tendieren dazu, moralistisch zu werden und uns zu Richtern aufzuspielen. Auf der anderen Seite wird die systemische Haltung des Therapeuten durch Fragen gefördert, die bewußt die eigentliche Basis der von der Familie getroffenen Unterscheidungen explorieren.

Mehrere Unterschiede können kombiniert oder „gruppiert" werden und komplex verknüpfte „Knoten" bilden. Folglich besteht der nächste Schritt darin, „den Unterschied, der einen Unterschied macht", festzustellen. „Wenn sich Vater und Bill nicht so nahe stünden, wäre Sandra dann weniger eifersüchtig?" Der zuletzt genannte „Unterschied" ist auf einer anderen logischen Ebene als der erste angesiedelt.

Dies führt uns in den Bereich des Kontexts, der ungemein wichtig ist, weil er uns die Gelegenheit bietet, die Vorstellungen von „Bedeutung" kritisch zu durchdenken. In der tagtäglichen Interaktion wird die Bedeutung eines bestimmten Wortes, einer Äußerung, Handlung, eines Gegenstandes, eines Ereignisses etc. gewöhnlich aus dem Kontext abgeleitet. Beim Versuch, eine bestimmte Bedeutung zu entwirren, besteht die Schwierigkeit darin, den zutreffenden Kontext zu erkennen. Um Sandras Verhalten als Eifersucht zu definieren, bedarf es einer konkurrierenden dyadischen Beziehung hinsichtlich gemeinsamer Beziehungen zu einer dritten Partei. Das ist mit einer

Vielzahl von Unterschieden verbunden. Der zentrale „Unterschied“ beim Erkennen des Kontexts ist ein komplementärer (z. B. Teil/Ganzes, Figur/Hintergrund, Mitglied/Klasse), während es sich bei den im vorigen Abschnitt beschriebenen Hauptunterschieden um Entweder-Oders handelte (z. B. gut/böse, aufgeweckt/schwerfällig, nahe/distanziert, eifersüchtig/nicht eifersüchtig).

Indem man komplementäre Unterscheidungen trifft und damit einen Kontext differenziert, ist es möglich, mehrere Entweder-Oder-Unterscheidungen miteinander zu verknüpfen. Dadurch kann beispielsweise die unterschiedliche Nähe des Vaters zu den verschiedenen Kindern mit der Eifersucht unter den Kindern verbunden werden, oder genauso kann eine Veränderung der Beziehungen des Vaters mit einer Veränderung der Gefühle der Kinder etwas zu tun haben.

Überdies kann es in jedem Bedeutungssystem mehrere Kontextebenen geben (Pearce a. Cronen 1980). Mit jeder neuen Ebene wächst die Zahl möglicher Verbindungen außerordentlich an. Man darf jedoch nicht vergessen, daß die Beziehung zweier Ebenen immer zirkulär ist, sie ist reflexiv. Die Mitgliedschaft bestimmt die Klasse, so wie die Klasse die Mitgliedschaft bestimmt. Allianzen können eifersüchtiges Verhalten fördern, aber eifersüchtiges Verhalten fördert auch Allianzen. Wenn wir vergessen, daß *wir* die ursprüngliche Unterscheidung getroffen haben, und anfangen zu glauben, daß der Kontext einseitig die Bedeutung dessen festlegt, was in einem Kontext geschieht (lineal hierarchisch), laufen wir Gefahr, unser systemisches Verständnis zu unterhöhlen. Wenn wir diese Reflexivität in kontextuellen Beziehungen zur Kenntnis nehmen, verbessern wir unsere systemische Flexibilität erheblich.

b) Zirkuläre Fragentypen

Tabelle I gibt einen Überblick über einige grundlegende Typen zirkulärer Fragen. Während der Kern einer Unterschiedsfrage in der Entweder-oder-Unterscheidung liegt, kann der Inhaltsfokus entweder auf Unterschiede in Kategorien oder in der Zeit gerichtet sein. Bei dem Unterschied der Kategorien[1] beziehe ich mich auf den dialektischen Gegensatz einer Wahrnehmung oder Konzeption bezogen auf eine andere Wahrnehmung oder Konzeption.

1 Anstatt „kategorial“ wurde zuvor einmal der Begriff „räumlich“ verwendet.

Fragen über Unterschiede der Kategorien können unterteilt werden in

- Unterschiede zwischen Personen,
- Unterschiede zwischen interpersonellen Beziehungen,
- Unterschiede zwischen Wahrnehmungen, Vorstellungen oder Überzeugungen (unabhängig von der Person, die sie „hat") und
- Unterschiede zwischen Handlungen und Ereignissen (gleichgültig, wer sie ausführt).

Die Frage „Wer regt sich mehr auf, wenn sie wegläuft, Mutter oder Vater?" ist eine personenbezogene Frage, die einen Unterschied zwischen Personen (den Eltern) in der Dimension Reaktivität eingrenzt. Die Frage, ob sich Kategorien in Beziehungen unterscheiden, ist sehr nützlich bei der Klärung von Bündnissen und Koalitionen. Fragt man beispielsweise: „Steht Ihre Frau Sandra oder Bill näher?", ist der untersuchte Unterschied die Mutter-Tochter-Diade in bezug auf die Mutter-Sohn-Diade.

Beziehungen lassen sich durch die Frage nach Verhaltenshinweisen weiter verfolgen, zum Beispiel: „Mit wem verbringt sie mehr Zeit?"; „Was macht sie mit ihm?"; „Und mit ihr?" Fokussiert man auf Unterschiede zwischen Vorstellungen oder Überzeugungen, könnte man fragen: „Wenn in dieser Familie jemand weint, tut er das, um durch Jammern seinen Willen durchzusetzen, oder heult er aus einem emotionalen Schmerz heraus?" Die Frage „Was gilt als bester Trost: den Betreffenden in Ruhe zu lassen, einfach da zu sein, versuchen zu reden oder ihn zu umarmen?" stellt Handlungskategorien klar. Diese Fragen lösen die „Freisetzung" von Wahrnehmungen über den Zusammenhang verschiedener Personen, Beziehungen, Meinungen und Handlungen aus.

Eine Reihe von Unterschiedsfragen stellt man, um eine Klassifizierung (oder eine Rangfolge) der Familienmitglieder über eine wichtige Größe zu erhalten. Man erbittet Antworten von einer oder auch von mehreren Personen. Versucht ein Therapeut beispielsweise zu verstehen, welche Meinungen in einer Familie über den Ursprung des „hyperaktiven" Verhaltens eines Kindes vertreten sind, könnte er die folgende Fragensequenz an ein bestimmtes Familienmitglied richten: „Wer in Ihrer Familie (oder auch außerhalb der Familie)

Tabelle I: Typen zirkulärer Fragen

Unterschiedsfragen

I. Unterschiede der Kategorien
a) zwischen Personen
b) zwischen Beziehungen
c) zwischen Wahrnehmungen/Ideen/Überzeugungen
d) zwischen Handlungen/Ereignissen
e) Unterschiede der Kategorien in der Vergangenheit
f) Unterschiede der Kategorien in der Zukunft

II. Zeitliche Unterschiede
a) zwischen Vergangenheit und Vergangenheit
b) zwischen Vergangenheit und Gegenwart
c) zwischen Vergangenheit und Zukunft
d) zwischen Gegenwart und Zukunft
e) zwischen Zukunft und Zukunft

III. Das Ordnen einer Reihe von Unterschieden
a) Unterscheidungen, die von einer Person getroffen werden
b) Unterscheidungen, die von mehreren getroffen werden

Kontextfragen

I. Kategoriale Kontexte
a) Bedeutungs-/Handlungszusammenhänge
 1. Bedeutung zu Handlung
 2. Handlung zu Bedeutung
b) Bedeutungs-/Bedeutungszusammenhänge
 1. Inhalts-/Sprachhandlung
 2. Sprachhandlung/Episode
 3. Episode/Beziehungen
 4. Beziehung/Lebensskript oder Familienmythos
 5. Familienmythos/kulturelles Muster
 6. gemischt

II. Zeitliche Kontexte
a) Auswirkungen auf Verhalten in einem dyadischen Feld
b) Auswirkungen auf Verhalten in einem triadischen Feld
c) Auswirkungen auf Verhalten in größeren Feldern

ist am meisten davon überzeugt, daß mit Bills Gehirn etwas nicht stimmt?"; „Wer am zweitmeisten?"; „Wer kommt an dritter Stelle?" usw., oder: „Wer hält in Ihrer Familie am wenigsten davon, daß mit seinem Nervensystem etwas nicht stimmt?"; „Wer steht bezüglich dieser Meinung an zweiter Stelle?" usw. Die Antworten zu diesen Fragen beschreiben die unterschiedlichen „Positionen" mehrerer Familienmitglieder im „Familienspiel" über Meinungen zu Hyperaktivität aus der Sicht des Befragten. Stellt man anderen Familienmitgliedern dieselbe Fragensequenz (oder fragt man, ob sie gleicher Meinung sind oder nicht), sieht der Therapeut, wenn er die nonverbalen „Kommentare" durchgängig beobachtet, möglicherweise die Inszenierung verschiedener Positionen des Familienspiels.

Die gesamten Reaktionen können ein kohärentes Bild der Funktionsweise des Wertesystems dieser Familie vermitteln. Der Therapeut ist dann vielleicht in der Lage, die „Punkte" festzustellen, an denen das System ins „Stocken" gerät (d. h. an denen auf einer bestimmten Ansicht beharrt wird) und kann dann darangehen, die Auswirkungen dieser Positionen zu untersuchen: „Was macht dein Vater, wenn er glaubt, es wären seine Nerven?"; „Was macht deine Mutter?"

Man könnte auch eine reflexive Frage stellen, um eine mögliche Veränderung zu implizieren: „Wenn dein Vater plötzlich glauben würde, daß die Hyperaktivität mit inkonsequenter Erziehung zusammenhinge, was würde er tun?"; „Was würde Bill dann tun?" Es ist oft nützlich, sich über die Positionen zu informieren, die Familienmitglieder zu wichtigen Themen einnehmen, um die feineren Details einer Intervention am Ende der Sitzung, wie zum Beispiel eines Rituals, zu planen.

Eine kategoriale Befragung kann sich mit der Vergangenheit oder mit der Zukunft befassen. Beispielsweise exploriert die Frage „Wer stand Bill am nächsten, bevor er beim Ladendiebstahl erwischt wurde?" einen Beziehungsunterschied in der Vergangenheit. „Mit wem wird Bill den engsten Kontakt halten, nachdem er erwachsen und zu Hause ausgezogen ist?" exploriert einen spekulativen Unterschied in der Zukunft. Lösen diese Fragen Vergleiche zwischen unterschiedlichen Zeitrahmen aus, verschmelzen sie mit der nächsten Kategorie.

Zeitbezogene Unterschiedsfragen sind etwas komplexer. Sie fokussieren auf einen Unterschied zwischen zwei Kategorien zu verschiedenen Zeitpunkten, in anderen Worten: Sie fokussieren auf eine Veränderung. Es werden die Beziehungen bestimmter Kategorien zu zwei unterschiedlichen Zeitpunkten miteinander verglichen. Natürlich bedarf es der Zeitmarker, wenn man solche Fragen stellt. Die Frage „Gab es mehr Streit vor oder nach Mutters Schlaganfall im letzten Jahr?“ verwendet eine größere Krankheitskrise als Marker und exploriert einen *Unterschied* der Streitmuster *in zwei Zeiträumen der Vergangenheit*. Wäre eine größere Veränderung eingetreten (z. B. weniger Streit nach der Krankheit), könnte man Hypothesen aufstellen über die Wirkung, die die Angst vor dem Verlust der Mutter vielleicht auf das System gehabt hat.

Die Frage an eine Familie „Stand Vater Sandra näher, als sie ein kleines Mädchen war, oder steht er ihr jetzt näher?“ exploriert einen *Unterschied zwischen der Vergangenheit und der Gegenwart*. Diese Art Fragen können Veränderungen in den Bündnissen und Koalitionen einer Familie klären. Wird von einer Veränderung berichtet, kann der Therapeut Fragen über die Ereignisse stellen, die sie ausgelöst hat, ohne dabei zu vergessen, daß sich die Erinnerung an die Vergangenheit in der Gegenwart ereignet.

Fragen über die *Zukunft* sind interessant, weil sie häufig reflexiv verwendet werden. Die geläufigste zukunftsorientierte Frage untersucht einen *Unterschied zwischen Gegenwart und Zukunft*: „Wenn diese Streitereien fortgesetzt werden, wie steht es dann in fünf Jahren mit Ihrer Beziehung?“ Familien mit Problemen fällt es oft schwer, Spekulationen über die Zukunft anzustellen. Ihr Denken scheint völlig in der Gegenwart oder der Vergangenheit gefangen zu sein. Folglich kann Ihnen eine Reihe von Fragen über die Zukunft vielleicht dabei helfen, sich von ihrer eingeengten Sichtweise zu befreien.

Fragen über gefürchtete Folgen ermöglichen es Familienmitgliedern häufig, sich bewußter zu werden, wie Katastrophenerwartungen gegenwärtige Verhaltensmuster beeinflussen. Zukunftsfragen können auch eingesetzt werden, um Veränderungsmöglichkeiten einzuführen. „Wenn Mutter nächste Woche plötzlich der Meinung wäre, daß Bill Vater wirklich leid täte, würde sie ihn mehr schützen oder weniger verteidigen?“ ist zum Beispiel eine hypothetische reflexive Frage, die *zwei Punkte in der Zukunft* miteinander verbindet.

Der Hauptaspekt einer Kontextfrage ist eher eine komplementäre als eine Entweder-oder-Unterscheidung. Der Fokus ist wiederum kategorial oder zeitlich, die Komplexität ist allerdings größer. Bei kategorialen Kontextfragen beziehe ich mich auf das Explorieren von Unterschieden der Kategorien verschiedener logischer Ebenen. Dabei gibt es in dem Vergleich mindestens drei wesentliche Punkte, von denen sich einer auf einer anderen logischen Ebene befindet. Weit verbreitet ist die Frage nach dem Zusammenhang zwischen Bedeutung und Handlung. So isoliert beispielsweise die Frage „Was macht er, wenn Sie der Meinung sind, daß er Sie kontrolliert?" eine Bedeutungskategorie (Kontrolle) und fragt, wie sie mit einem spezifischen Verhalten zweier oder mehrerer Handlungskategorien zusammenhängt. Oder man kann mit einem Verhalten beginnen und Unterscheidungen zwischen Bedeutungen eruieren: „Wenn er das Zimmer verläßt, welche Bedeutung geben Sie dem?" Die spezifische Verknüpfung zwischen Bedeutungs- und Handlungsebenen ist hier von größter Wichtigkeit.

Die idealisierte Hierarchie von sechs Bedeutungsebenen des „Coordinated Management of Meaning"-Modells der Kommunikation (Pearce a. Cronen 1980) kann als Rahmen dienen, um kategoriale Kontextfragen zu analysieren. Diese Ebenen beinhalten

- den Inhalt einer Äußerung,
- die Sprachhandlung (die Äußerung als Ganzes),
- eine Interaktionsepisode,
- eine dauerhafte Beziehung zwischen Personen,
- Lebensskript/Familienmythen (die Sicht von sich selbst oder der Familie in bezug auf andere im allgemeinen) und
- größere kulturelle Muster.

Die Frage „Halten Sie es für eine Liebeserklärung oder für eine Art Protest oder Entschuldigung, wenn er sagt, daß er Sie zu diesen Zeiten besonders liebt?" verbindet die *Inhaltsebene* mit der Ebene der *Sprachhandlung*. „Wenn er es sagen würde, während sie intim sind, könnten Sie es dann akzeptieren?" verbindet *Inhalt, Sprachhandlung und Episode*. „Streiten Sie sich mehr oder weniger, wenn Sie sich distanziert zueinander fühlen?" bringt *Episoden* mit *Beziehungen* in Verbindung. „Wie läßt sich Ihre Ehe mit der Ihrer Eltern vergleichen?" verbindet *Beziehungen* mit dem *Lebensskript oder Familienmythen*. „Ist Ihre Familie Unstimmigkeiten gegenüber offener oder weniger offen als die meisten Familien?" verbindet *Familienmythen* mit *kulturellen Mustern*.

Es gibt so viele Ebenen und so viele Verknüpfungen zwischen ihnen wie der Therapeut und die Familie auswählen und spezifizieren. Die folgende Frage, in die eine Suggestion eingebettet ist, umfaßt Aspekte des Handelns, der Episode, von kulturellen Mustern, Beziehungen und Familienmythen: „Angenommen, Sie bringen ihr nach einem Streit eine Rose mit, wie es manche Männer tun, um sich zu versöhnen, würde das gegen ihre Familientradition verstoßen?" Da eine Situation gleichzeitig von mehreren Bedeutungsebenen beeinflußt wird, können kategoriale Kontextfragen sehr unterschiedlich und komplex sein.

Zeitbezogene Kontextfragen explorieren die Bedeutung, indem sie den Ort einer bestimmten Handlung oder eines bestimmten Ereignisses innerhalb einer Handlungs- oder Ereignissequenz überprüfen. Der Therapeut richtet seine Aufmerksamkeit auf die Wirkungen der Verhaltensebene – das spezifische Ineinandergreifen in der Sequenz –, zum Beispiel: „Was tun Deine Eltern in der Regel, wenn er sich ungebührlich aufführt?" Stellen wir wiederkehrende Verbindungen bestimmter Ereignisse in Sequenzen fest, tendieren wir dazu, einen „kausalen" Zusammenhang zwischen ihnen anzunehmen. Dadurch setzen wir uns allerdings dem Risiko linealen Denkens aus.

Um zirkulär und systemisch zu bleiben, muß der Therapeut in der Sequenz Rekursivität identifizieren und folglich eine erweiterte Reihe von zeitlichen Kontextfragen stellen. Zum Beispiel: „Was machen deine Eltern, wenn ihr beim Essen seid und deine Schwester nichts ißt?" (Meine Mutter versucht sie zu überreden); „Ißt sie dann?" (Nein, sie weigert sich); „Was macht deine Mutter dann?" (Sie schreit sie an); „Ißt sie dann?" (Nein, sie wird immer störrischer); „Was macht dein Vater, wenn sie sie anschreit?" (Er geht raus); „Was macht dann deine Mutter? Geht sie ihm hinterher?" (Nein, sie hört einfach auf zu schreien); „Und was macht deine Schwester?" (Sie fängt an zu essen); „Kommt dein Vater zurück?" (Manchmal); „Was sagt deine Mutter, wenn er zurückkommt?" (Sie starrt ihn einfach an); „Fällt das deiner Schwester auf?" (Manchmal); „Was macht sie, wenn sie es bemerkt?" (Sie hört auf zu essen); etc.

In den Reaktionen auf diese Fragen kann man mindestens zwei zirkuläre Muster erkennen: ein einfaches dyadisches Muster zwischen Mutter und Tochter und ein komplexeres triadisches zwischen Mutter, Tochter und Vater. Offensichtlich stehen sie in einer

Wechselbeziehung zueinander. Versucht man die Bedeutung eines bestimmten Verhaltens oder Musters zu verstehen, ist es immer angebracht, den Kontext der Beobachtung zu erweitern. So kann beispielsweise das oben angesprochene triadische Muster Bestandteil eines größeren zirkulären Musters sein, zu dem ein Geschwisterpaar, die Großeltern oder ein professioneller Helfer, der sehr intensiv in die Familieninteraktionen einbezogen ist, gehören.

c) Zirkularität bei der gewöhnlichen Gesprächsführung

Wie können diese Vorstellungen in der täglichen Praxis angewandt werden? Familientherapeuten denken meistens nicht über Unterschieds-Fragen, Kontext-Fragen, Kategorien-Fragen, etc nach. Sie konzentrieren sich auf Probleme, Familienmitglieder und ihre Beziehungen. Vielleicht hilft ein kurzer Abriß „gewöhnlicher" Fragen, der die möglichen Verbindungen zu diesen zirkulären Vorstellungen aufzeigt. Die folgenden Kategorien werden für gewöhnliche Fragen verwendet:

1.) Problemorientierte Fragen
   a) Definitionsfragen
   b) Erklärungsfragen
2.) Fragen zum Sammeln von Informationen über die Familie
   a) personenorientiert
   b) interaktionszentriert
   c) interpersonelle Wahrnehmung

Fragen zur Problemdefinition wollen die Art eines Problems exakt bestimmen. Die grundlegenden Fragen sind „Wer ..., was ..., wann ..., wo ..., wie ... und wieviel ...?" Jede dieser Fragen verwendet implizit die Vorstellung eines Unterschieds: „Wer?" (Paul, nicht Fred oder Mary); „Was?" (Marihuana, nicht Alkohol, Speed oder Heroin); „Wann" (Gestern nach dem Streit, nicht letzten Monat); etc. Man kann sie als „zentripetale", d. h. das Zentrum suchende Fragen beschreiben. Sie versuchen zum „Kern" des Problems vorzudringen. Dieser Prozeß besteht darin, immer feinere Unterscheidungen schon bekannter Art zu treffen, um ein immer klareres Bild zu erhalten. Erkennt ein Therapeut nicht, daß er das „Instrument" zirkulärer Unterschiede benutzt, um sich ein Bild zu machen, neigt er in der

Regel eher dazu, die von ihm festgestellten Probleme für objektiv und „real" zu halten. Je mehr er sich darauf konzentriert, die „Fakten" zusammenzutragen, um so mehr „Daten" sammelt er. Dabei gehen ihm „Informationen" und die systemische Perspektive verloren.

Erklärungsfragen operieren auf einer Ebene höherer Komplexität. Die Aufgabe besteht darin, „Landkarten" über grundsätzliche Prämissen zu erstellen (d. h. über grundlegende Annahmen hinsichtlich menschlicher Beziehungen und geistiger Prozesse). Die wichtigen Fragen sind „Warum ..., wie kommt es ... und auf welche Art und Weise ...?" Dies sind kontextuelle Fragen. Das wichtigste Instrument für das Explorieren ist die komplementäre Unterscheidung. Der Fokus ist auf die Bedeutung oder Funktion des Problems im Kontext des Systems gerichtet. Der Therapeut kann Familienmitglieder direkt über ihr eigenes Verständnis des Phänomens befragen. In der Regel versucht er jedoch eine indirekte Erklärung zu erhalten, indem er bei der Informationssammlung über die Familie seine eigenen systemischen Hypothesen exploriert. In beiden Fällen kann man die Fragen als „zentrifugal" bezeichnen, das heißt sie bewegen sich vom Zentrum weg. Diese Vorgehensweise zielt darauf ab, das Beobachtungsfeld zu erweitern und Zusammenhänge des zentralen Themas und des Problems mit seinem größeren Kontext herauszuarbeiten.

Personenorientierte Informationssammlungsfragen fokussieren auf den Befragten oder auf eine andere Person. Auf den Befragten orientierte Fragen fördern Enthüllungen über ihn selbst. Auf eine andere Person orientierte Fragen führen zu Klatsch und Gedankenlesen, wenn die entsprechende Person anwesend ist. Die zuletzt genannten Fragen sind reflexiv, wenn sie verwendet werden, um die „Perspektive des Beobachters" auf die andere Person zu verbessern. Unabhängig vom Fokus suchen systemische personenorientierte Fragen nach zirkulären Verknüpfungen zwischen Gedanken, Gefühlen und Handlungen. „Wie fühlen Sie sich, wenn Sie ans Versagen denken?" und „Was tun Sie, wenn Sie sich deprimiert fühlen?" sind auf den Befragten orientierte Kontextfragen. „Glauben Sie, er zieht es vor, seine Fehler selbst zu machen, oder möchte er lieber von jemandem auf sie aufmerksam gemacht werden?" ist eine auf eine andere Person orientierte, kategoriale Unterschiedsfrage.

Interaktionszentrierte Fragen sind von einem systemischen Standpunkt aus viel interessanter. Dies liegt daran, daß der eigentliche Ort, an dem neue Bedeutungen generiert und Veränderungen herbeigeführt werden, eher ein sozialer als ein intrapersoneller ist. Man kann interaktionszentrierte Fragen trennen in solche, die den Befragten einschließen, und jene, die ihn ausschließen. „Was tut sie, wenn Sie sie bestrafen, weil sie zu spät nach Hause kommt?“ ist beispielsweise eine Frage nach der Auswirkung auf ein Verhalten, die das Verhalten der angesprochenen Person einschließt. Interaktionsfragen, die den Befragten ausschließen, werden triadisch genannt: Eine dritte Person wird über die Beziehung zweier anderer befragt. „Was macht deine Mutter, wenn deine Schwester zu spät nach Hause kommt?“; „Was tut dein Vater, wenn deine Mutter versucht, ihn einzubeziehen?“

Triadische Fragen sind noch komplizierter, wenn eine vierte Person über die Beziehung dreier anderer befragt wird. Zum Beispiel: „Was macht dein Vater, wenn sich deine Mutter und dein Bruder streiten?“; „Auf welche Seite schlägt er sich, die deines Bruders oder die deiner Mutter?“ Dies ist zufällig eine Frage nach den Auswirkungen auf ein Verhalten. Viele triadische Fragen explorieren jedoch Unterschiede der Kategorien, zum Beispiel: „Wem steht Ihr Mann weniger nahe, Ihrem Sohn oder Ihrer Tochter?“; „Wer wünscht sich von den beiden am meisten eine engere Beziehung?“

Interpersonelle Wahrnehmungsfragen bilden eine Brücke zwischen personenzentrierten und interaktionszentrierten Fragen. Es sind gedankenlesende Fragen, die in Anwesenheit der anderen Person gestellt werden und dazu dienen, Fehlinterpretationen und Mißverständnisse aufzuklären. In dem Maße, in dem die interpersonelle Wahrnehmung eingehender exploriert wird, nimmt die Rekursivität dieser Fragen zu. Ein Heranwachsender wird beispielsweise gefragt: „Was glaubst du, was deine Mutter denkt, wenn du spät heimkommst?“ (erste Rekursion); „Was glaubt sie, was du denkst, wenn du wegbleibst?“ (zweite Rekursion) und „Was glaubt sie, was du willst oder von ihr erwartest, wenn du ihr nicht sagst, wo du warst?“ (dritte Rekursion). Selbstverständlich kann man die Mutter dazu einladen, die Wahrnehmungen des Heranwachsenden zu bestätigen oder zu „korrigieren“. Vielleicht stellt man auch der Mutter eine Reihe ähnlicher Fragen darüber, wie sie die Wahrnehmungen des Jugendlichen wahrnimmt.

Der springende Punkt ist hier der Unterschied zwischen der Sicht der Mutter und der des Jugendlichen und ob die Klärung dieses Unterschieds einen Unterschied in ihrer Interaktion ausmachen könnte.

Es ist keineswegs belanglos, ob man Fragen stellt, die sich auf eine andere Person beziehen oder auf den Befragten selbst. Welche er wählt, hängt von den momentanen Intentionen des Therapeuten ab. Ich bin der Meinung, daß der Therapeut um so treffendere Fragen stellen kann, je mehr er sich im Verlauf der zirkulären Gesprächsführung seiner spezifischen Absichten bewußt wird.

III. Schlußbemerkungen

Warum hat die Beschreibung der Zirkularität die Phantasie so vieler Therapeuten angeregt? Mir fallen zwei Gründe ein. Einmal hat sie das „Ziel" des Therapeuten für die Treffen mit Familien verändert. Es wird immer klarer, daß das Ziel eines systemischen Interviews nicht so sehr das lineale „Beseitigen" des Problems ist, sondern die „Entdeckung" seiner systemischen Zusammenhänge und daher seiner zeitlich begrenzten „Notwendigkeit". Wird diese Notwendigkeit erkannt, wird offensichtlich, daß alternatives Handeln erforderlich ist. Die systemische Weise des Explorierens eröffnet dem Therapeuten beziehungsweise der Familie die Freiheit, neue Verhaltensmuster zu entwickeln, die das Problem nicht „benötigen". Dadurch verschwindet das Problem vielleicht ganz „spontan". Viele Therapeuten haben die Erfahrung gemacht, daß dieser Ansatz den Familien mit mehr Respekt begegnet, als direktive, problemlösende Vorgehensweisen.

Zum zweiten betont Zirkularität, daß der Therapeut selbst als aktiv Beteiligter an der Ausformung der angeblich innerhalb des Familiensystems lokalisierten Denkvorgänge beteiligt ist. In anderen Worten: Was der Therapeut bei seiner Untersuchung „entdeckt", ist zu einem großen Teil seine eigene Erfindung. Er „wählt aus", welchen Themen er sich widmet und welche Muster und Beziehungen exploriert werden. Die entstehenden „Realitäten" sind „relativ" und hängen vom therapeutischen Interaktionsprozeß ab, sie sind nicht „objektiv". Im Gegensatz zur Meinung mancher Kritiker des systemischen Ansatzes vermehrt diese Relativität die persönliche Verantwortung des Therapeuten, anstatt sie zu verringern. Die Wirkung besteht letztlich darin, daß der Therapeut sich für sein eigenes Verhalten verantwortlicher fühlt und den Familienmitgliedern für ihr Verhalten mehr Autonomie gewährt.

Teil III
Der Therapeut als ein beobachtendes System

Erkundungen der Kybernetik zweiter Ordnung

Das systemische Interview als Intervention

A) Strategisches Vorgehen als vierte Richtlinie für den Therapeuten[1]

Zusammenfassung
Das klinische Interview bietet weit mehr Gelegenheit zum therapeutischen Handeln, als die meisten Therapeuten annehmen. Da viele dieser Gelegenheiten dem Therapeuten nicht bewußt werden, ist es zweckmäßig, Richtlinien aufzustellen, die dazu beitragen, daß sich die Wahrscheinlichkeit einer therapeutischen Wirkung der Interventionen des Therapeuten erhöht. Die Mailänder Gruppe hat drei derartige grundlegende Richtlinien definiert – *Hypothetisieren, Zirkularität* und *Neutralität*. Das Hypothetisieren ist eine relativ klare und einleuchtende Richtlinie. Die Konzepte der Zirkularität und der Neutralität dagegen sind zwar auf erhebliches Interesse gestoßen, aber nicht so einfach zu verstehen. Diese Richtlinien werden deutlicher verständlich und leichter zu operationalisieren, wenn man sie als Grundhaltungen des Therapeuten ansieht.

Eine vierte Richtlinie – das *strategische Vorgehen* – trägt zum Prozeß der Klärung bei: Darunter sind die Entscheidungsprozesse des Therapeuten zu verstehen, und zwar auch Entscheidungen darüber, wie die Grundhaltungen in der Praxis angewendet werden sollen.

In diesem ersten Unterkapitel (A) werden diese vier Richtlinien behandelt. Das zweite Unterkapitel (B) wird sich schwerpunktmäßig mit reflexiven Fragen befassen: Dieser Fragestil hat die Mobilisierung der Selbstheilungskräfte der Familie zum Ziel. Im Unterkapitel C wird ein Schema für die Analyse und Auswahl der vier Hauptformen von Fragen vorgestellt – lineare Fragen, zirkuläre Fragen, reflexive Fragen und strategische Fragen.

1 Quellenverzeichnis siehe S. 254.

Seit einiger Zeit faszinieren mich die vielfältigen Wirkungen, die Therapeuten im Laufe eines Interviews auf einzelne Klienten und Familien ausüben können. In einer herkömmlichen Therapiesitzung zielen die Fragen des Therapeuten darauf ab, ihm zu einem diagnostischen Urteil zu verhelfen. Die Fragen als solche werden für gewöhnlich nicht als Interventionen betrachtet, die Klienten helfen sollen. Viele Fragen haben jedoch durchaus eine therapeutische Wirkung auf die Familienmitglieder, und zwar (direkt) durch die Implikationen der Fragen beziehungsweise (indirekt) durch die verbalen und nonverbalen Reaktionen der Familienmitglieder auf die Fragen. Gleichzeitig können einige Fragen des Therapeuten aber auch therapiewidrig sein.

Dieser Punkt wurde mir vor einigen Jahren schmerzlich bewußt, als ich mir das Videoband einer Paarsitzung ansah. Eine meiner „unverfänglichen" Fragen hatte anscheinend zum Wiederaufleben eines schweren Ehekonflikts geführt. Es kam dazu in einem Nachgespräch, in dem das Ehepaar davon erzählte, seit mehreren Wochen nicht gestritten zu haben. Mit anderen Worten, die Ehebeziehung hatte sich wesentlich gebessert. Nach einer lebendigen und erfreulichen Diskussion über diese Veränderungen fragte ich: „Über welche Probleme möchten Sie heute sprechen?" Nach dieser scheinbar unverfänglichen Frage geriet das Paar allmählich in einen bitteren Streit darüber, wer von ihnen am meisten eine weitere Therapie nötig hätte.

Im stillen deutete ich den therapeutischen Fortschritt als „vorübergehend und nicht stabil" um und nahm die Behandlung des chronischen Eheproblems wieder auf. Ich war völlig blind für die Tatsache, daß ich diese Verschlechterung unbeabsichtigt ausgelöst hatte, bis mich ein Kollege auf die entsprechende Stelle auf dem Videoband aufmerksam machte.[2] Die hinter dieser Frage stehende Annahme, daß Probleme erkannt bzw. geklärt werden müssen, damit ich therapeutisch handeln kann, erwies sich im nachhinein als einengend und pathogenisierend. Diese Annahme lenkte das Gespräch auf Bereiche, mit denen das Paar unzufrieden war, und

2 Es wäre einfach, zu behaupten, das Paar habe seine Schwierigkeiten noch nicht „wirklich" durchgearbeitet. Damit wäre ich der Verantwortung für die Verschlechterung enthoben, aber es würde mir nicht helfen, ein besserer Therapeut zu werden. Um mich in meiner künftigen Arbeit vor ähnlichen Verhaltensweisen zu bewahren, entschloß ich mich, das Stellen dieser Frage als einen Fehler zu betrachten.

rief gestörte Interaktionen hervor. Statt dessen hätte ich die neuen Entwicklungen nutzen und Fragen stellen können, um die vor kurzem entstandenen Änderungen zu verstärken. Leider war ich mir damals dieser Möglichkeit nicht bewußt.

Durch diesen Fehler und durch andere, positivere Lernerfahrungen (die im Unterkapitel B dargestellt werden), erkannte ich, daß Therapeuten einen viel größeren Einfluß darauf haben, was in der Sitzung passiert, als ich früher gedacht hatte. Ich fing an, den Gesprächsführungsprozeß eingehender zu untersuchen, und kam zu dem Ergebnis, daß es folgerichtig und heuristisch zweckmäßig ist, das ganze Interview als eine Reihe von fortlaufenden Interventionen anzusehen. Damit begann ich, das systemische Interview als Intervention zu verstehen; der therapeutische Handlungsspielraum wird bei dieser Sichtweise sehr viel weiter gesehen und alles als Intervention betrachtet, was der Therapeut während des Interviews tut.

Bei dieser Sichtweise geht man ernsthaft von der Position aus, daß ein Therapeut unmöglich mit einem Klienten interagieren kann, ohne auf die eigenständigen Aktivitäten des Klienten einzuwirken.[3] Der Therapeut nimmt an, daß alles, was er sagt, für das endgültige Therapieergebnis bedeutsam ist. Jede Frage und jeder Kommentar kann beispielsweise daraufhin überprüft werden, ob sie die Verhaltensmuster eines Angehörigen oder der Familie bestärken oder herausfordern. Die weiter oben dargestellte Episode hat deutlich gemacht, daß man durch die Frage nach einem Problem erst ein Problem erzeugen kann und seine Existenz bestätigt. Wenn man die Schilderung eines Problems einfach anhört und akzeptiert, verliert man außerdem die Möglichkeit zur Einflußnahme auf die Definition des Problems (Mendez et al. 1988).

Bei der hier zur Diskussion stehenden Sichtweise kann man nicht von vorneherein davon ausgehen, daß irgendeine Aussage oder ein nonverbales Verhalten ohne Folgen wäre. Auch das Unterlassen von bestimmten Aktivitäten ist nicht bedeutungslos. Indem der Therapeut auf bestimmte Ereignisse nicht reagiert, kann er absichtlich oder unabsichtlich bestimmte Erwartungen von einzelnen oder mehreren Familienangehörigen enttäuschen oder erfüllen.

3 Natürlich wirken auch die Klienten fortwährend auf die Handlungen des Therapeuten ein. Dieses wichtige Merkmal von therapeutischen Systemen soll hier erwähnt werden, ohne ausführlicher diskutiert zu werden (siehe Deissler 1986).

Wenn es der Therapeut beispielsweise versäumt, eine bestimmte Stellungnahme oder die Darstellung einer Situation zu hinterfragen, fühlen sich Familienangehörige oft implizit bestätigt und unterstützt bzw. verstärkt.

Unter dem „systemischen Interview als Intervention“ wird also eine Haltung verstanden, bei der alles, was der Gesprächsleiter tut und sagt und nicht tut und nicht sagt, als eine Intervention aufgefaßt wird, die therapeutisch, nicht therapeutisch oder therapiewidrig sein kann. Die herkömmliche Bedeutung des Begriffs „Intervention“ wird bei dieser Sichtweise zwar verwässert, sie eröffnet dafür aber einen enormen Spielraum von weiteren therapeutischen Handlungsmöglichkeiten.

Beim systemischen Interview als Intervention geht man außerdem ernsthaft von der Position aus, daß der *tatsächliche* Effekt einer bestimmten Intervention für weitergehende auf einen Klienten *immer* durch den Klienten determiniert wird und nicht durch den Therapeuten. Die Absichten und die entsprechenden Aktionen des Therapeuten lösen eine Reaktion lediglich aus, sie determinieren sie jedoch nie. Viele therapeutische Interventionen haben zwar den gewünschten Effekt, aber diese Effekte können nie garantiert werden. Der Hörer erlebt und hört nur das, wozu er – aufgrund seiner Lebensgeschichte, seines emotionalen Befindens, seine Voraussetzungen, seiner Vorlieben usw. – in der Lage ist. So kann eine sorgfältig vorbereitete Frage, die vom Therapeuten als eine „therapeutische Intervention“ gedacht ist, ohne therapeutische Wirkung bleiben.

Umgekehrt kann es passieren, daß etwas eine bedeutende therapeutische Wirkung auslöst, was vom Therapeuten gar nicht als Intervention gedacht war. Eine gewöhnliche Explorationsfrage kann zum Beispiel die Neugierde eines Klienten auf ein wichtiges Thema lenken und bedeutende Änderungen seiner Denkmuster bewirken. Tatsächlich kommt es gar nicht so selten vor, daß Klienten berichten, erheblich durch eine bestimmte Frage beeinflußt worden zu sein, die dem Therapeuten relativ unwichtig erschien.

Wenn der Therapeut das Interview als Intervention ansieht, richtet er seine Aufmerksamkeit nicht nur auf Veränderungen im Klientensystem, sondern vor allem auch im therapeutischen System. Wird jedes Eingreifen als eine Intervention aufgefaßt, dann achten Therapeuten ständig auf die Wirkung ihres Verhaltens, um die tatsächlich wirksamen therapeutischen Interventionen von unwirksamen Interventionen unterscheiden zu können. Wenn zwischen den Familienmitgliedern etwas Unerwünschtes passiert, sind Therapeuten – dies kommt hinzu – eher bereit, ihr eigenes Verhalten als einen möglichen Auslöser zu überprüfen. Durch diese verstärkte Kontrolle der Interaktion zwischen Therapeut und Klient wird die Diskrepanz zwischen beabsichtigten therapeutischen Effekten und ihren tatsächlichen Auswirkungen noch deutlicher. Therapeuten neigen dann mehr dazu, ihre Aktionen *alle* sorgfältig zu durchdenken, bevor sie etwas tun, und nicht nur jene Aktionen zu überprüfen, die früher als Interventionen aufgefaßt wurden.

Allerdings ist es unmöglich, jede Reaktion zu prüfen und bewußt jeden einzelnen Handlungsaspekt zu überdenken, bevor man aktiv wird. Die Komplexität der Ereignisse wäre sehr rasch nicht mehr zu bewältigen, wenn der Therapeut nicht bestimmte organisierende Prinzipien entwickeln und anwenden würde. Eine Möglichkeit zum Umgang mit dieser Komplexität besteht darin, Richtlinien für das therapeutische Vorgehen zu entwickeln; sobald man sie beherrscht, kann man sie als nicht bewußte therapeutische Haltungen einnehmen, die erwünschte Verhaltensweisen erleichtern und unerwünschte Verhaltensweisen hemmen.

Die Notwendigkeit einer vierten Richtlinie

In dem ursprünglichen Artikel (Selvini Palazzoli et al. 1980) über die Durchführung des systemischen Interviews hat das Mailänder Team drei Richtlinien für die Orientierung des Therapeuten dargestellt. Diese Prinzipien oder Richtlinien sind inzwischen recht gut bekannt, und der auf diesen Prinzipien beruhende Gesprächsführungsstil wird häufig als „zirkuläre Gesprächsführung" bezeichnet. Mehrere Autoren haben verschiedene Aspekte dieser Fragemethode beschrieben und weiterentwickelt (Deissler 1986; Fleuridas et al. 1986; Hoffman 1981; Lipchik et al. 1986; Penn 1982, 1985; Tomm 1984, 1985; Viaro et al. 1983). Am Ende ihres Originalartikels stellten die Mailänder eine faszinierende Frage: „Braucht es in der Familientherapie bei unserer jetzigen Methode der Gesprächsleitung noch eine abschließende Intervention, oder genügt nicht schon ihr negentropischer[4] Effekt,

4 Der Begriff „negentropisch" bedeutet, so wie er vom Mailänder Team verwendet wird, „ordnend" oder „organisierend". Siehe den Originalartikel (Selvini Palazzoli et al. 1980) für eine Erläuterung dieses Konzepts.

um eine Veränderung in der Familie hervorzurufen?" (S. 138). Ich möchte folgende bestätigende Antwort geben: Ja, die zirkuläre Gesprächsführung kann für sich genommen therapeutische Veränderungen auslösen und tut dies auch tatsächlich. Der Grund für diese bejahende Antwort wird deutlich, wenn man eine vierte Richtlinie für die Gesprächsführung unterscheidet, nämlich das „strategische Vorgehen", und wenn man erkennt, daß die zirkuläre Befragung eine Form des interventionsorientierten Interviews ist.

Wer einmal beobachtet hat, wie die Mitglieder des Mailänder Teams Therapien durchführen, weiß, daß sie jeden einzelnen therapeutischen Schritt sehr sorgfältig planen. Der Prozeß der Therapieplanung, der Evaluation und der Auswahl der erforderlichen therapeutischen Schritte ist nicht auf die Pause in der Sitzung beschränkt, in der die Abschlußintervention geplant wird. Vielmehr wird während der gesamten Sitzung geplant. Der Gesprächsleiter trifft ununterbrochen Entscheidungen bei jedem Schritt des Interviews. Dabei richtet er Fragen an sich selbst und beantwortet sie bewußt oder unbewußt für sich. Einige derartige Fragen könnten lauten:

- Welche Hypothese soll ich jetzt erkunden?
- Ist die Familie bereit, offen über dieses Thema zu sprechen?
- Was würde es bedeuten, gerade jetzt nicht diesen Bereich zu explorieren?
- Welche Fragen sollte ich stellen?
- Welche Wirkungen möchte ich erzielen?
- Wie sollten diese Fragen formuliert werden?
- An wen soll ich sie richten?
- Soll ich dieses Thema weiter verfolgen oder ein anderes erkunden?
- Soll ich jetzt die Traurigkeit des Kindes aufgreifen oder sie ignorieren?
- Soll ich mich vorbeugen und ein Kleenex anbieten, oder soll ich eine Frage stellen, die andere Familienangehörige zum reagieren bringt? und so weiter.

Die Antworten auf diese Fragen ergeben sich aus der Sozialisationsgeschichte des Therapeuten als Menschen im allgemeinen und aus seiner Entwicklung zum Therapeuten im besonderen. Auch das Team hinter dem Spiegel beurteilt die Aktivität des Therapeuten;

wenn es Empfehlungen für einen wesentlichen Wechsel des Gesprächsverlaufs hat, kann das Team die Sitzung unterbrechen und den Therapeuten für eine kurze Beratung herausrufen. Die meisten Beobachter werden sicher darin übereinstimmen, daß im therapeutischen Prozeß ständig Entscheidungen darüber getroffen werden müssen, was der Therapeut in der Interaktion mit Klienten oder Familien tun und lassen sollte.

Dieser Entscheidungsprozeß ist zwar implizit in den drei von der Mailänder Gruppe ursprünglich beschriebenen Gesprächsführungsrichtlinien enthalten, wird jedoch durch sie nicht ausreichend erklärt. Deshalb ist es sinnvoll, eine vierte Richtlinie aufzustellen, um Therapeuten diese Entscheidungsprozesse zu erleichtern: Das *strategische Vorgehen* kann als die kognitive Aktivität des Therapeuten (oder des Teams) definiert werden, mit der die Wirkung früherer Therapieschritte bewertet, neue Therapieschritte geplant, die möglichen Folgen von verschiedenen Alternativen vorweggenommen und Entscheidungen getroffen werden, wie in einem gegebenen Augenblick vorzugehen ist, um die therapeutische Wirkung zu maximieren. Zu dieser Gesprächsführungsrichtlinie gehören die bewußten Entscheidungen des Therapeuten, was zu tun beziehungsweise zu lassen ist, um das sich entwickelnde therapeutische System zu den angestrebten therapeutischen Änderungen hinzuführen. Für die Bezeichnung dieser Gesprächsführungsrichtlinie habe ich das Wort „Strategie“ als Grundbegriff gewählt, um hervorzuheben, daß sich Therapeuten definitiv auf das Erreichen eines bestimmten therapeutischen Zieles festlegen. Das Wort „Vorgehen“ wurde gewählt, um die aktive Natur dieses Prozesses hervorzuheben; das heißt, es handelt sich um einen aktiven Prozeß, bei dem ein Netzwerk von kognitiven Operationen gebildet wird, die in Handlungsentscheidungen resultieren.[5]

5 Das Konzept des „strategischen Vorgehens“ hat viel mit der „strategischen Therapie“ gemeinsam, ist jedoch mit dieser nicht gleichzusetzen. Die strategische Therapie ist eine bestimmte therapeutische Schule, so wie die strukturelle Therapie und die systemische Therapie andere Therapieschulen darstellen. Das Prinzip des strategischen Vorgehens läßt sich dagegen auf alle Therapieschulen anwenden, und bezieht sich auf eine veränderungsorientierte therapeutischen Arbeitsweise. Im Unterkapitel B wird die mit dem strategischen Vorgehen einhergehende zielorientierte Haltung diskutiert.

Es ist möglich, mehrere Ebenen des strategischen Vorgehens zu unterscheiden. In diesem Kapitel sollen hauptsächlich zwei davon behandelt werden: strategische Überlegungen über die allgemeine *Grundhaltung,* die der Therapeut wählt, und strategische Überlegungen über bestimmte verbale *Handlungen,* die der Therapeut durchführt. Hier (im Unterkapitel A) wird die vierte Gesprächsführungsrichtlinie als therapeutische Haltung beschrieben, während die in der Sitzung gestellten Fragen Beispiele für verbale Aktionen sind (siehe Unterkapitel B und C).

Diese Ebenen sind natürlich miteinander verwoben, denn bestimmte Therapieschritte lassen sich leichter aus einer bestimmten Haltung heraus durchführen als aus einer anderen. Zum Beispiel ist es leichter, eine echte explorative Frage bei einer neutralen Haltung zu stellen. Und es ist leichter, eine konfrontative Frage aus einer strategisch orientierten Haltung heraus zu stellen. Hat der Therapeut einmal eine bestimmte Haltung gewählt, kann er seine Aufmerksamkeit anderen Details zuwenden und sich darauf verlassen, daß seine Grundhaltung seine fortlaufenden Handlungen leiten wird.

Eine geringfügige Umformulierung der Richtlinien Hypothetisieren, Zirkularität und Neutralität

Die Beschreibung dieser drei Richtlinien als therapeutische Grundhaltungen soll dazu dienen, sie von abstrakten transzendenten Prinzipien zu konkreten Anweisungen für das therapeutische Handeln zu machen; dadurch möchte ich es Therapeuten erleichtern, sich persönlich für diese Haltung zu entscheiden. Eine *therapeutische Haltung* wird als ein überdauerndes Netz von kognitiven Operationen definiert, das einen stabilen Bezugspunkt bildet und bestimmte Denkweisen und Vorgehensweisen fördert und andere implizit hemmt oder ausschließt. Wie eine Körperhaltung kann man sie im Verlauf der spontanen Aktivitäten im Interview einnehmen, ohne sich dessen bewußt zu sein. Man kann sie aber auch absichtlich annehmen, wenn man sich auf bestimmte Verhaltensweisen einstimmen und andere vermeiden möchte. Es kann hilfreich sein, eine Haltung bewußt anzunehmen, wenn ein Therapeut ein neues Verhaltensmuster erlernt; ist dies aber einmal geschehen, werden diese Haltungen in der Regel zum Teil des nicht bewußten Handlungsstromes (ganz ähnlich wie die Körperhaltung eines Schauspielers, Musikers oder Athleten).

Wenn man sich bewußt entscheidet, *Hypothesen zu bilden*, setzt man die eigenen kognitiven Fähigkeiten gezielt ein, um Erklärungen zu finden. Um eine Erklärung für die Phänomene zu finden, die man verstehen möchte, aktiviert man kognitive Operationen, die Beobachtungen, berichtete Daten, persönliche Erfahrungen und das Vorwissen miteinander verknüpfen. Das Mailänder Team beschreibt in seiner ausgezeichneten Darstellung des Hypothetisierens die damit verbundenen Fragestellungen. Lesern, die den betreffenden Artikel (Selvini Palazzoli et al. 1980) noch nicht kennen, empfehle ich, ihn sorgfältig zu studieren.

An dieser Stelle möchte ich nur auf den Unterschied zwischen der zirkulären Hypothesenbildung und der linearen Hypothesenbildung eingehen. Wenn wir zirkuläre und systemische Erklärungen finden wollen, werden wir dazu tendieren, zirkuläre Fragen zu stellen. Wenn wir dagegen lineare Erklärungen erzeugen wollen, werden wir eher lineare Fragen stellen. Als Interventionen gesehen haben zirkuläre und lineare Fragen allerdings sehr unterschiedliche Auswirkungen im Interview. Zirkuläre Fragen besitzen in der Regel ein weitaus größeres therapeutisches Änderungspotential als lineare Fragen (siehe Unterkapitel C). Um unseren therapeutischen Einfluß im Interview zu optimieren, ist es deshalb sinnvoll, im Bilden von zirkulären Hypothesen Übung zu erreichen.

Es bedarf einiger Vorbemerkungen, um *Zirkularität* als eine therapeutische Grundhaltung beschreiben zu können. Das vom Mailänder Team ursprünglich beschriebene Konzept hat erhebliche Verwirrung ausgelöst und zu widersprüchlichen Interpretationen geführt, was darunter zu verstehen ist. Die Verwirrung ist wohl darauf zurückzuführen, daß nicht genau zwischen den zirkulären Aspekten des *beobachteten* Systems (der Familie) und der Zirkularität des *beobachtenden* Systems (der Einheit Therapeut–Familie) unterschieden wurde. Diese Unterscheidung trennt die Kybernetik erster Ordnung (die Kybernetik des *beobachteten* Systems) von der Kybernetik zweiter Ordnung[6] (der Kybernetik des *beobachtenden* Systems); beide beziehen sich auf sehr unterschiedliche Bereiche (auch wenn ersterer im letzteren enthalten ist). Ich möchte in diesem Kapitel

6 Heinz von Foerster (1981) war eine zentrale Person für die Ausarbeitung dieser Unterscheidung. Siehe die ausgezeichnete historische Darstellung von Keeney (1983).

den Begriff der Zirkularität als Gesprächsführungsrichtlinie auf den zweiten Bereich einschränken und ihn für rekursives Feedback im therapeutischen (beobachtenden) System verwenden.

Andere Aspekte der ursprünglichen Definition von Zirkularität fallen unter die weiteren Richtlinien. Zum Beispiel gehören Beschreibungen von reziproken „Unterschieden“ und zirkulären Interaktionsmustern von Familienangehörigen, die in der Sprache der Kybernetik erster Ordnung formuliert sind, zur zirkulären Hypothesenbildung. Und die neue Richtlinie des strategischen Vorgehens erklärt, wie man entscheidet, welche Frage gestellt werden soll, zum Beispiel eine triadische Frage nach unterschiedlichen Interaktionsmustern der Familienangehörigen.

Geht man von dieser Umformulierung der Gesprächsführungsrichtlinien aus, dann bezieht sich der Begriff Zirkularität auf die dynamische strukturelle Koppelung zwischen Therapeut und Familie, die es dem Therapeuten ermöglicht, Unterscheidungen hinsichtlich der Familie vorzunehmen. Vom Therapeuten verlangt diese Grundhaltung eine gewisse Sensibilität dafür, wie sich die eigenen Reaktionen im Verlauf der rekursiven Interaktion mit Klienten ändern. Aus dieser Haltung ergibt sich außerdem die Erkenntnis, daß die beabsichtigten und die tatsächlichen therapeutischen Wirkungen (wie in der Einleitung beschrieben wurde) nicht dasselbe sind; und Therapeuten achten besonders auf das Geschehen, das sie als das fortlaufende Verhalten der Klienten in dem sich entwickelnden therapeutischen System ansehen. Je exakter die Beobachtungen sind, desto besser können die therapeutischen Reaktionen auf die Reaktionen der Klienten abgestimmt werden und desto enger kann die Koppelung zwischen Therapeut und Familie sein.

Bei diesem Beobachtungsprozeß ist der Therapeut keineswegs passiv. Genau wie sich das Auge fortwährend in einem Nystagmus hin- und herbewegt, um „Unterschiede“ in den auf die Netzhaut fallenden Lichtmustern zu erkennen, müssen Therapeuten fortlaufend die Familienmitglieder abtasten, indem sie Fragen stellen, Antworten mit eigenen Worten wiederholen und verbale und nonverbale Reaktionen registrieren, um Unterscheidungen über das Erleben der Klienten treffen zu können. Diese Aktivität des Therapeuten ist der Hauptgrund dafür, daß diese Richtlinie als „Zirkularität“ und nicht einfach als „Beobachtung“ bezeichnet wird. Wenn Therapeuten eine exakte strukturelle Koppelung im therapeutischen System erreichen wollen, verlangt dies von ihnen unaufhörliche Bewegungen in Relation zu den Bewegungen des Klienten oder der Familie. Die Natur dieser Koppelung bildet die Grundlage für alle anderen kognitiven Operationen im Verlauf der Therapie.[7]

Es gibt nicht nur verschiedene Formen des Hypothetisierens, sondern auch Variationen der zirkulären Haltung. Zwei gegensätzliche Formen können als „wohlwollende Zirkularität" und als „bedingungslose Zirkularität" bezeichnet werden. Die erste Form beruht auf der natürlichen zwischenmenschlichen Liebe, die letztere dagegen auf Zwang. Sie führen jeweils zu verschiedenen Formen der strukturellen Koppelung im therapeutischen System. Wenn man eine wohlwollende Haltung wählt, achtet man selektiv auf jene Unterschiede in den Reaktionen der Klienten, die es dem Therapeuten gestatten, aufrichtig das autonome Wachstum und die Entwicklung des Klienten zu unterstützen. Nimmt man andererseits eine zirkuläre Haltung „bedingungslos" ein, vielleicht weil man meint, nur so ein „guter" Therapeut sein zu können, dann beachtet man selektiv Gelegenheiten für wirkungsvolle therapeutische Interventionen. Diese Variationen der Zirkularität schließen sich zwar nicht unbedingt gegenseitig aus, doch der Verlauf der Sitzung und die Stimmung in ihr werden wesentlich davon geprägt, welche Haltung der Therapeut hauptsächlich wählt. Klienten können sich einerseits warm und einfühlsam verstanden fühlen oder sich andererseits gefühllos und bohrend ausgefragt vorkommen.

Das Konzept der *Neutralität* als Gesprächsführungsrichtlinie ist schwer zu verstehen, weil es streng logisch und physikalisch gesehen unmöglich ist, völlig neutral zu bleiben. Sobald man etwas tut, hat man sich durch diese Aktion festgelegt; das Verhalten bestätigt sich selbst. Die konsequenteste Manifestation von Neutralität auf Verhaltensebene wäre insofern, „nichts zu tun". Aber in Situationen, in denen erwartet wird, daß man handelt, kann es auch als definitive Aktion interpretiert werden, wenn man nichts tut; außerdem ließe sich dies nur schwerlich mit der für die zirkuläre Befragung erforderlichen Aktivität vereinbaren. In der Praxis ist der Therapeut

7 Siehe auch Maturana und Varela (1980) zur theoretischen Begründung der Natur von Kognitionen, aus der diese Sichtweise der Zirkularität abgeleitet wurde.

sehr wohl aktiv (wobei er sich von den anderen Gesprächsführungsrichtlinien leiten läßt), versucht jedoch, seine Aktionen so im Gleichgewicht zu halten, daß damit *insgesamt gesehen* eine neutrale Haltung gewahrt bleibt.

Der Zeitfaktor ist also ein wichtiger Aspekt dieser therapeutischen Haltung. Der Therapeut nimmt an dem fortlaufenden „Tanz" mit Klienten oder mit der Familie teil und bewahrt dabei sorgfältig das Gleichgewicht zwischen den Bedürfnissen der verschiedenen Familienmitglieder (ganz ähnlich wie die Ausgleichsbewegungen eines Seiltänzers, der sein Gleichgewicht gegenüber der Schwerkraft bewahren möchte).

Die logischen Schwierigkeiten entstehen auf der Ebene von Bedeutungen und Werten, wenn ein Therapeut zu einem bestimmten Thema Stellung nimmt oder dies unterläßt. Bezieht er keine Stellung, nimmt er damit eine unverbindliche Haltung ein; er beschließt, sich nicht zu entscheiden und vertritt absichtlich eine ausweichende Position. Auch mit einer Position des „sowohl als auch" entgeht er nicht dem Dilemma. Denn sie ist lediglich der Beginn einer neuen Dichotomie zwischen „Sowohl-als-Auch" und „entweder oder". Sobald man Unterscheidungen vornimmt, entstehen Probleme, die in unserer Sprache angelegt sind und denen wir nicht entgehen können. Was Bedeutungen und Werte anbelangt, kommt man mit der Neutralität einer unverbindlichen Haltung sehr nahe.

Trotz der genannten Schwierigkeiten ist Neutralität eine äußerst wichtige Richtlinie für die systemische Therapie. In einem Interview neutral zu bleiben heißt, alles zu akzeptieren, was in der Gegenwart passiert; man vermeidet es, sich von etwas abgestoßen oder hingezogen zu etwas zu fühlen, das der Klient sagt oder tut. Der Therapeut bleibt offen für alles, was passieren mag, und schwimmt mit und nicht gegen den Strom des spontanen Geschehens. Gleichzeitig vermeidet er es, sich dazu verleiten zu lassen, für oder gegen eine Person oder eine Position Stellung zu nehmen. Außerdem hält der Therapeut sich die Möglichkeit einer Neubewertung seiner Konstruktion der Ereignisse offen. Indem er sich nicht auf seine eigenen Wahrnehmungen und Zielsetzungen festlegt, gewinnt sein Interventionsverhalten durch die neutrale Haltung an Flexibilität. Im therapeutischen Prozeß bleibt mehr Raum für das Auftauchen und Nutzen von intuitiven, nicht bewußten Kognitionen. Bei einer neutralen Haltung behauptet der Therapeut nicht, zu wissen, was richtig oder falsch ist, was nützlich ist oder nicht, sondern er setzt „Objektivität" in Anführungszeichen.[8]

Wenn sich ein Ehemann beispielsweise darüber beklagt, daß seine Frau zu viel von ihrem Kind verlangt, kann der Therapeut den Beschwerden des Ehemannes zuhören und sie als sein gegenwärtiges Tun akzeptieren; danach kann er hören und akzeptieren, was die Frau zu sagen hat. Der Therapeut stimmt weder den Ansichten des Mannes noch denen der Frau zu, das heißt, er vermeidet es, sich mit einem von beiden zu verbünden. Ebensowenig besteht der Therapeut darauf, daß die Aussage des Ehemannes tatsächlich eine „Beschwerde" darstellt. Dadurch, daß er sich in keiner Weise auf eine solche Position festlegt, steigt die Wahrscheinlichkeit, daß sich andere intuitive Wahrnehmungen einstellen. Beispielsweise könnte die Aussage des Ehemannes einen „Appell" an die Frau darstellen, daß sie ihn mehr akzeptieren soll. Hätte sich der Therapeut darauf festgelegt, daß es sich um eine Beschwerde handelt, würde er nicht in Erwägung ziehen, daß es sich auch um einen Appell handeln könnte.

Im Verlauf des Interviews kann sich der Therapeut dazu entschließen, durch eine Frage oder einen Kommentar seine Übereinstimmung oder seine fehlende Übereinstimmung (etwa mit dem Inhalt oder der Tendenz der Äußerung des Ehemannes) zu signalisieren oder dies nicht zu tun; diese Entscheidung hängt von seinen strategischen Überlegungen ab. Neutralität an sich ist lediglich eine therapeutische Grundhaltung; der Therapeut taucht so voll wie möglich in das Erleben der Gegenwart ein und akzeptiert alles, was geschieht, als notwendig und unvermeidlich, seine eigenen Konstruktionen und die der Familie eingeschlossen.

Es ist möglich, verschiedene Variationen dieser Haltung zu unterscheiden. Die reinste Form ist die *indifferente Neutralität*; darunter ist eine Haltung zu verstehen, bei der der Therapeut alles mit gleich großem Interesse beachtet und akzeptiert. Dies kann bei Klienten den

8 Maturana trifft in seinen Arbeiten über die Kognition eine wichtige Unterscheidung zwischen *Objektivität* und *Objektivität in Anführungszeichen*. Das zuletzt genannte Konzept beruht auf der Erkenntnis, daß Objekte, Ereignisse, Ideen, Ansichten usw. vom Beobachter getroffene Unterscheidungen sind. Es gibt so viele verschiedene und dennoch gültige Unterscheidungen, wie es Beobachter gibt, die sie vornehmen; jeder einzelne Beobachter kann so viele Objekte oder Phänomene unterscheiden, wie es ihm die Gegebenheiten seines kognitiven Apparates erlauben.

Eindruck erwecken, daß ihnen als einzigartigen Menschen relativ wenig Mitgefühl entgegengebracht wird.

Die *bestätigende Neutralität* ist eine stärker differenzierte Haltung. Bei ihr bemüht sich der Therapeut, Individuen als Persönlichkeiten zu achten und sie als Mitmenschen zu akzeptieren, unabhängig davon, was sie tun mögen. Durch diese Haltung werden Verhaltensweisen gefördert, die den Anderen bestätigen; daher wirkt dieser Gesprächsführungsstil sehr verbindlich. In dieser Hinsicht sind die wohlwollende Zirkularität und die bestätigende Neutralität zwei sich wechselseitig ergänzende synergistische Haltungen.

Eine *distanzierte Neutralität* entsteht, wenn es dem Therapeuten schwerfällt, Mitmenschen zu akzeptieren, ohne ihnen verbal zuzustimmen. Der Therapeut nimmt deshalb eine Metaposition ein und bleibt etwas distanziert.

Die *strategische Neutralität* stellt einen Übergang zum strategischen Vorgehen dar; hier wird die Neutralität als eine strategische Veränderungstechnik eingesetzt und ist nicht so sehr eine akzeptierende Haltung. Wenn man zum Beispiel absichtlich neutral bleibt, indem man die Sprechzeit jeder Person gleich hält, weil nach Auffassung des Therapeuten die Familie um einen einzelnen Sprecher herum organisiert ist, dann wird diese Entscheidung aus strategischen Überlegungen heraus getroffen.

Im Grunde genommen steht die Neutralität in deutlichem Gegensatz zum strategischen Vorgehen. Während die neutrale Haltung darauf beruht, daß man akzeptiert, „was ist", orientiert man sich beim strategischen Vorgehen an dem, „was sein soll". Die Wirkung der Therapie kann beeinträchtigt werden, wenn man sich zu weit in die eine oder die andere Richtung bewegt. Verhält sich ein Therapeut zu neutral und akzeptiert die Dinge einfach so, wie sie sind, wird er irgendwann aufhören, noch Therapie zu machen. Diese Gefahr ist also selbstlimitierend.

Nimmt ein Therapeut andererseits eine zu stark strategisch orientierte Haltung ein, wird er zu zielstrebig vorgehen und möglicherweise blind oder gewaltsam vorgehen. Bateson (1972, 1979) warnt uns in seinen Werken über den Geist vor der Blindheit und der fehlenden Weisheit, die aus einem zu absichtvollen Tun heraus entstehen. Nur wenn Therapeuten ein bestimmtes Maß an Neutralität bewahren, werden sie in der Lage sein, auch die „Kehrseite" eines Problems zu sehen. Therapeuten, die von ihren eigenen Ideen und Auffassungen über „richtige" Lösungswege zu voreingenommen sind, nötigen diese rasch auf eine „gewaltsame" Weise einem „widerständigen" Klienten oder einer Familie auf. Wenn das passiert, stehen die strategischen Mittel den therapeutischen Zielen im Wege, und mehr Neutralität ist zweifellos erforderlich. Wenn man aus strategischen Erwägungen heraus eine neutrale Grundhaltung wählt und nicht so zielorientiert vorgeht, verringert sich glücklicherweise die eigene Blindheit und die Gefahr, aus lauter Zielstrebigkeit zu gewaltsam vorzugehen.

Eine kurze Falldarstellung kann vielleicht dazu beitragen, die therapeutischen Konsequenzen der Neutralität zu verdeutlichen. In einem Interview mit einem Mann, der mit seiner Stieftochter eine inzestuöse Beziehung gehabt hatte, bemerkte ich, daß mich seine mangelnde Bereitschaft zur Übernahme von Verantwortung für sein Tun immer stärker frustrierte. Ich war entschlossen, ihn, als einen ersten Schritt zur Veränderung seines Verhaltensmusters, dazu zu bewegen, persönliche Verantwortung zu übernehmen. Ich erkannte, daß ich nicht ausreichend neutral war, konnte aber meine Haltung nicht ändern, weil ich sein Verhalten abstoßend fand. Als meine Frustration in Ärger umschlug, entschuldigte ich mich und verließ das Therapiezimmer.

Auf dem Flur gelang es mir, mich darauf zu konzentrieren, eine neutrale Haltung wiederzugewinnen. Ich formulierte einige zirkuläre Hypothesen darüber, wie bestimmte Verhaltensweisen seiner Frau und seiner Stieftochter (und auch manche Erinnerungen aus seiner Kindheit) ein systemisches Muster ergaben, von dem das inzestuöse Verhalten nur ein Teilaspekt war, und konnte dadurch wieder emotional und geistig zu einer neutralen Haltung zurückfinden. Als ich zurückging und das Interview fortsetzte, begann der Klient, auf meinen Wandel (im Auftreten und im Tonfall) zu reagieren und wurde zunehmend offener. Erst jetzt konnte ich erkennen, daß er weit stärker von sich selbst frustriert war als ich von ihm. Er war sogar wegen seiner Handlungen so zornig auf sich, daß er suizidal war. Ich fuhr dann fort, an diesen Gefühlen zu arbeiten und half ihm, einige seiner unangemessenen Ansichten und Verhaltensweisen zu modifizieren. In diesem Fall erwies es sich also als ausgesprochen therapeutisch, eine neutrale Haltung zu bevorzugen.

Ist es möglich, sich gleichzeitig von einer neutralen und einer strategisch orientierten Haltung leiten zu lassen? Trotz allem handelt es sich ja um Positionen, die in sehr vielen Aspekten sehr gegensätzlich sind. Doch glücklicherweise ist das menschliche Nervensystem so komplex, daß wir auf mehreren Begriffsebenen und innerhalb von verschiedenen Bereichen gleichzeitig operieren können. Wir können beispielsweise auf einer Ebene strategische Überlegungen über die Notwendigkeit einer neutralen Haltung anstellen, auf einer anderen Ebene diese Haltung einnehmen, dabei gleichzeitig Fragen stellen, die sich aus zirkulären Hypothesen ableiten, und auf noch einer anderen Ebene uns zirkulär auf die Eigenschaften eines Klienten einstellen. Wahrscheinlich wenden wir stets unwissentlich einige Aspekte von jeder therapeutischen Haltung an, wenn wir Therapien durchführen.

Strategisches Vorgehen und therapeutische Grundhaltungen

Es wurde bereits erwähnt, daß die Gesprächsführungsrichtlinie des strategischen Vorgehens auf verschiedene Ebenen angewendet werden kann. Sie kann aber auch alle Aktivitäten des Therapeuten, seine Wahrnehmungen, seine gedanklichen Operationen und seine Handlungen gleichzeitig koordinieren. In diesem Fall wäre der gesamte Therapieprozeß, bis hin auf die Ebene der nonverbalen und paraverbalen Verhaltensweisen wie Hand- und Beinbewegungen, Körperhaltung, Blickrichtung, Tonfall der Stimme, Sprechrhythmus usw., durch das veränderungsorientierte Vorgehen des Therapeuten geprägt.

Allerdings ist es außerordentlich wichtig, auch über unser strategisches Vorgehen *strategische Überlegungen* anzustellen. Weiter oben wurde bereits darauf hingewiesen, daß man auch Hypothesen über die fortlaufende Entwicklung des therapeutischen Systems bilden sollte. Wir müssen ständig prüfen, ob die Entscheidung, in einem gegebenen Augenblick zu intervenieren, tatsächlich therapeutisch sinnvoll war oder nicht. In dem Fall des Vaters mit einem Hang zum Inzest mußte ich beispielsweise erkennen, daß die Wirksamkeit der Therapie durch meine anfänglichen Versuche beeinträchtigt wurde, ihn zu ermutigen, zu beschwatzen, zu drängen und sogar zu „zwingen“, Verantwortung zu übernehmen; sonst hätte ich meine Strategie nicht geändert und den Fall verloren. In anderen Situationen erwies es sich als zweckmäßig zu helfen, indem ich nicht half (Tomm 1983).

Diese Fähigkeit, strategische Überlegungen über das eigene strategische Vorgehen anzustellen, wird von Therapeuten eher entwickelt, wenn sie sich für ein *persönliches* strategisches Vorgehen entscheiden; das heißt man entschließt sich, die volle persönliche Verantwortung für Entscheidungen und Interventionen zu übernehmen. Diese Haltung läßt sich von einem *projektiven* strategischen Vorgehen unterscheiden, bei dem der Therapeut Entscheidungen trifft, weil er meint, dazu „gezwungen zu sein“ oder „keine Wahl zu haben“ aufgrund von externen Faktoren, die auf ihn einwirken (z. B. die „Wirklichkeit“ oder die „korrekten“ Regeln der Behandlung). Wenn man dagegen die eigenen Entscheidungen selbst verantwortet, erhält man mehr Flexibilität und mehr Bewegungsfreiheit beim strategischen Vorgehen. Es ist stets leichter, eigene Konstruktionen und Entscheidungen zu revidieren, als eine „von außen determinierte“ Situation zu ändern.

Eine weitere wichtige Dimension des strategischen Vorgehens ist die Größe der Betrachtungseinheit, über die der Therapeut strategische Überlegungen anstellt. Dies hängt sicherlich mit der Ebene zusammen, auf die sich seine strategischen Überlegungen beziehen (Wahl spezifischer nonverbaler Verhaltensweisen; Art der Fragen; therapeutische Technik, die allgemein zur Anwendung kommen soll; Grundhaltung, die gewahrt werden soll; etc.). Diese Ebenen bestimmen aber die Größe der Betrachtungseinheit nicht ausschließlich. Wenn der Therapeut beispielsweise strategische Überlegungen auf der Ebene von spezifischen therapeutischen Techniken und Strategien anstellt, kann er einzelne Fragen formulieren, um aus einer bestehenden Sackgasse herauszukommen, oder er kann strategische Überlegungen über eine ganze Fragesequenz anstellen, die einen wichtigen Abschnitt des Interviews bestimmen soll. Es würde die Ziele dieser Erläuterungen überschreiten, den Einfluß des strategischen Vorgehens als Gesprächsführungsrichtlinie auf die Form von spezifischen Behandlungstechniken zu diskutieren. Mein Hauptziel besteht hier vor allem darin, das Konzept des strategischen Vorgehens als ein Grundelement des interventionsorientierten systemischen Interviews vorzustellen.

Aus dieser Sichtweise des Interviewprozesses ergibt sich die Aufgabe, wie man strategisch vorgehen kann, um die Fähigkeit zu erlernen, bestimmte therapeutische Haltungen konsequent so zu vertreten, daß die eigenen spontanen Verhaltensweisen mit großer Wahrscheinlichkeit auch eine positive therapeutische Wirkung haben. Wenn ein Therapeut dies bewußt und gezielt tun will, muß er dazu seine gegenwärtigen Neigungen – nach Möglichkeit mit Hilfe eines Supervisors oder Kollegen – überprüfen und entscheiden, welche einzelnen Bereiche er modifizieren bzw. verbessern will.

Um die Fähigkeit im Aufstellen von zirkulären Hypothesen zu verbessern, kann man sich zum Beispiel einem Team anschließen, das nach der Methode des *systemischen Brainstorming* arbeitet. Möchte man auf diesem Gebiet jedoch ein gewisses Expertentum erlangen, wird man eingehende theoretische Studien machen und sich einer Selbstexploration und vielleicht auch „korrigierenden" persönlichen Erfahrungen unterziehen müssen (insbesondere dann, wenn man lange Zeit einer zum linearen Denken neigenden Kultur ausgesetzt war). Mit wachsender Kompetenz und Sicherheit im Einnehmen einer bestimmten therapeutischen Haltung verlagert sich das Interesse automatisch auf die verhaltensmäßige Umsetzung dieser Haltung, das heißt zu bestimmten Fragen, Interaktionssequenzen und nonverbalen Verhaltensweisen, die sich aus ihr ableiten lassen.

Eine zweite Aufgabe besteht darin, eine heuristische Orientierungshilfe für den Aufmerksamkeitsstrom des Therapeuten zu entwickeln. Als logische Sequenz bietet sich an, die Aufmerksamkeit nacheinander auf die Ergebnisse der zirkulären Befragung zu richten, dann die gebildeten Hypothesen zu überprüfen, danach das strategische Vorgehen zu überdenken und dann erneut auf die zirkuläre Befragung zurückzukommen. Anders ausgedrückt: Therapeuten können zunächst damit beginnen, während der zirkulären Befragung Unterscheidungen über die Familie anhand der rekursiven Interaktion zu treffen, und diese Beobachtungen dann bei der Hypothesenbildung aufzugreifen. Nachdem eine brauchbare Hypothese aufgestellt wurde (das kann u. U. auch die Hypothese sein, daß man noch keine klare Hypothese über die Familie hat), kann man strategische Entscheidungen darüber treffen, wie es weitergehen soll (z. B. zunächst weitere Informationen erheben) und wie dies geschehen soll (z. B. explorieren, wie es zu der Entscheidung kam, eine Therapie zu machen). Diese Entscheidungen werden zur Grundlage für zielgerichtete Handlungen (z. B. die Frage, wie es dazu kam, daß der Klient sich überweisen ließ).

Nachdem man interveniert hat, springt man verhaltensmäßig und gedanklich in eine neutrale Haltung zurück und akzeptiert, was immer geschieht. Man achtet auf Unterschiede in den Reaktionen der Familie (z. B. kann der Vater die Mutter unterbrechen und darauf hinweisen, daß sie vom Kinderarzt geschickt worden sind), und eine neue Schleife beginnt. Die neuen Beobachtungen werden in den fortlaufenden Prozeß der Hypothesenbildung einbezogen; unter Berücksichtigung der abgewandelten Hypothese (z. B.: „Der Vater spielt die Eigeninitiative der Familie bei der Bitte um Hilfe herab“) beginnt der Therapeut erneut mit seinen strategischen Überlegungen, was zu tun ist („Soll ich zuerst die Frau fragen, da sie als erste an eine Therapie gedacht hat und am stärksten an ihr interessiert ist, oder soll ich die Empfindlichkeit des Mannes respektieren und nach den Ansichten des Kinderarztes fragen?“).

Im Verlauf des Interviews achtet der Therapeut in einer rekursiven Schleife, die Parallelen zur wissenschaftlichen Vorgehensweise aufweist, auf die Ergebnisse der zirkulären Befragung, der Hypothesenbildung, des strategischen Vorgehens, der Neutralität und erneut der zirkulären Befragung. Durch eine disziplinierte Anwendung dieser rekursiven Handlungs- und Gedankenmuster ließe sich die therapeutische Wirksamkeit des interventionsorientierten systemischen Interviews wahrscheinlich beträchtlich verbessern.

Eine weitere Aufgabe besteht darin, empfindlich für Hinweisreize im therapeutischen System zu werden, die dafür sprechen, daß ein wichtiger Wechsel der Vorgehensweise des Therapeuten notwendig ist. Wenn die Gesprächsatmosphäre zum Beispiel gespannt oder antagonistisch ist, läßt sich der Therapeut höchstwahrscheinlich zu sehr von einer strategischen Haltung leiten, und Klienten erleben ihn vielleicht als sehr wertend oder finden, daß er zu viel Veränderung erwartet. Für den Therapeuten sollte dies ein Hinweis sein, seine Haltung zu ändern und neutraler zu werden. Wenn die Sitzungen andererseits recht träge und langweilig werden, ist wahrscheinlich ein energischeres strategisches Vorgehen erforderlich. Fehlt einem Interview offensichtlich die Richtung, sollten unbedingt neue Hypothesen gebildet werden (Hypothesen über das therapeutische System eingeschlossen).

Verfügt der Therapeut über klare Hypothesen, und die Sitzungen sind dennoch nicht besonders fruchtbar, sollte er genau darauf achten, was die Klienten tatsächlich tun und erleben, und stärker auf das Feedback bei der zirkulären Befragung achten. Aus dem Erleben der Familienmitglieder müssen neue „Unterschiede“ oder Unterscheidungen getroffen werden, die dann die vorhandenen Hypothesen des Therapeuten beeinflussen. Therapeuten sollten lernen, solche Hinweisreize wahrzunehmen und auf sie zu reagieren, und außerdem die von ihnen eingenommene Haltung in periodischen Abständen überdenken und präzisieren.

Durch das Verhalten der Familienmitglieder gerät die Sitzung in der Regel unbeabsichtigt in einem bestimmten Ausmaß ins Schwimmen. Ist ein Therapeut zum Beispiel nicht sensibel für Täuschungsmanöver, kann seine wohlwollende zirkuläre Haltung leicht in Naivität umschlagen, wenn Klienten die ausgeprägte Fähigkeit besitzen, die guten Absichten und das Vertrauen anderer auszunutzen. Hier sollten Therapeuten sorgfältig auf Veränderungen bei sich selbst (und auch bei der Familie und im therapeutischen System) achten. Schließlich werden die Strategien für die Mobilisierung, das Beibehalten und die Abwandlung dieser therapeutischen Grundhaltungen zu einem Teil der unbewußt wirkenden Prozesse beim Therapeuten, und seine Aufmerksamkeit kann dort frei „schweben“, wo sie am meisten zur therapeutischen Wirksamkeit des Interviews beiträgt.

Das systemische Interview als Intervention

Teil B: Reflexive Fragen als Mittel zur Selbstheilung[1]

Zusammenfassung
„Systemisches Interview als Intervention" wird als „Handlung verstanden, bei der alles, was der Gesprächsleiter tut und sagt, und nicht tut und nicht sagt, als eine Intervention aufgefaßt" wird (siehe Teil A dieses Artikels). Reflexive Fragen sind ein Aspekt dieser Art von Interview, der den Klienten oder Familien helfen soll, von sich aus neue Wahrnehmungs- und Verhaltensmuster zu entwickeln. Der Therapeut begünstigt diese Entwicklung, indem er absichtlich nur solche Fragen stellt, die am wahrscheinlichsten neue Möglichkeiten der Selbstheilung eröffnen. Bei den Klienten soll eine Reflexivität innerhalb der Bedeutungssysteme ihrer Wertesysteme *(belief systems)* erzielt werden. Man nimmt an, daß dies den Mechanismus der daraus folgenden therapeutischen Veränderung darstellt. Der Therapeut kann die klinische Effektivität seiner Interviews erhöhen, indem er diesen Fragestil anwendet und die Möglichkeit nutzt, verschiedene reflexive Fragen zu stellen.

1981 hatte ich in Rotterdam ein interessantes Erlebnis, das mich wesentlich zu der hier zusammengefaßten Arbeit animierte. Hinter einem Einwegspiegel konnte ich eine familientherapeutische Sitzung verfolgen, die von einem Therapeuten geleitet wurde, der sich noch in der Ausbildung befand. Zur Familie gehörten die Eltern (beide mittleren Alters) und acht Kinder (Latenz bis zur Pubertät). Die Zuweisung war erforderlich geworden, da der Vater bei der

1 Allen Freunden und Kollegen, die zur Fertigstellung dieses Artikels beigetragen haben, danke ich, im besonderen Luigi Boscolo, Doug Breunlin, Gianfranco Cecchin, Humberto Maturana, Sallyan Roth, Max von Trommel und Michael White. Quellenverzeichnis siehe S. 254.

Bestrafung der älteren Söhne übertrieben gewalttätig vorgegangen war. Einige zirkuläre Fragen ließen ziemlich schnell erkennen, daß hier eine Aufteilung der elterlichen Funktionen existierte: Die Mutter hatte die warmherzige und fürsorgliche Rolle übernommen, der Vater dagegen die des strengen Erziehers. Dementsprechend beschrieben die Kinder ihn als ziemlichen Tyrannen. Er wurde als rücksichtsloser Mensch eingestuft, der immer über etwas verärgert war und als Elternteil völlig unangemessene Forderungen stellte. Das nichtverbale Verhalten der Kinder deutete auf eine starke Koalition mit ihrer verständnisvollen Mutter hin.

Im weiteren Verlauf der Sitzung wirkte der Vater zunehmend angespannt und distanziert. Da mich die Spannung, die sich in der Sitzung entwickelt hatte, beunruhigte, unterbrach ich das Interview und schlug dem Supervisanden vor, jedem der Kinder folgende Frage zu stellen: „Versuche dir vorzustellen, daß deiner Mutter etwas zustößt, beispielsweise würde sie schwer erkranken und müßte für eine lange Zeit in ein Krankenhaus; vielleicht würde sie sogar sterben – was würde dann aus dem Verhältnis zwischen euch Kindern und eurem Vater werden?" Als der Supervisand das Interview fortsetzte und den Kindern diese Frage stellte, rief ein Kind sofort: „Dann würde ja alles noch schlimmer werden! Der würde uns noch vielmehr schlagen!" Beim nächsten Kind kam in der Antwort der Wunsch zum Ausdruck, daß der Vater die Kinder von einer anderen Seite kennenlernen könnte, beispielsweise wenn er ihnen dann bei den Hausaufgaben helfen müßte. Ein anderes Kind fügte dem hinzu, daß er ihnen wahrscheinlich auch beim Kochen und Putzen helfen würde. Als schließlich alle Kinder geantwortet hatten, war plötzlich ein Bild des Vaters entstanden, das sich aus wärmeren und liebevolleren Begriffen zusammenfügte. Er selbst wirkte dadurch wieder entspannter und fing an, sich in die Diskussion einzuschalten. Die hinter dieser Frage stehende Absicht war erreicht worden, und der Supervisand fuhr fort, weitere Funktionsbereiche innerhalb der Familie zu untersuchen.

Während einer Zwischenbesprechung entwickelte das Team eine Hypothese zur interpersonellen Dynamik der Familie. Dabei wurde übereinstimmend festgestellt, daß dem Vater sehr vieles angelastet wurde und er darüber hinaus im Familienverband relativ isoliert wirkte. Diese Position machte ihn anfällig für seine exzessiven Wutausbrüche und seine Lust am Bestrafen. Seine Feindseligkeit bewirkte wiederum, daß Mutter und Kinder koalierten, ihm die Schuld an allem gaben und so seine isolierte Position in zirkulärer Weise aufrechterhielten.

Die Schlußintervention zielte auf die Auflösung dieses Musters. Dazu wurde die paradoxe Ansicht vertreten, daß gerade das rücksichtslose und tyrannische Verhalten des Vaters besonders hilfreich sei, damit die Mutter und die Kinder sich näher kämen und sich gegenseitig unterstützten, da dem Vater bewußt war, wie sehr sie sich alle gegenseitig vermissen würden, wenn die Kinder das Elternhaus verließen. Die Kinder protestierten energisch gegen diese Behauptung und versicherten, daß ihr Vater keineswegs rücksichtslos oder tyrannisch sei, sie beschrieben ihn im Gegenteil als sehr warmherzig und hilfsbereit! Die Reaktion der Familie verblüffte das Team einigermaßen, gerade weil der Vater ja im ersten Teil des Interviews so negativ dargestellt worden war.

In der anschließenden Reflektion wurde jedoch ersichtlich, daß sich für die Kinder das Bild des Vaters bereits während der Sitzung verändert hatte, während das Team noch mit den Eindrücken und Informationen beschäftigt war, die es zu Beginn des Interviews erhalten hatte. Anders formuliert heißt dies, daß sich die Orientierung dem Vater gegenüber in der Familie mehr verändert hatte als im Team! Rückblickend betrachtet war die Schlußintervention damals nicht notwendig gewesen.[2]

Wie war nun die Veränderung innerhalb dieser Familie zustande gekommen? Offensichtlich hatte die an die Kinder gerichtete Frage nach der möglichen Abwesenheit ihrer Mutter eine instrumentelle Wirkung auf den Teufelskreis der Schuldzuweisungen gehabt. Plötzlich war es den Kindern möglich, eine Sichtweise ihres Vaters als „fürsorgliche Person" zu entwickeln (Maturana 1986). Diese veränderte „Wirklichkeit" ermöglichte dann nicht nur eine reibungslosere Fortführung des Interviews, sondern bot nun auch den einzelnen Familienmitgliedern die Möglichkeit, auf einfachere Art und Weise neue Interaktionsmuster auszuprobieren. So hatte hier offensicht-

2 Zum Teil verdanke ich es diesem Umstand, daß ich zu der Überzeugung gelangte, folgende Frage des Mailänder Teams bejahen zu können (vgl. Unterkapitel A über das systemische Interview als Intervention): „Kann eine Veränderung ausschließlich durch den negentropischen Effekt unserer derzeitigen Vorgehensweise herbeigeführt werden, auch wenn keine Schlußintervention stattfindet?" (Palazzoli, Boscolo, Cecchin u. Prata 1980).

lich alleine die Frage als therapeutische Intervention während des Interiews gewirkt.

Trotzdem herrschte noch Unklarheit darüber, was denn genau an dieser speziellen Frage so therapeutisch gewesen war. Wie wurde diese Intervention in der Familie weitergetragen? Die Überlegungen zu diesem Sachverhalt veranlaßten mich, nach weiteren Fragen zu suchen, die ähnliche therapeutische Effekte zu haben schienen. Zu meiner Freude ließen sich eine Menge solcher Fragen identifizieren. Tatsächlich benutzen die meisten Kollegen diese Sorte von Fragen von Zeit zu Zeit, wenn sie es auch auf andere Art und Weise tun und ihnen dies nicht immer bewußt zu sein scheint. Nachdem ich mit mehreren Kollegen die Natur dieser Fragen erörtert hatte und verschiedenste Erklärungsmöglichkeiten dafür herangezogen hatte, entschied ich mich für die Bezeichnung „reflexiv". Die Benennung erwies sich als sehr nützlich, denn dadurch wurden die reflexiven Fragen für mich „wirklicher und greifbarer". Nach und nach setzte ich sie immer häufiger in meiner Praxis ein.

Mit der Zeit konnte ich dann beobachten, daß die therapeutischen Interventionen in meinen Sitzungen meistens durch reflexive Fragen eingeleitet wurden. Die Notwendigkeit einer formellen Schlußintervention verblaßte völlig, denn manchmal schien sie überhaupt nicht mehr relevant, teilweise sogar kontraindiziert zu sein. Dinge, die sich bereits während des Interviews ereignen, rückten stärker in den Vordergrund. Ich betrachte die Schlußintervention heute lediglich als eine von vielen Komponenten des Behandlungsprozesses und nicht mehr als das wesentliche, therapeutische Mittel, wie ich es früher tat. Das heißt jedoch nicht, daß ich völlig darauf verzichte, denn es kommt noch öfters vor, daß ich auf eine vorsichtig geplante Schlußintervention zurückgreife.

Ein theoretisches Grundprinzip

Der Begriff „reflexiv" wurde dem „Coordinated Management of Meaning (CMM)" entliehen, einer von Pearce und Cronen (Pearce u. Cronen 1980) entwickelten Kommunikationstheorie. „CMM" betrachtet Reflexivität als inhärentes Merkmal von Bedeutungsbeziehungen innerhalb der Wertesysteme, welche die kommunikativen Handlungen steuern. Eine kurze Beschreibung der von Pearce und Cronen entworfenen Theorie wird verdeutlichen, was sie mit dem Begriff „Reflexivität" sagen wollen, und es wird sich zeigen, warum ich ihn zur Bezeichnung meiner Fragen ausgewählt habe.

Die CMM-Theorie faßt die menschliche Kommunikation als einen komplexen interaktiven Prozeß auf, in dem die Bedeutungen durch rekursive Interaktion zwischen den Menschen generiert, erhalten und / oder verändert werden. Somit wird Kommunikation nicht nur als simpler linearer Übermittlungsprozeß von Botschaften eines aktiven Senders an einen passiven Empfänger erklärt; vielmehr sehen sie ihn als zirkulären, interaktiven Prozeß, der durch die Beteiligten gemeinsam erschaffen wird *(co-creation)*. Ursprünglich wollten Pearce und Cronen die Regeln, die den generativen Prozeß organisieren, differenzieren und beschreiben. Dazu stellten sie zwei Hauptkategorien auf: *regulative* (oder Handlungs-) Regeln und *konstitutive* (oder Bedeutungs-) Regeln.

Die *regulativen Regeln* determinieren hierbei den Grad, bis zu dem ein spezifisches Verhalten in bestimmten Situationen gezeigt oder unterlassen werden soll. Beispielsweise kann eine regulative Regel innerhalb eines Kommunikationssystems festlegen, daß „die Verpflichtung besteht, sich zu wehren, sobald die eigene Integrität herausgefordert wird". *Konstitutive Regeln* bestimmen dagegen den Prozeß, bei dem einem spezifischen Verhalten, einer Aussage, einem Ereignis oder einer zwischenmenschlichen Beziehung usw. eine Bedeutung beigemessen wird. So kann eine konstitutive Regel etwa angeben, daß hinter einem Kompliment, das während eines Streitgespräches geäußert wird, sich eigentlich Sarkasmus oder Feinseligkeit verbirgt („konstituiert") und es keineswegs freundlich oder respektvoll gemeint ist. Pearce und Cronen schlagen in ihrer CMM-Theorie vor, daß ein Netz solcher regulativer und konstitutiver Regeln die von Augenblick zu Augenblick fortschreitenden Handlungen kommunizierender Personen überziehen und leiten.

Für das Wissen um das reflexive Fragen ist die Organisation der konstitutiven Regeln besonders relevant. Pearce und Cronen beziehen sich hier auf Batesons (Bateson 1972) Anwendung der Russellschen Theorie der logischen Typen und leiten daraus einen hierarchischen Aufbau für die verschiedenen Kommunikationssysteme der Menschen ab. Im Gegensatz zu Watzlawick et al. (1967), die nur zwei Ebenen, nämlich die Inhalts- und die Beziehungsebene (report versus command), vorstellen, entwickeln sie eine idealisierte Hierarchie mit sechs Bedeutungsstufen. Diese sechs Ebenen umfassen: den Inhalt (einer Feststellung), den Sprechakt (die Äußerung als Ganzes), die Episode (d.h. die ganze soziale Begegnung), die zwischenmenschliche Beziehung, das „Script" (eines Individuums) und die kulturellen Muster.

In einer weiteren Anlehnung an Bateson postulieren die beiden Autoren dann eine *zirkuläre* Beziehung zwischen diesen Ebenen innerhalb der Hierarchie (im Gegensatz zu der linearen Beziehung, wie ursprünglich von Russell und der frühen MRI-Gruppe impliziert). Beispielsweise hat nicht nur die Beziehung (command level) einen Einfluß darauf, wie die Bedeutung des Inhalts festgelegt wird, genauso bestimmt umgekehrt der Inhalt des Gesagten die Bedeutung der zwischenmenschlichen Beziehung. Die Organisationsprinzipien zwischen jeweils zwei Bedeutungsebenen, Inhalt und Sprechakt, Inhalt und Episode, Beziehung und „Script", kulturelles Muster und Episode, usw. sind *zirkulär* oder *reflexiv.* Auf jeder Ebene beeinflußt eine Bedeutung reflexiv eine andere. Daher ist das Hierarchiekonzept von Pearce und Cronen nicht einfach nur vertikal organisiert, sondern wird als selbstreferentielles Netz verstanden.

Cronen und Pearce beschreiben dann die Art dieser reflexiven Beziehung bei den konstitutiven Regeln. Der Einfluß einer Bedeutungsebene auf eine andere kann sich jederzeit stärker ausdrücken als umgekehrt; zum Beispiel kann *A* (auf einer bestimmten Ebene) *B* (auf einer niedrigeren Ebene) stärker beeinflussen als umgekehrt, das heißt stärker als das Verhalten von *B* das Verhalten von *A* bedingt. In diesem Fall würden Pearce und Cronen sagen, daß *A* eine nach unten gerichtete „kontextuelle Kraft" in der Hierarchie ausübt, wobei *A* die Bedeutung von *B* festlegt. Trotzdem weisen sie darauf hin, daß die Beziehung immer zirkulär und aktiv bleibt, auch wenn sie zunächst linear und stabil erscheinen mag, weil *B* nur passiv auf die Dominanz von *A* zu reagieren scheint. Für sie wendet *B* die ganze Zeit eine nach oben gerichtete „implikative Kraft" gegenüber *A* an.

Die zirkuläre Beschaffenheit dieser Beziehung wird deutlicher, sobald die Implikationen von *B* für *A* ersichtlich werden. Man könnte beispielsweise die implizierende Kraft von *B* potenzieren, sobald man eine Verbindung zwischen Aspekten von *B* und bestimmten Bedeutungen auf höheren Ebenen als *A* herstellt. Weiterhin wird der Einfluß von *B* mit der Zeit die kontextuelle Kraft von *A* überschreiten, wenn die implizierende Kraft von *B* ihre Signifikanz erhöht. Sobald dieser Fall eintritt, verkehren sich plötzlich die Ebenen innerhalb der Hierarchie. *B* wird dann zum Kontext und was kurz zuvor noch die „implikative“, nach oben gerichtete „Kraft“ von *B* darstellen sollte, wird nun zur „kontextuellen“, nach unten gerichteten „Kraft“ von *B*, welche die Bedeutung von *A* jetzt neu definiert. Eine solche Umkehrung kann eine mehr oder weniger dramatische Bedeutungsveränderung von *A* nach sich ziehen, je nachdem wie *B* beschaffen ist. Es könnte eine plötzliche Veränderung bei den kommunikativen Verhaltensweisen eintreten, weil hier jetzt eine andere konstitutive Regel greift.

Stellen wir uns den folgenden Fall vor: Zwei Personen pflegen eine freundschaftliche Beziehung miteinander. Beide erwarten nun bei einer eventuellen Begegnung wahrscheinlich freundliche und wohlwollende Gesten *(episode of interaction)*. Dementsprechend „wohlwollend“ werden auch die Initialhandlungen der beiden ausfallen, und jeder wird geneigt sein, die Handlungen des anderen als freundlich oder hilfsbereit zu interpretieren. Anders ausgedrückt heißt das, daß die Bedeutung, die dieser Beziehung beigemessen wird, die kontextuelle Kraft bestimmt, welche die Beschaffenheit und Bedeutung der Initialverhaltensweisen bei einer Begegnung determiniert.

Wir könnten uns jetzt aber auch vorstellen, daß die beiden noch während ihres Treffens eine Diskussion anfangen, in deren Verlauf sie bei einigen Punkten nicht der gleichen Meinung sind. Sollte „Freundlichkeit“ als kontextuelle Kraft weiterhin überwiegen, dann werden diese beiden Personen die Artikulation ihrer nicht zu vereinbarenden Positionen als nützliche Anstrengung zur Klärung und Lösung ihrer Meinungsverschiedenheit betrachten. Ihre unterschiedlichen Sichtweisen hätten aber doch Konsequenzen für ihre Beziehung, die Freundschaft kann unter Umständen dadurch belastet werden.

Hätte sich aber die Unvereinbarkeit ihrer Standpunkte ausgedehnt und sich ihre Meinungsverschiedenheit zu einem handfesten Streit entwickelt (vielleicht weil auf einer höheren Ebene plötzlich ein ethnisches oder ein „Script“-Problem mit hineingezogen worden wäre), dann könnte die Bedeutung dieser Episode den ursprünglich freundlichen Umgang der Personen miteinander überlagern. Wenn dieser Fall eintritt, dann findet die oben bereits erwähnte Umkehrung innerhalb der Hierarchie statt, und die Episode des Konfliktes wird zum Kontext für eine Neudefinition der Beziehung.

Durch die neue Festlegung des Kontextes kann die kontextuelle Kraft des Streitgespräches die Beziehung jetzt als konkurrierend oder vielleicht sogar als verfeindet einstufen. Wenn es so verläuft, dann wird in diesem neuen Kontext auch eine vermittelnd gemeinte Äußerung oder eine Entschuldigung wahrscheinlich mißtrauisch aufgenommen und gewertet. Alle folgenden Interaktionsepisoden werden sich auf unterschiedliche Annahmen bezüglich der Freundschaft stützen und mit anderen Verhaltensweisen beginnen.

Eine Umkehrung wie diese wurde sehr wahrscheinlich auch durch die Frage ausgelöst, die wir an die holländische Familie richteten. Indem die hypothetische Abwesenheit der Mutter den Kindern durch eine reflexive Frage vorgegeben worden war, wurde die Beziehung der Kinder zum Vater ohne die Mutter dargestellt. Die Bedeutung der vom Vater ausgeübten elterlichen Funktionen konnte so wieder mehr in den Vordergrund rücken. Sobald die „implikative Kraft" der vom Vater als Elternteil geleisteten positiven Beiträge wieder stark genug wirkte (möglicherweise lag es auch daran, daß allen acht Kindern die gleiche Frage gestellt worden war und jedes Kind seine Antwort an der der anderen Kinder orientierte), fand die Umkehrung statt. Das Konstrukt, das die Kinder über ihre Beziehung zum Vater entwickelt hatten, veränderte sich von „nachlässig" zu „fürsorglich", die Umkehrung vollzog sich innerhalb der Hierarchie ihrer Bedeutungsebenen. Eine solche Veränderung erachte ich als therapeutisch und als potentiell heilsam, weil es Vater und Kinder in einen Kontext stellt, der die Findung einer für alle akzeptablen Lösung begünstigt.

Neuere Arbeiten zur CMM-Theorie haben sich mit zwei Varianten dieser reflexiven Beziehungen innerhalb der Bedeutungsebenen befaßt. Cronen et al. (1982) meinen, daß durch die Aktivierung inhärenter Reflexivität eine „reflexive Schleife" entstehe, sobald sich die kontextuellen und implikativen Einflüsse gegenseitig aufwiegen. Sie beschreiben zwei Arten von Schleifen: *fremde* und *vertraute* Schleifen *(strange and charmed loops)*. Eine *fremde Schleife* bezeichnet einen reflexiven Prozeß, bei dem die Umkehrung der Ebenen in einer gravierenden Bedeutungsveränderung resultiert: Hierbei kann eine gegensätzliche oder eine komplementäre konstitutive Regel aktiviert werden. Eine *vertraute Schleife* bezieht sich dagegen auf einen reflexiven Prozeß, bei dem eine Umkehrung im wesentlichen die Beibehaltung der Bedeutung nach sich zieht.

Mit dem oben beschriebenen Fall, bei dem sich der Wandel „von Freunden zu Feinden" vollzog, werden die Auswirkungen einer Umkehrung durch eine fremde (reflexive) Schleife illustriert. Offensichtlich fand eine ähnliche Umkehrung bei der holländischen Familie statt, nämlich von einer „nachlässigen“ zu einer „fürsorglichen“ Haltung des Vaters. In anderen Worten: Die therapeutische Wirkung der Frage, die den Kindern gestellt worden war, könnte durch eine fremde Schleife vermittelt worden sein. In beiden der hier angeführten Beispiele folgte eine auffällige Veränderung im Verhalten der Beteiligten, sobald die Bedeutungsveränderung durch die reflexive Aktivität und die Neubestimmung des Kontextes vermittelt worden war: Die „Freunde“ verhielten sich feindselig, wohingegen die Kinder und der Vater ihr Verhaltensmuster eskalierender Schuldzuweisungen ablegten. Man spricht im klinischen Bereich hierbei von einer „Veränderung zweiter Ordnung“ (White 1986).

Veränderungen, die mit vertrauten (reflexiven) Schleifen in Verbindung gebracht werden, unterscheiden sich insofern, als die Bedeutungen hier grundsätzlich die gleichen bleiben (trotz der reflexiven Neubestimmung des Kontextes). Im Verhalten vollzieht sich lediglich eine Veränderung erster Ordnung. So ergibt sich keine große Änderung im Verhalten, wenn eine „freundliche Episode“ dazu Anlaß gibt, eine „nette“ Bekanntschaft als „angenehm“ neu zu definieren. Ebensowenig ändert sich etwas, wenn eine feindselige Beziehung durch eine konfrontative Episode in ihrem Kontext neu bestimmt wird. Wie bereits erwähnt, ziehen die vertrauten Schleifen keine gravierenden Veränderungen nach sich, sondern eher feine und subtile Wandlungen.

Die durch vertraute Schleifen aktivierte Reflexivität endet in Verhaltensmustern, die sich etwas stärker verallgemeinern lassen oder stärker einprägen. Der Prozeß der Generalisierung oder der Verwurzelung ist jedoch äußerst wichtig; denn der Therapeut kann hier solche Fragen stellen, die die Verbreitung der gesunden Verhaltensmuster fördert, die sowieso schon in der Familie existieren. Er kann auch Fragen an sie richten, die neue therapeutische Entwicklungen stabilisieren helfen. Bei einigen reflexiven Fragen läßt sich das heilsame Potential also durch vertraute Schleifen freisetzen.

Hierzu ein weiteres Beispiel: Im Verlauf der Sitzung, an der die holländische Familie teilnahm, wäre es auch denkbar gewesen, daß der Supervisand einfach weitere reflexive Fragen stellt, um dadurch die Veränderung zu festigen, die durch die erste reflexive Frage bereits ausgelöst worden war. So hätte er die Mutter fragen können, welches ihrer Kinder am ehesten auf die Hilfe des Vaters achten würde bzw. in welcher Geschwisterfolge ihre Kinder seine Hilfeleistungen überwachen würden. Ebenso hätten sich auch für die Kinder weitere Fragen formulieren lassen: „Wenn euer Vater spüren könnte, daß ihr die Dinge, die er für euch tut, erkennt und im Grunde auch sehr schätzt, würde es ihm dann leichter oder schwerer fallen, eure Fehler zu dulden? … Könnt ihr die Forderungen eures Vaters eher oder weniger erfüllen, wenn ihr ihn euch einmal als sorgenden und rücksichtsvollen Menschen vorstellt?“ Die Fragen für den Vater hätten so lauten können: „Sie nehmen sich vor, Jan davon zu überzeugen, daß er Ihnen als Ihr Sohn wirklich viel bedeutet – wie würden Sie das anstellen? … Sie haben erkannt, daß Sie mit Ihren Erziehungsmaßnahmen viel zu weit gegangen sind, und Sie wollen sich im nachhinein dafür entschuldigen. Würde Jan nun Ihrer Meinung nach eher mehr oder eher weniger einen fürsorglichen Vater in Ihnen sehen, dem er etwas als Sohn bedeutet? … Angenommen, Ihre Frau hätte sich nun vorgenommen, dazu beizutragen, daß Jan Ihre positiven Beiträge zum Familienleben sieht; was müßte sie dafür tun?“ Solche und ähnliche Fragen hätten eine weitere Konsolidierung der „neuen Realität“ ermöglichen können, da sich die Familie an neuen Wahrnehmungen und Handlungen orientiert, die wiederum das neue Konstrukt der Beziehung zwischen Vater und Kindern reflexiv unterstützen.

Vom theoretischen Standpunkt her können die therapeutischen Effekte der reflexiven Fragen daher sowohl durch fremde als auch durch vertraute Schleifen vermittelt werden. Die Fragen selbst stellen dabei Versuche, Stimuli oder Störungen dar, denn sie dienen nur dazu, eine reflexive Aktivität innerhalb der Bedeutungsbeziehungen im familieneigenen Wertesystem auszulösen. Dieser Erklärungsversuch erkennt der Familie eine Autonomie zu, und zwar unter Einbeziehung der sich momentan vollziehenden Veränderung. Die spezifische Wirkung der Fragen wird somit von den Klienten oder der Familie bestimmt und nicht vom Therapeuten. Eine Veränderung ergibt sich durch Änderungen innerhalb der Organisation und Struktur des bisherigen familieneigenen Wertesystems. Diese Formulierung sieht den grundlegenden Mechanismus, der die Veränderung bewirkt, nicht in einer Einsicht, sondern in der Reflexivität. Die eben beschriebenen organisatorischen Änderungen dringen nicht bis in das Bewußtsein vor (auch wenn sich die Familienmitglieder nachträglich über die

Wirkungen oder Konsequenzen der reflexiven Veränderung bewußt werden!). Wegen dieser möglichen Veränderungsmechanismen werden die Fragen „reflexive Fragen" genannt.[3]

Zusammenfassend ergibt sich so folgende Definition: Reflexive Fragen werden mit der Absicht gestellt, die Selbstheilungskräfte eines Individuums oder einer Familie zu mobilisieren. Dies wird erreicht, indem die Reflexivität zwischen den Bedeutungen des bereits existierenden Wertesystems aktiviert wird. Die Familienmitglieder werden dadurch in die Lage versetzt, konstruktive Kognitions- oder Verhaltensmuster selbst zu generieren oder zu generalisieren. Dabei muß beachtet werden, daß sich die Bezeichnung bestimmter Fragen als „reflexiv" ganz auf die Absicht des Therapeuten stützt, gerade solche Fragen zu stellen, die bei den Familienmitgliedern den Selbstheilungsprozeß begünstigen.

Die Bedeutung der Intentionalität zur Unterscheidung reflexiver Fragen von anderen Arten von Fragen, beispielsweise zirkulären, linearen oder strategischen Fragen, wird im Unterkapitel C besprochen werden. Vorerst genügt es jedoch festzustellen, daß sich diese Fragen nicht aufgrund ihres semantischen Gehaltes oder ihrer syntaktischen Struktur definieren, sondern durch die therapeutische Intention, sie einzusetzen. Mit „reflexivem Fragen" wird auf den Prozeß des Fragestellens verwiesen. Dies impliziert einen beabsichtigten und wohlüberlegten Gebrauch von Sprache und erfordert darüber hinaus eine konzeptuelle Haltung der „ermöglichenden" anstelle der „direktiven" Strategien.

Verschiedene Arten reflexiver Fragen

Die Auswahl an Fragen, die sich reflexiv einsetzen lassen, ist sehr umfangreich. Sie können so vielfältig sein wie die Hypothesen, die der Therapeut über die Probleme des jeweiligen Klienten oder einer Familie bilden kann. Ebenso können sie in Anzahl und Vielfalt den Strategien entsprechen, die der Therapeut als nützlich erachtet, um den Familienmitgliedern zu helfen, neue Wege für ihre Problemlösungsmuster auszuprobieren. Als ich meinen Kollegen den Begriff

3 Die Wahl des Adjektives „reflexiv" fiel zwar unabhängig von seinem grammatikalischen Gebrauch, der zu den reflexiven Verben solche zählt, deren Subjekt etwas mit „sich selbst tut"; trotzdem betrachte ich diese Ähnlichkeit als angemessen und zutreffend.

des „reflexiven Fragens“ vorstellte, empfand ich es als sehr hilfreich, Beispiele für reflexive Fragen anzuführen, die ich in folgende Gruppen unterteilte:

- zukunftsorientierte Fragen
- Fragen aus der Beobachterperspektive, Fragen zur unerwarteten Kontextveränderung, eingebettete Suggestionsfragen
- Fragen zum normativen Vergleich
- Fragen zur Klärung von Unterscheidungen
- Fragen, die Hypothesen einleiten
- Fragen, die einen Prozeß unterbrechen.

Obwohl die Fragen innerhalb der einzelnen Gruppen durch ein oder zwei grundlegende Konzepte miteinander verbunden sind, gibt es doch erhebliche Überlappungen zwischen allen Gruppen. Die Aneinanderreihung und Klassifikation der Fragen liefert noch kein Konzept für das Führen eines Interviews. Die jeweiligen Beispiele werden lediglich angeführt, um die verschiedenen Arten reflexiver Fragen zu veranschaulichen. Sie lassen sich alle einsetzen, um sich bietende günstige Gelegenheiten für therapeutische Interventionen zu nutzen. Dabei sollte aber immer die Autonomie, die eine Familie besitzt, um eigene Lösungen zu generieren, respektiert werden. Jede Frage kann im Grunde erst dann als vollkommen „reflexiv“ bezeichnet werden, wenn sie in Zusammenhang mit einem therapeutischen Ablauf gebracht wird, wie beispielsweise mit dem Fall der holländischen Familie, und dann im Sinne der Reflexivität nach der CMM-Theorie analysiert wird.

Zukunftsorientierte Fragen

Diese erste Gruppe von Fragen ist äußerst wichtig, denn Familien mit Problemen sind oft so mit diesen momentanen Schwierigkeiten oder auch vergangenen Ungerechtigkeiten beschäftigt, daß sie als Folge davon „keine Zukunft“ sehen können. Sie lenken ihre Aufmerksamkeit so wenig auf die Zeit, die vor ihnen liegt, daß sie im Hinblick auf zukünftige Alternativen oder Möglichkeiten völlig ausgelaugt sind. Hier kann der Therapeut der Familie absichtlich eine Reihe von Fragen über ihre Zukunft stellen, um die Familienmitglieder dazu zu bringen, sich wieder etwas mehr mit ihrer „Zukunft“ zu beschäftigen. Familienmitglieder, die noch ganz in „derzeitigen

Verpflichtungen“ oder auch „früheren Verpflichtungen“ gefangen sind, können vielleicht während einer solchen Sitzung diese Fragen gar nicht beantworten. Dies sollte den Therapeuten aber noch nicht davon abhalten, diese Fragen zu stellen, denn die Familienmitglieder „tragen die Fragen oft mit sich nach Hause“, wo sie sie dann weiterverarbeiten.

Zeigen sich Möglichkeiten für die Zukunft auf, so hat dies wichtige Folgen für die gegenwärtigen Verpflichtungen und das jetzige Verhalten. Gerade durch diese Konsequenzen zeigen die zukunftsorientierten Fragen ihre reflexive Wirkung.[4]

Von den zukunftsorientierten Fragen lassen sich noch verschiedene Subtypen bilden. Die *Kultivierung von Familienzielen* ist am einfachsten und direktesten, daneben gibt es noch die *Förderung kollektiver Ziele, persönlicher Ziele* oder auch die *Entwicklung von Zielen für andere*.

Dazu ein Beispiel: Eine adoleszente Tochter ist in der Schule in ihren Leistungen stark abgefallen. Ihr würde ich folgende Fragen stellen: „Haben Sie irgendwelche beruflichen Pläne? … Was haben Sie sonst noch in Betracht gezogen? … Welche Ausbildung brauchen Sie dafür? … Welche praktischen Arbeitserfahrungen wären wohl am sinnvollsten, um diese Stelle zu bekommen? … Wie werden Sie dabei vorgehen, um diese Stelle auch zu bekommen?“ Für die Eltern wären folgende Fragen denkbar: „Welche zusätzliche Ausbildung und was für Fertigkeiten wünschen Sie sich noch für Ihre Tochter? … Was wäre nächstes Jahr am angemessensten in dieser Sache? … Gibt es irgendwelche Pläne oder Ziele, mit denen Sie einverstanden sind, und worauf Sie jetzt schon alle zusammen hinarbeiten könnten? … Wie beabsichtigen Sie Ihrer Tochter bei der Erreichung dieses Zieles zu helfen?“ Sollte der Therapeut es als hilfreich empfinden, *ihre vagen Ziele zu operationalisieren,* so könnte er auch folgendes fragen: „Woran werden Sie es merken, daß Ihr Ziel erreicht worden ist? Was müßte sie tun, um Sie zu überzeugen, daß sie es auch erreicht hat? Welches spezielle Verhalten würde Sie dabei am ehesten überzeugen?“

Der Therapeut interessiert sich bei den Antworten auf diese reflexiven Fragen eigentlich weniger für den jeweiligen Inhalt der Antworten;

4 Penn (1985) beschreibt den Gebrauch der zukunftsorientierten Fragen als Technik der „Vorfütterung“, sie verwendet hierzu allerdings einen anderen theoretischen Rahmen.

viel interessanter ist für ihn die Tatsache, daß die Familienmitglieder auf diese Fragen eingehen und anfangen, sich die Implikationen vor Augen zu führen, die ihre Antworten enthalten. Trotzdem sind auch die Inhalte der Antworten eine nützliche Informationsquelle für den Therapeuten, denn dies erleichtert seine Hypothesenbildung und das strategische Vorgehen bei seinen weiteren Fragen.

Die Weiterführung ergibt oft automatisch die *Exploration eines antizipierten Ergebnisses:* „Welche Fortschritte erwarten Sie bei Ihrer Tochter im nächsten Monat? ... Und in sechs Monaten? ... Bei wem wird die Überraschung am größten sein, wenn sie das gesteckte Ziel sogar übertrifft? ... Bei wem wird die Enttäuschung am größten sein, wenn sie es nicht schafft? ... Wie würde er diese Enttäuschung zeigen?" Falls der Therapeut die potentiellen Konsequenzen hervorheben möchte, die sich bei der Beibehaltung eines bestimmten Musters möglicherweise zeigen werden, so könnte er fragen: „Wie wird sich Ihrer Meinung nach das Vater-Tochter-Verhältnis entwickeln, wenn Ihr Mann seine Enttäuschung weiterhin so deutlich zeigt, wie er es jetzt tut? ... Wie wird die Beziehung der beiden zueinander in fünf Jahren aussehen?"

Durch die *Erkundung von Katastrophenerwartungen* können verdeckte Streitfragen leichter dargeboten werden, damit alle Beteiligten offener damit umgehen können. Bei überprotektiven Eltern ließe sich beispielsweise fragen: „Was beunruhigt Sie so, an was denken Sie, wenn Ihre Tochter so lange wegbleibt? ... Was bereitet Ihnen die größte Angst?" Zur Tochter: „Was fürchten Ihre Eltern Ihrer Meinung nach am meisten? ... Welche schrecklichen Dinge und Vorstellungen halten die beiden die ganze Nacht wach?"

Wenn sich Familienangehörige nur schwer öffnen, kann der Therapeut mit anderen Fragen fortfahren, die *die hypothetischen Möglichkeiten explorieren.* Zur Tochter: „Könnten Sie sich vorstellen, daß Ihre Eltern sich vielleicht über Alkohol- und Drogengeschichten aufregen, in die Sie verwickelt werden könnten? ... Oder haben sie vielleicht Angst, daß Sie schwanger werden könnten? ... Sind sie vielleicht sogar so ängstlich, daß sie sich nicht einmal trauen, Sie danach zu fragen, weil Sie dann vielleicht gekränkt sein könnten?" Zu den Eltern: „Wenn Sie vor Ihrer Tochter Ihre Sorgen offen ansprechen würden, wie würde sie dann reagieren? ... Würde sie es als fehlendes Vertrauen werten? ... Oder als Einmischung in ihre Privatsphäre? ... Oder aber als Zeichen Ihrer elterlichen Fürsorge?"

Einige weitere Fragen könnten danach ausgerichtet sein, *zukünftige Konstrukte und/oder Handlungen zu suggerieren*, etwa: „Nehmen wir einmal an, daß Sie beide zu der Überzeugung kämen, daß Sie das sexuelle Verhalten Ihrer Tochter im Grunde gar nicht kontrollieren können; gleichzeitig glauben Sie aber, daß Ihre Tochter noch mehr über Empfängnisverhütung wissen sollte. Daher würden Sie ihr vorschlagen, zum Hausarzt zu gehen und sich die Antibabypille verschreiben zu lassen. Würde Ihre Tochter dies nun als Erlaubnis für ein ausschweifendes Sexualverhalten deuten oder als Zeichen Ihrer Unterstützung, mehr Eigenverantwortung für ihr Leben und Verhalten zu übernehmen? ... Wären Sie überrascht, wenn Ihre Tochter beleidigt oder wütend reagiert, weil irgendein frecher Kerl versucht hat, diese Situation auszunutzen?" Zur Tochter: „Wären Sie sich der Unterstützung Ihrer Eltern sicher, wenn Sie eine Anzeige wegen versuchter Vergewaltigung gegen ihn erstatten würden?"

Wenn zukunftsorientierte Fragen *hypothetische Möglichkeiten einleiten,* kann der Therapeut eigene Ideen einbringen, um zusammen mit der Familie eine Zukunft zu planen (co-creating). Er kann die Familie dazu animieren, Möglichkeiten in Erwägung zu ziehen, die sie selbst bisher nie in Betracht zog, die sich aber mit ihren bisherigen Überzeugungen und Werten durchaus vereinbaren lassen: „Glauben Sie, daß die häufigen Verpflichtungen, die Ihre Tochter in ihrem Freundeskreis eingeht, ihr nicht auch nützlich sein können?... Gerade weil sie dadurch gute, soziale Fähigkeiten entwickelt, die ihr später einmal etwa auf einem Gebiet der Verkaufsförderung zu einer erfolgreichen Karriere verhelfen werden? Ihr Sprachtalent könnte sie doch im Verkaufsbereich sehr gut einsetzen? ... Mit welcher Note würden Sie bei Ihrer Tochter rechnen, wenn sie sich einem Eignungstest für den Umgang mit Menschen unterziehen würde? ... Gibt es solche Tests in ihrer Schule? ... Wo könnte sie so einen Test machen?"

Die zukunftsorientierten Fragen, die hypothetische Möglichkeiten ansprechen, bieten der kreativen Vorstellungskraft des Therapeuten unbegrenzte Möglichkeiten, vielleicht macht sie das so verlockend. Diese Frageart kann auch benutzt werden, um *ganze Geschichten einzusetzen* oder *ein Dilemma aufzuwerfen:* „Stellen Sie sich einmal vor, Ihre Schwester würde einen jungen Mann kennenlernen, den sie auf Anhieb sehr gerne mag. Er macht sich genauso viel aus Ihrer Schwester und würde daher versuchen, sie vom Trinken abzuhalten. Glauben Sie, daß Ihre Schwester eher auf ihn als auf Ihre Eltern hören wird? Würden Ihre Eltern dann immer noch versuchen, ihr das Ausgehen zu verbieten, oder würden sie Ihre Schwester dann dazu ermuntern, mit diesem Freund abends auszugehen?"

Die zukunftsorientierten Fragen können ebenso dazu dienen, *Hoffnung einzuflößen* und *Optimismus auszulösen:* „Wem wird es am schnellsten auffallen, wenn sie eine Möglichkeit gefunden hat, sich besser unter Kontrolle zu haben? ... Wie würden Sie Ihre Erleichterung oder Dankbarkeit zeigen? ... Inwiefern wird es Ihre Beziehung zueinander verbessern? ... Wer wird als erster vorschlagen, diese Veränderung zu feiern?"

Fragen zur Perspektive des Beobachters

Diese Gruppe gründet sich auf die Annahme, daß die Beobachterperspektive eines Phänomens oder Verhaltensmusters einen ersten notwendigen Schritt darstellt, um in diesem Zusammenhang überhaupt handeln zu können. Es ist beispielsweise unmöglich, sich in einen anderen Menschen einzufühlen, wenn man es nicht schafft, einige Beobachtungen über die Bedingungen des Erlebens bei der anderen Person anzustellen. Hinzu kommt, daß bei Familienangehörigen der gute Wille zur Änderung des eigenen Verhaltens gar nichts nützt, solange sie nicht erkennen, wie sie sich selbst und die anderen unbeabsichtigt verletzen.

Die Fragen zur Beobachtungsperspektive sollen die Fähigkeit der betroffenen Personen vergrößern, Verhaltensweisen, Ereignisse oder Muster unterscheiden zu lernen, auf die sie bis dahin noch nicht geachtet haben. Sie sollen die Bedeutung bestimmter Verhaltensweisen und Vorkommnisse erkennen, indem sie ihre eigene Rolle als Bindeglied in dem sich gerade vollziehenden Interaktionsmuster sehen. Stellt der Therapeut eine Anzahl dieser Fragen zur Beobachtungsperspektive, so kann er damit den Familienmitgliedern oft „die Augen öffnen" und ihnen zu einem neuen Bewußtsein über ihre derzeitige Situation verhelfen.

Natürlich wären hier auch direkte Stellungnahmen vorstellbar, beispielsweise kann der Therapeut die beteiligten Personen direkt auf bestimmte Umstände aufmerksam machen, anstatt dies indirekt über Fragestellungen erreichen zu wollen. Unter bestimmten Umständen ist dies auch wirkungsvoller und ratsamer. Allerdings spricht mehr für den Aufbau eines Kontextes, mit dessen Hilfe die Klienten selbst neue Unterscheidungen generieren können. Erstens werden die Familienmitglieder dazu stimuliert, bessere Beobachtungsqualitäten zu entwickeln, wenn man sie bittet, über ihr eigenes Verhalten und ihre Interaktionsmuster nachzudenken. Zweitens erleben sie dann die heuristischen Beobachtungsressourcen bei sich selbst und bei den anderen, wenn sie tatsächlich beginnen, eigene Unterscheidungen zu treffen. Darüber hinaus werden sie ihrem Selbstheilungspotential stärker vertrauen, und die Abhängigkeit vom Therapeuten und der Therapie wird dadurch zwangsläufig abnehmen.

Die Fragen zur Beobachtungsperspektive lassen sich unterteilen in solche,

- die einer einzelnen Person gestellt werden, damit diese sich dazu äußert, und solche,
- die nach einer anderen Person/Personen oder einer anderen Beziehung/Beziehungen fragen.

Hierzu ein Beispiel: Wenn ich einem Mann oder einer Frau Fragen über sich selbst stelle, dann kann ich damit auch das *Bewußtsein für die eigene Person steigern,* die betroffene Person wird sich dadurch vielleicht selbst genauer beobachten: „Wie haben Sie nun reagiert? … Wie haben Sie die Situation interpretiert, die diese Gefühle bei Ihnen auslöste? … Als Sie dann so reagierten, wie fühlten Sie sich danach? … Was hätten Sie denn sonst noch tun können? … Wenn Sie heute noch einmal dazu die Gelegenheit hätten, was würden Sie anders machen?"

Fragen über die Erfahrungen einer anderen Person können das *Bewußtsein für andere* erhöhen: „Was dachte er denn darüber?… Wie wird es ihm Ihrer Meinung nach ergehen, wenn er in eine solche Situation gerät? … Wenn er so denkt, wie fühlt er sich dann wohl dabei?" Solche Fragen werden des öfteren auch als „Gedanken lesen" eingeführt. Sie können erweitert werden, um die *interpersonelle Wahrnehmung zu* erkunden: „Was glauben Sie, denkt er, was in Ihnen vorgeht, wenn er mit Selbstmord droht? … Wenn er den Eindruck bekäme, daß Sie ihn nicht wirklich für völlig verzweifelt hielten und es nur als Mittel sehen würden, auf sich aufmerksam zu machen. Glauben Sie, daß er dann eher mehr oder weniger selbstmordgefährdet wäre?"

Fragen, die gestellt werden, um die *interpersonelle Interaktion zu explorieren,* konzentrieren sich auf Verhaltensmuster und können die Person, an die sie sich richten, entweder mit einbeziehen oder ausschließen. Sie sind besonders hilfreich, wenn die Aufmerksamkeit auf die Rekursivität von Verhaltensmustern in dyadischen, triadischen und komplexeren Beziehungen gelenkt werden soll. Ein Beispiel: Soll einem verheirateten Paar geholfen werden, die zirkuläre Beschaffenheit ihrer Interaktion zu erkennen, könnte die Frau gefragt werden: „Was machen Sie, wenn er depressiv wird und sich zurückzieht? ... Und was macht er, wenn Sie frustriert sind und ärgerlich werden?" Zum Ehemann: „Was tun Sie, wenn Ihre Frau frustriert und ärgerlich ist? ... Und wenn Sie depressiv werden und sich zurückziehen, wie verhält sie sich dann?" Ein Paar kann ein solches Verhaltensmuster leichter durchbrechen, wenn die Partner die darin enthaltene Zirkularität erkennen; wenn sie sich zu sehr darauf beschränken, nur ihre eigene lineare Reaktivität wahrzunehmen, wird ihnen die Änderung schwerer fallen.

In der systemischen Therapie bezieht sich das „triadische Fragen" auf den Einsatz einer Reihe von Fragen, die an dritte Parteien gerichtet werden, um dadurch etwas über die Interaktionen zwischen zwei (oder mehreren) Personen zu erfahren. Triadische Fragen explorieren also interpersonelle Verhaltensmuster, die die gefragte Person nicht mit einbeziehen, sondern sie dadurch in die Lage versetzen, zu einem neutralen Beobachter zu werden: „Wenn dein Vater mit deiner Schwester einen Streit anfängt, was macht dann deine Mutter? ... Hält sie sich heraus oder wird sie darin verwickelt? Wenn sie mit hineingezogen wird, auf wessen Seite steht sie dann gewöhnlich? ... Wenn sie zu deiner Schwester hält – was macht dann dein Vater? ... Fühlt er sich dann von ihr hintergangen, oder schätzt er ihre Teilnahme als Signal für sich selbst, daß er zu weit gegangen ist?" Diese Frageart wird öfters zur Einschätzung von Absichten verwendet, aber die Fragen lassen sich auch reflexiv benützen.

Das Beisammensein aller Familienmitglieder in einer Therapie hat gegenüber der Einzeltherapie den Vorteil, daß der Prozeß, bei dem ein Familienmitglied in Gegenwart der anderen etwas gefragt wird, die anderen immer in die Rolle der Beobachter versetzt. Die „passiven" Beobachter erhalten so eine Menge an Informationen, denn sie hören und sehen nicht nur die offenen Antworten und Reaktionen der/des Gefragten, sondern auch die nonverbalen Antworten der anderen. Gleichzeitig erhalten sie auch Informationen durch ihre eigenen, inneren Antworten auf diese Fragen, durch die

Unterschiede, die ihre eigenen Antworten im Vergleich mit den tatsächlichen Antworten des Gefragten aufweisen, und durch die unterschiedlichen Reaktionen des Gefragten im Vergleich mit ihren eigenen Erwartungen.

Solche Phänomene zeigen sich in der Ehe- und Familientherapie ständig, aber sie können durchaus auch absichtlich eingesetzt werden (etwa mit Hilfe dieser Fragestellung, die auf die Beobachterperspektive zielt), um es den Familienmitgliedern zu erleichtern, bestimmte Dinge zu sehen und zu hören. Um durch diese Vorgehensweise eine Wirkung zu erzielen, muß der Therapeut aber sehr umfassend und eng mit der Familie arbeiten und auf sie eingehen, damit er sieht und hört, was bei den Familienmitgliedern wahr- und aufgenommen wird und was nicht. Anders ausgedrückt heißt das, daß die Therapeuten eigentlich darauf hinarbeiten sollten, die Wahrnehmungen ihrer Klienten „wahrzunehmen" und das „zu hören", was die Klienten hören, wenn sie bei ihren Fragestellungen strategisch vorgehen wollen.

Es dürfte einigermaßen interessant sein, hier noch anzumerken, daß es für eine Person nicht unbedingt notwendig ist, sich einer Wahrnehmung bewußt zu werden, damit dies eine Auswirkung auf das eigene Verhalten dieser Person hat. Die Phänomene und Verbindungen, die die therapeutischen Fragen oder die Antworten der Familie implizieren, können unbewußt erkannt werden und dennoch eine Veränderung in den Gedanken- oder Verhaltensmustern auslösen. Andrerseits ist aber die explizite Kenntnis eines Objektes oder Prozesses notwendig, damit die Familienmitglieder diesbezüglich bewußt und absichtlich handeln können. Die Fragen zur Beobachterperspektive können auf zwei Komplexitätsebenen operieren, je nachdem, ob sie sich an den Beobachter oder an den Zuhörer richten.

Fragen zur unerwarteten Kontextveränderung

Alle Eigenschaften und Bedeutungen können ebenso wie die verschiedenen Kontexte als Unterscheidungsmerkmale gewertet werden, die im Gegensatz zu anderen Kennzeichen getroffen werden; das heißt in Kontrast zu verschiedenen oder komplementären Eigenschaften, Bedeutungen oder Kontexten. Oft stellt aber gerade der Versuch, eine bestimmte Unterscheidung vorzunehmen, eine Verschleierung des Komplementären oder des Gegensatzes dar. Es wird leicht vergessen, daß „das Böse“ nur in der Relation zum „Guten“ existiert, ebenso wie Traurigkeit und Verzweiflung nur gegenüber von Glück und Freude bestehen.

Die Fragen, die eine unerwartete Änderung des Kontextes auslösen, richten sich ganz darauf, Dinge zum Vorschein zu bringen, die entweder bisher verschleiert oder völlig verlorengegangen waren. Die Familienmitglieder beschränken sich oft auf eine Sichtweise bestimmter Dinge, so daß ihre Möglichkeiten, sich zu verhalten, entsprechend eingeengt sind. Sie brauchen hier Hilfe, um eine reziproke Sicht kennenzulernen, und sich dadurch für sich selbst neue Möglichkeiten zu eröffnen. Diese Hilfe kann manchmal durch ein paar sorgfältig gestellte Fragen geleistet werden, auf jeden Fall gilt hier: möglichst vom „kognitiven“ Gleis herunterholen und helfen, „eine andere Seite“ kennenzulernen!

Eine Untergruppe der Fragen zur unerwarteten Kontextveränderung zielt auf das *Erkunden gegensätzlicher Inhalte.* Eines Tages kam beispielsweise ein Ehepaar zu mir, und beide beklagten sich sehr über die Depressionen der Frau. Sie erklärten mir, daß sie innerhalb der letzten paar Jahre eine ganze Reihe ernsthafter körperlicher Erkrankungen bei verschiedenen Mitgliedern ihrer nahen und auch weiteren Verwandtschaft erlebt und „erlitten“ hätten. Die Frau war in alle diese Schwierigkeiten sehr stark verwickelt worden und wurde auch weiterhin durch das alles sehr in Anspruch genommen.

Ihre Verzweiflung war leicht verständlich, und ein reflexives Interview, wie im folgenden gleich beschrieben, löste eine Veränderung aus: „Wann hatten Sie beide eigentlich zuletzt einmal eine unbeschwerte und schöne Phase in Ihrem Leben? Welche Dinge bereiten Ihnen zur Zeit Freude? ... Welche Anlässe werden bei Ihnen normalerweise gefeiert? ... Was machen Sie zusammen als Familie? ... Für welche Dinge sind Sie sehr dankbar? ...“ Plötzlich erkannte die Frau, daß sie beide ja noch am Leben waren, über ein gutes Einkommen verfügten, ein schönes und komfortables Haus besaßen – und so weiter. Bei der nächsten Sitzung verkündeten beide freudestrahlend, daß sie beschlossen hätten, die Therapie zu beenden und zum ersten Mal seit Jahren wieder in Urlaub fahren wollten.

Unterbricht der Therapeut mit einer oder mit zwei Fragen, die den gegenteiligen oder entsprechenden Aspekt eines Problems einleiten, dann kann das Interesse der Familie am weiteren Verlauf gesteigert werden, und fixierte Wahrnehmungs- und Kognitionsmuster lassen sich so unter Umständen lösen. Zum Beispiel läßt sich im Zusammenhang mit vorgebrachten Klagen über andauernde Streitereien und Kämpfe (die natürlich von keinem der Beteiligten gewollt zu sein scheinen) *der gegensätzliche Kontext erkunden:* „Wem macht denn das Streiten in der Familie den größten Spaß? ... Wem würde es denn am meisten fehlen, wer würde eine große Leere empfinden, wenn die Streitereien plötzlich aufhörten?" Genauso läßt sich eine *gegensätzliche Bedeutung explorieren:* „Wer würde denn zuerst merken, daß euer Vater ärgerlich wird, weil er sich eher zu viele als zuwenige Sorgen macht?"

Ähnliche Fragen können formuliert werden, um den *Zweck zu erkunden, der den Status quo erhält:* „Nehmen wir einmal an, daß es einen anderen wichtigen Grund für Sie gäbe, in dieser unangenehmen Verhaltensweise genauso weiterzumachen wie bisher. Was für einen Grund könnte dies haben? ... Was geht in Ihrer Familie vor, gibt es etwas, was dieses Verhalten von Ihnen rechtfertigt? ... Welche anderen und schwerwiegenderen Probleme löst oder verhindert diese momentane Schwierigkeit?" Die zuletzt genannte Fragemethode eignet sich sehr gut dazu, die Familie dazu zu bringen, ihre eigenen positiven Konnotationen zu problematischen Mustern zu entwickeln.

Die Fragen können auch genauso eingesetzt werden, wenn der Therapeut sich dazu entscheidet, *paradoxe Verwirrung zu stiften:* „Wie gut können Sie denn klauen? ... Wie kommt es, daß Sie so schnell dabei erwischt werden? ... Können Sie es denn nicht ein bißchen geschickter anstellen als bisher?" Die Implikationen dieser Fragen lassen ein Paradox entstehen: Klauen ist im Grunde eine gute Sache, aber doch auch etwas Schlechtes; wenn man erwischt wird, so ist das sehr schlecht, gleichzeitig aber auch gut so! Wenn sie vorsichtig eingesetzt werden, können diese Fragen auch genutzt werden, um *gefürchtete Impulse kurzzeitig miteinander zu verbinden:* „Wie kommt es dann überhaupt, daß Sie sich nicht schon längst umgebracht haben? ... Welche Ideen und Gedanken sollten sich auslöschen lassen? ... Gibt es vielleicht sonst noch bestimmte Verhaltensweisen, die genauso ausgelöscht und begraben werden sollten?" Wenn diese Fragen an einen Klienten gerichtet werden, der sich in seinem Kampf gegen Selbstmordabsichten völlig verstrickt hat, so können sie als befreiend empfunden werden und eine positivere Neubewertung der Situation erleichtern.

Eingebettete Suggestionsfragen

Diese Frageweise eignet sich sehr gut dazu, wenn die Familienmitglieder ein wenig mehr in eine spezifischere Richtung „gelenkt" werden müssen. Der Therapeut baut in jede Frage einen ganz bestimmten Gehalt ein, der die Richtung andeutet, die er therapeutisch als potentiell am nützlichsten erachtet. Wie in Unterkapitel C besprochen werden wird, verwandeln sich diese Fragen aber sofort in „strategische Fragen", und zwar dann, wenn versucht wird, die Klienten zu stark unter Druck zu setzen; etwa wenn es darum geht, Probleme oder Lösungen genauso sehen zu müssen, wie der Therapeut sie sieht. Für die Therapie selbst muß dies nicht unbedingt immer problematisch sein, aber die Sitzungen verwandeln sich dadurch manchmal in halbe Vorlesungen. Es lassen sich allerdings auch Vorkehrungen treffen, damit der Therapeut nicht der Versuchung erliegt, „seine Wahrheiten" als die einzig richtigen anzusehen: Sobald er solche Fragen stellt, sollte er sich schnell auf eine neutrale Position zurückziehen und die Antworten der Familie alle so akzeptieren, wie sie kommen.

In jede Frage läßt sich auch hier wieder eine Vielzahl von Suggestionen einbetten. Der Therapeut kann beispielsweise eine *Umformulierung einbetten:* „Stellen Sie sich einfach vor, daß Sie seine Sturheit nicht mehr als von ihm beabsichtigt empfinden würden, sondern ihn lediglich als so stark verwirrt einschätzen, daß ihm das selbst nicht einmal mehr klar wäre. Er würde auch gar nicht mehr verstehen, was Sie die meiste Zeit von ihm wollten. Wie würden Sie ihn Ihrer Meinung nach dann wohl behandeln?"

Genauso läßt sich eine *alternative Handlung einbetten:* „Was würde Ihre Frau denn machen, wenn Sie einfach einmal bei ihr blieben oder sogar Ihren Arm um ihre Schulter legen würden, statt sich wie sonst bei ihren Wutanfällen zurückzuziehen und sie alleine sitzen zu lassen?... Stellen Sie sich vor, Sie würden diese ruhige und liebenswürdige Art für ein paar Minuten so durchhalten, auch wenn Sie von ihr mehr oder weniger halbherzig zurückgewiesen werden; würde sie dann vielleicht diesen aufmerksamen ersten Schritt von Ihnen als aufrichtig empfinden?"

Zur *Einbettung von Willenskraft* (beispielsweise bei einer Anorektikerin) folgendes Beispiel: „Wann entschloß sie sich dazu, ihren Appetit zu verlieren? ... Wenn sie sich vornimmt, mit dem Essen aufzuhören, wofür streikt sie damit?"

Zum *Einbetten einer Entschuldigung:* „Was könnte Ihrer Meinung nach denn eintreten, wenn Sie zugeben würden, daß Sie einen Fehler gemacht haben und sich dafür entschuldigen würden, statt gar nichts zu ihr zu sagen und ihr aus dem Weg zu gehen?"

Das *Einbetten von Vergebung:* „Nehmen wir einmal an, Ihre Frau wäre bereit, Ihnen zu vergeben. Würde dies bei ihr stillschweigend geschehen – oder würde sie dazu etwas sagen? ... Inwieweit könnten Sie sich denn selbst verzeihen?"

Jede Frage kann nachträglich daraufhin analysiert werden, ob sie eine oder mehrere Suggestionen enthält. Bei den reflexiven Fragen müßte die Einbettung aber vorsätzlich als Teil der therapeutischen Absicht vollzogen werden und nicht zufällig zustande kommen.

Fragen zum normativen Vergleich

Die Klienten und Familien neigen oft dazu, sich und ihre Probleme als nicht normal und von der Norm abweichend einzuschätzen. Daher entwickeln sie zwangsläufig ein Verlangen nach mehr „Normalität". Der Therapeut kann diesen Wunsch dazu benutzen und den Familienmitgliedern bei der Orientierung auf heilsamere Verhaltensmuster behilflich sein, indem er sie bittet, relevante Vergleiche anzustellen. Wenn etwa wie üblich ein Konflikt innerhalb der Familie unterdrückt wird, kann er Fragen an sie richten, die den *Kontrast zu einer sozialen Norm verdeutlichen:* „Glauben sie, daß Sie mit Ihren Meinungsverschiedenheiten offener umgehen als andere Familien? ... Kennen Sie ein paar intakte Familien, die ihren Frustrationen und Ärgernissen offener Ausdruck verleihen können? ... Könnten Sie sich vorstellen, daß diese Familien ihre Offenheit ganz nützlich finden, um wichtigere versteckte Streitfragen aufzuklären?"

Die Fragen können ebensogut gestellt werden, um einen *Kontrast zu einer Entwicklungsnorm hervortreten zu lassen:* „Meistens fühlen sich die Jungen in diesem Alter innerhalb der Familie stärker zum Vater hingezogen. Was bindet Juan so an seine Mutter?"

Wenn die *Kontrastierung mit einer kulturellen Norm* erfolgen soll: „Wäre die Verbindung, die zwischen Ihrer Frau und Ihrem Sohn existiert, Ihrer Meinung nach schwächer, wenn Sie englisch-amerikanischer Abstammung wären?" Die letzte Frage ist natürlich nur dann angemessen, wenn die Familie einen anderen, ethnischen Hintergrund hatte und daran interessiert wäre, sich stärker in einer anderen Kultur zu integrieren. Indem der Therapeut die Aufmerksamkeit der Familienmitglieder auf ihre speziellen Normabweichungen lenkt, hilft er ihnen, relevante Bedeutungen auf einer unteren Ebene mit kulturellen Mustern auf einer höheren Ebene zu verbinden. Er kann dadurch Veränderungen innerhalb der reflexiven Organisation ihrer Wertsysteme in Gang bringen.

Diese Implikationen bezüglich der „Normalität" lassen sich auch in einer anderen Form einsetzen. Statt die Unterschiede hervorzuheben, könnte der Therapeut sich auf die Gemeinsamkeiten konzentrieren. Dieser Weg empfiehlt sich, wenn der Therapeut den Eindruck gewinnt, daß die erlebte Abweichung von der Norm bei den Klienten eine progressive Isolation und Entfremdung generiert. Wenn in einer solchen Situation weiterhin auf die Unterschiede hingewiesen wird, birgt dies unter Umständen die Gefahr weiterer Entfremdung in sich und interferiert dann mit der Fähigkeit der Familie, selbst „normale" soziale Lösungen zu entwickeln. Daher sollte hier auf die Kontrastierung mit der „Normalität" verzichtet werden, und statt dessen könnte der Therapeut die Familie dabei unterstützen, sich selbst wieder als normal zu betrachten.

Hier könnten zum Beispiel einige Fragen in Richtung *einer sozialen Normalisierung* orientiert sein: „Alle Familien haben Schwierigkeiten, wenn es darum geht, ein Ärgernis zu bewältigen. Wann merkten Sie denn zum ersten Mal, daß Sie die gleichen Schwierigkeiten damit haben?"

Wenn auf die *Normalisierung der Entwicklung* hingearbeitet werden soll: „Da ja die meisten Familien irgendwann vor das Problem gestellt werden, daß die Kinder ihr Elternhaus verlassen, müßte es doch in Ihrem Bekanntenkreis Leute geben, die Ihre Situation gut verstehen können, weil sie gerade das gleiche erlebt haben. Fällt Ihnen eine Familie ein? Welcher Elternteil hat Ihrer Meinung nach damit die größten Schwierigkeiten?"

Oder auf eine *kulturelle Normalisierung* hin: „Wenn Ihre Mutter merken würde, daß die meisten amerikanischen Mütter genauso leiden, wenn das letzte ihrer Kinder von zu Hause weggeht, wäre sie Ihrer Ansicht nach sehr überrascht?"

Wenn der Therapeut Fragen formulieren möchte, die einem isolierten Klienten wieder ein stärkeres Gefühl der Zugehörigkeit vermitteln sollen, dann kann es sich als sehr hilfreich erweisen, wenn der Therapeut sich die Fragen so ausdenkt, als wolle er einen Prozeß der *miteinbeziehenden Normalisierung* in Gang setzen. Zum Beispiel könnte er bei einer suizidalen Person die anderen Familienmitglieder fragen: „Glauben Sie, daß sie sich einsam fühlt, wenn sie an Selbstmord denkt? … Wäre sie überrascht, wenn sie herausfände, daß die meisten Leute irgendwann einmal in ihrem Leben suizidale Gedanken haben? … Angenommen, eine Freundin Ihrer Schwester würde sich ihr anvertrauen und zugeben, daß sie auch suizidale Gefühle hat, würde Ihre Schwester ihr das glauben? … Gesetzt den Fall, daß sie herausfinden würde, daß jemand in ihrem Bekanntenkreis tatsächlich schon einmal einen Selbstmordversuch unternommen hat, glauben Sie, daß sie dies sehr schockieren würde? … Wenn sie merken würde, wie häufig solche Probleme vorkommen, würde es ihr dann leichter fallen, darüber zu reden? … Würde es Sie überraschen, wenn sie eines Tages den Mut aufbringen würde, jemanden anderen zu fragen, wie er oder sie eine ähnliche schwierige Phase im Leben gemeistert hat? … Was hilft Ihrer Meinung nach den meisten Menschen, einen anderen Ausweg statt Selbstmord zu finden?"

Wenn der Therapeut diese Fragen in der Gegenwart der suizidgefährdeten Person an eine andere Person richtet, wird die implizite Aufforderung zu antworten an diese zweite Person weitergegeben und der Druck wird abgeschwächt. Die gefährdete Person erhält dadurch einen größeren Freiraum, um sich mit den Fragen und ihren Implikationen zu beschäftigen. Dies ist vor allem dann wünschenswert, wenn die sozialen Erwartungen an eine explizite Antwort unbeabsichtigt eine weitere Entfremdung der gefährdeten Person bewirken würden.

Wenn es sich bei der isolierten Person um ein Kind handelt, sollte sich die Miteinbeziehung an der Familie orientieren: „Nehmen wir mal an, daß jeder hier aus der Familie irgendwann schon etwas gestohlen hat. Was glaubst du, wer hat dann wohl am meisten geklaut? … Und wer kommt an zweiter Stelle? … Und wer als nächster? … Manche Leute sind so clever beim Lügen und Stehlen, daß es hinterher kein Mensch merkt. Wer könnte wohl in deiner Familie dabei am geschicktesten sein, was meinst du? … Wer ist der oder die zweitbeste? Für wen wäre es am schwierigsten, damit wieder aufzuhören? … Für wen könnte es sonst noch sehr schwierig werden?"

Solche und ähnliche Fragen könnten dem Kind helfen, denn durch die familiären Urteile und Bewertungen bezüglich des Lügens und Stehlens wurde es innerhalb der Familie isoliert und verhält sich entsprechend abweisend und defensiv. Die Fragen können dazu führen, daß das Kind wieder als „normales" Mitglied in der Familie aufgenommen wird, damit korrektive Versuche überhaupt beachtet, akzeptiert und gefördert werden können.

Fragen zur Klärung von Unterscheidungen

Das Einleiten oder Klären einer Unterscheidung, die Schlüsselcharakter besitzt, kann für jedes Wertesystem wichtige Konsequenzen nach sich ziehen. Es zeigt sich hierbei besonders dann eine therapeutische Wirkung, wenn die mit dem Problem verknüpften Streitfragen bereits eine größere Verwirrung gestiftet haben. Wenn beispielsweise die Kausalattributionen der einzelnen Familienmitglieder nicht klar hervortreten, ist auch die Wahrscheinlichkeit, daß die Problemlösungsmuster konsistent oder koordiniert sind, äußerst gering. Der Therapeut könnte hier eine Reihe von Fragen einsetzen, mit denen er der Familie zunächst bei der *Klärung ihrer kausalen Attributionen* helfen möchte. Diese können bereits einen Einfluß auf die Familienmitglieder ausüben, auch wenn sie noch verschwommen und inkonsistent sind. Liegt ein solcher Fall einer verdeckten oder weitreichenden Konfusion vor, dann empfiehlt es sich, die gleichen Fragen an verschiedene Familienmitglieder zu richten. So können dieselben Streitpunkte von verschiedenen Sichtweisen her angegangen werden, um der Familie genügend Gelegenheit zu bieten, sich mit allen Aspekten ihrer Unterscheidungen zu befassen.

Kürzlich wurde ein solcher Fall zugewiesen, weil ein adoleszentes Mädchen, nachdem es wiederholt kleinere Diebstähle begangen hatte, nun bei einem schwerwiegenderen Delikt erwischt worden war. An alle Familienmitglieder wurde die gleiche grundlegende Frage gerichtet; jeder sollte etwas über die Auffassungen der anderen sagen und schließlich noch die eigene Meinung dazu äußern: „Glaubst du, daß dein Vater (deine Mutter, dein Bruder, deine Schwester oder du selbst) das Stehlen eher als etwas ‚in der Gesellschaft Verpöntes' oder ‚psychologisch Krankhaftes' oder mehr als etwas ‚Sündiges' betrachtet/betrachten?" Diese Fragekette trug dazu bei, tieferliegende Annahmen über die Art dieses Problems und die Widersprüchlichkeit ihrer korrektiven Anstrengungen offenzulegen. Ein dagegen unerwartetes Resultat bestand nach der Sitzung in dem Versuch des Vaters, im religiösen Bereich nach Hilfen zu suchen. Eine weitere Wirkung zeigte sich bei dem betroffenen Mädchen selbst, als es zugab, daß es die juristischen Konsequenzen seines Tuns bisher nicht richtig bedacht hatte. Sie benutzte diese Einsicht von nun an, um sich erfolgreich gegen weitere und neue Versuchungen dieser Art zur Wehr zu setzen.

Ähnliche Fragen können hilfreich sein, wenn einem Klienten mehr Klarheit über diverse Annahmen verschafft werden soll, zum Beispiel bis zu welchem Grad verschiedene biologische, psychologische oder soziale Faktoren an der Aufrechterhaltung einer Fülle von problematischen Verhaltensweisen beteiligt sind. Natürlich enthalten diese unterschiedlichen Annahmen ganz verschiedene Konsequenzen für die Problemlösungen.

Im folgenden werden hierzu mehrere Varianten angeführt werden, zunächst eine weitere Gruppe von Fragen, die sich darauf konzentriert, *Kategorien zu verdeutlichen:* „Weint Ihre Tochter oft nur, um ihren Kopf durchzusetzen, oder heult sie, weil sie in ihren Gefühlen sehr verletzt wurde? ... Glaubst du, daß es für deinen Vater noch schwieriger ist, zwischen Gequengel und richtigen Tränen unterscheiden zu können?“

Eine andere Gruppe von Fragen versucht, *Sequenzen zu klären:* (Im Fall einer Überdosis) „Haben Sie die Tabletten vor oder nach der Auseinandersetzung genommen, bei der es um Ihren Auszug von zu Hause ging?“

Zur Klärung eines Dilemmas: „Was ist Ihnen wirklich am wichtigsten, eine erfolgreiche, berufliche Karriere oder ein ausgefülltes Familienleben? ... Nehmen wir mal an, beides gleichzeitig ließe sich nicht realisieren. In welche der beiden Möglichkeiten würden Sie Ihre begrenzte Zeit und Energie lieber investieren? ... Wer würde denn am schnellsten erkennen, daß Sie am Ende sogar beide Ziele opfern würden, nur um zu verhindern, sich diesem Dilemma stellen zu müssen?“

Verdeutlichende oder klärende Fragen operieren entweder durch die *Trennung der Komponenten eines Musters* und bauen dadurch Verschwommenheiten ab; oder sie *verbinden bestimmte Elemente* erst *zu einem Muster* und schaffen so neue Unterscheidungseinheiten. Letzteres läßt sich teilweise auch durch Fragen erreichen, die ganz bewußt eine *Metapher einführen:* „Ähnelt sie dann manchmal zunehmend einem Igel, weil sie so stachelig und um so unnahbarer wird, je mehr Sie sich ihr nähern? ... Oder wird sie so klitschig wie der

Samen aus einer Wassermelone, weil sie um so weiter wegflutscht, je stärker Sie drücken?"

Die nächste große Gruppe von Fragen, die *Hypothesen einleiten,* wird weiter unten besprochen werden.

Auch in anderer Hinsicht kann es sich als sehr nützlich erweisen, wenn der Therapeut seine Aufmerksamkeit auf bestimmte Unterscheidungen richtet, die von den Familienmitgliedern getroffen werden. Wenn eine Familie bereits längere Zeit in problematischen Verhaltensmustern verharrt, dann liegt es nahe anzunehmen, daß einige der beteiligten Personen innerhalb dieser Familie an kritischen Unterscheidungen mit übertriebener Klarheit oder Gewißheit festhalten. Das würde auf jeden Fall ihre Fähigkeit beeinträchtigen, alternative Unterscheidungen zu treffen.

Hier könnte der Therapeut der Familie dabei helfen, sich selbst neue Bereiche zu eröffnen, indem er die entscheidenden Voraussetzungen, die dem zugrundeliegen, identifiziert und Fragen stellt, die zur *Unbestimmtheit auffordern:* „Seit wann haben Sie diese Ideen? ... Wann fingen Sie zum erstenmal an, so zu denken? ... Wenn Sie ganz falsch damit liegen würden, wie könnten Sie das überhaupt herausfinden? ... Wie lange würden Sie brauchen, um zu erkennen, daß die Situation gar nicht so ist, wie sie zu sein scheint? ... Nehmen wir an, Sie wären blind, was die Ursache der ganzen Ereignisse betrifft. Wer würde Sie am schnellsten auf Ihre Blindheit aufmerksam machen? ... Gibt es jemanden, dem etwas daran läge, Sie davon zu überzeugen, daß Ihre Sicht der Situation falsch ist? ... Würden Sie eigentlich einen anderen Menschen jemals dazu auffordern, Ihnen dabei zu helfen, das zu sehen, was Sie sonst alleine nicht erkennen würden? ... Wen respektieren Sie so stark, daß Sie dieser Person auch glauben könnten, wenn sie anderer Meinung als Sie wäre?"

Bei diesen Fragen sollte noch zweierlei beachtet werden: sie sind nur reflexiv, wenn sie in einem neutralen Ton gestellt werden und die Haltung des Therapeuten Anerkennung signalisiert; ansonsten könnten sie zu einer strategischen Konfrontation führen.

Fragen, die Hypothesen einleiten

Klinische Hypothesen sind zunächst nur vorläufige Erklärungen, die dazu dienen, dem Therapeuten eine Orientierung zu bieten und sein Verhalten zu organisieren. Darüber hinaus könnten sie sinnvollerweise auch dabei helfen, das Verhalten der Familienmitglieder auf ihre Selbstheilungskräfte hin zu orientieren und auszurichten. Wenn kein Grund dazu besteht, die Arbeitshypothese des Therapeuten der Familie vorzuenthalten, dann kann er ihre eigenen Fähigkeiten zur Findung neuer Lösungen noch steigern, indem er die heuristischen Hypothesen in Form von Fragen einbringt. Die Frageform trägt dazu bei, den provisorischen Charakter zu übermitteln, der bei der systemischen Hypothesenbildung eine große Rolle spielt. Erklärungen oder unmittelbare Feststellungen implizieren dagegen beide ein viel stärkeres Maß an Bestimmtheit.

Es können sich relativ schnell drastische Veränderungen zeigen, wenn die Hypothese kohärent ist und mit den bisherigen Erfahrungen der Familienmitglieder übereinstimmt. Sollte dies nicht der Fall sein, dann wird in den meisten Fällen die Familie selbst dem Therapeuten die wichtigsten Informationen liefern, damit er seine Hypothesen revidiert und sie neu ausarbeiten kann. Die Hypothese muß nicht unbedingt sehr umfassend oder vollständig sein, damit sich eine Wirkung zeigt. Sie kann genauso nützlich sein, wenn sie zunächst nur teilweise ausgearbeitet ist. Beide, der Therapeut und die Familie, können wie ein klinisches Team kooperieren, um gemeinsam eine stärkere systemische Verständigung über die Situation zu schaffen *(co-create)*.

Zu dieser Gruppe läßt sich eine sehr große Untergruppe bilden. Im folgenden werden allerdings nur ein paar Beispiele dazu angefügt, um zu demonstrieren, wie sich einige Aspekte der klinischen Hypothesen einführen lassen. Zum einen können Fragen gestellt werden, um eine *Rekursivität aufzuzeigen:* „Wie verhalten sich eigentlich Ihre Kinder, wenn Sie ärgerlich werden und Ihre Frau sich zurückzieht, beziehungsweise wenn Ihre Frau sich zurückzieht und Sie verärgert reagieren?“

Dann können mit Hilfe der Fragen *defensive Mechanismen offengelegt werden:* „Wenn er seine eigenen Scham- und Schuldgefühle nicht ertragen kann und statt dessen seine Wut an Ihnen ausläßt, was könnte es ihm dann Ihrer Meinung nach vereinfachen, den Schmerz bei sich wahrzunehmen und zuzulassen?“

Eine weitere Frageart hilft, *problematische Antworten zu verdeutlichen:* „Wenn er seinen Ärger benutzt, um seine eigene Verletzlichkeit dahinter zu verbergen, und Ihnen gelingt es einfach nicht, an ihn und seine versteckte Traurigkeit heranzukommen. Hält er Sie dann eigentlich für nachtragend und vergeltend, oder könnte er Sie in diesen Momenten auch als jemanden sehen, der sich gerade selbst schützt oder sogar vor Angst gelähmt ist?"

Zum anderen lassen sich durch bestimmte Fragen auch *grundlegende Bedürfnisse unterstreichen:* „Welche Art von Schutz und Erziehung braucht Ihre Tochter am meisten, um auf natürliche Art und Weise heranwachsen und reifen zu können? ...Was könnte das sein – eher ein physischer und emotionaler Freiraum, in dem sie leben und sich selbst verwirklichen kann? ... Oder bräuchte sie mehr an Zuspruch und Unterstützung? ...

Oder vielleicht strengere Richtlinien und mehr Lenkung?" Durch Fragen lassen sich auch *andere Motive freilegen:* „Als Ihre Frau noch nach einem geeigneten Partner suchte, was suchte sie da Ihrer Meinung nach am ehesten: einen Gefährten für sich selbst, einen Vater für ihre Kinder, jemanden, der sie und die Kinder finanziell unterstützt, einen Sexualpartner – oder was sonst noch?"

Die Fragen können auch als Paradox formuliert werden, um die *Gefahren von Veränderungen zu enthüllen:* „Wenn er gezwungen wäre, sich seinen eigenen Anteil an Ihren Depressionen einzugestehen, könnte er Ihrer Meinung nach damit umgehen? ... Oder glauben Sie, daß er vor lauter Schuldgefühlen selbstmordgefährdet werden würde?"

Eine vollständig elaborierte systemische Hypothese kann unter Umständen zu umfassend sein, um sich in eine Frage umformulieren zu lassen. In diesem Falle wäre sie in Form einer Feststellung angebrachter. Selbstverständlich sollte sich kein Therapeut daran gebunden fühlen, ausschließlich nur Fragen zu stellen.

Therapeut und Team bilden des öfteren ihre Hypothesen sowohl über den Behandlungsverlauf als auch über die Familie selbst. Folglich können sich bestimmte Fragen darauf konzentrieren, die *Hypothesen über das therapeutische System zu verdeutlichen:* „Wenn ich mich Ihnen gegenüber zunehmend mehr wie ein Familienmitglied geben würde und weniger als Therapeut, wie könnte sich das äußern? ... Wer würde das hier in unserem Kreis am schnellsten bemerken? ... Wenn ich für ihn wiederholt Partei ergreifen würde, ohne es selbst zu merken, würden Sie mich darauf hinweisen?"

Ebenso läßt sich mit Hilfe von Fragen auch eine *therapeutische Sackgasse* entlarven: „Nehmen wir einmal an, daß ich Ihnen überhaupt nicht helfen könnte, weil meine Eingaben Ihre Eigenständigkeit laufend mißachten würden. Was würden Sie in einem solchen Fall tun? ... Gesetzt den Fall, daß ich zu der Meinung gelangt wäre, daß im Grunde nur Sie selbst entscheiden könnten, ob Ihnen die Fortführung der Therapie etwas bringt – können Sie diese Meinung akzeptieren?"

Fragen, die den Prozeß unterbrechen

Diese letzte Gruppe von Fragen kann interessanterweise dazu genutzt werden, um den augenblicklichen Verlauf und Stand eines Interviews zu kommentieren. Hierzu folgendes Beispiel: Ein Paar hat wegen eines bestimmten Konfliktes die Therapie begonnen und fängt im Verlauf einer Sitzung so an zu streiten, daß jede weitere Interaktion ergebnislos und gefährlich schiene. Hier könnte der Therapeut nun Fragen an die Kinder richten, um den *gegenwärtigen Ablauf aufzuzeigen:* „Wenn eure Eltern daheim sind, streiten sie dann ebensoviel wie hier? ... Oder sogar noch mehr? ... Wer von euch wird am ehesten versuchen einzugreifen? ... Wer von euch wird sich heraushalten?"

Wenn sich das Eltempaar für die Unterhaltung interessiert, die der Therapeut mit den Kindern über sie, die Eltern, begonnen hat, werden sie ihren Streit unterbrechen und rutschen so plötzlich in die Beobachterperspektive. Dadurch wird der laufende Prozeß unterbrochen, und dieser Weg ist mit Sicherheit eleganter, dieses in Therapien sehr häufige Problem zu lösen. Das Paar unterbricht sich beim Streiten selbst reflexiv, ohne vorher dazu gebeten oder aufgefordert worden zu sein.

Ziel dieser Fragen kann ebenso sein, die *therapeutische Beziehung zu überdenken:* „Glauben Sie, daß ich Ihren Vater durch die Art meiner Fragestellung verletzt haben könnte? ... Könnte es sein, daß ich mich zu stark darauf eingelassen habe, alles zu sehr aus der Sicht Ihrer Mutter zu sehen?"

Sicher kommt es manchmal vor, daß der Therapeut eine Frage gerne dazu benutzen würde, *um den therapeutischen Prozeß indirekt zu kommentieren.* Wenn die Eltern beispielsweise ihren Kindern unbewußt vermitteln, die Enthüllung bestimmter heikler Informationen zu vermeiden. Er könnte dann folgende Frage wählen: „Ich weiß zwar ziemlich sicher, daß du das nie tun würdest, aber nehmen wir jetzt trotzdem mal an, du würdest zu den Nachbarn gehen, und denen alles erzählen, was bei euch daheim so passiert. Wer würde sich darüber wohl am meisten aufregen?" Eine solche Frage trägt dazu bei, der Ursache der Befangenheit näherzukommen und kann die Eltern dazu bewegen, dem Kind explizit die Erlaubnis zu erteilen, frei über alles zu sprechen, da eine Therapie in einem anderen Rahmen stattfindet.

Es sollte hierbei nicht vergessen werden, daß solche unerwarteten Enthüllungen einzelne Familienmitglieder nach der Sitzung trotzdem noch der Gefahr einer Vergeltungsmaßnahme aussetzen können. Daher könnte der Therapeut hier noch Fragen stellen, um *Folgereaktionen zu minimieren:* „Glauben Sie, daß Ihre Tochter sich davor fürchtet, daß Sie nach der Sitzung wütend auf sie sind, weil sie hier so viele Dinge erzählt hat? Würde sie es denn zugeben, wenn sie Angst hätte? ... Würde sie sich das auch vor sich selbst zugeben? ... Oder glaubt sie, daß Sie erkennen, wie wichtig es für sie ist, ihre Klagen offen zu erwähnen, damit wir darüber sprechen können, auch wenn das Verwirrung stiftet?"

Zum Schluß noch einige Fragen, die gestellt werden können, um die *Bereitschaft zur Beendigung (der Therapie) zu fördern:* „Haben Sie schon einmal darüber nachgedacht, daß die Weiterführung der Therapie auch Ihre Fähigkeit, von selbst auf Lösungen zu stoßen, beeinträchtigen könnte? ... Nehmen wir an, die Therapie würde heute aufhören, wen würde das am stärksten verwirren? ... Wer wäre erleichtert darüber? ... Haben Sie sich schon jemals selbst alle diese Fragen gestellt, die wir hier besprechen?"

Zusammenfassender Kommentar

Die hier erfolgte Zusammenfassung der reflexiven Fragen erhebt keineswegs den Anspruch, umfassend oder vollständig zu sein. Es sollte vielmehr gezeigt werden, wie vielfältig die Fragen sind, die sich auf diese Weise anwenden lassen. Darüber hinaus sollten genügend Beispiele geliefert werden, damit der unterschiedliche Charakter dieser Fragen zum Vorschein kommen kann. Erfahrenen Therapeuten werden die meisten der Fragen bekannt vorkommen, wahrscheinlich benutzen sie seit Jahren schon einige davon – vielleicht auf ähnliche Art und Weise, vielleicht auch ganz unterschiedlich. Das Wichtigste an diesem Kapitel scheinen mir auch nicht die Fragen zu sein, sondern vielmehr die Erkenntnis des Therapeuten, daß diese Fragen sich sehr genau differenzieren lassen und bei gezielter Anwendung die Selbstheilungskräfte der Familie fördern. Sollte diese Erkenntnis zu einem Bestandteil des jeweils aktuellen Prozesses werden, bei dem der Therapeut strategisch vorgeht und plant, welche Fragen er während des Interviews stellt, dann wird sich eine deutliche therapeutische Wirkung erzielen lassen.

Wie bereits in Unterkapitel A erwähnt, haben auch verschiedene andere Autoren diesen Prozeß untersucht, der sich bei der Führung eines systemischen Interviews vollzieht. Einige von ihnen haben auch die Fragen auf ihre Anwendung als therapeutische Intervention hin geprüft. Lipchik und De Shazer (1986) beschreiben „das zweckvolle Interview" *(purposeful interview)* und entwickeln eine Gruppe von „konstruktiven Fragen", Fleuridas et al. (1986) nehmen die „Fragen, die als Intervention benutzt werden" in ihre Liste der zirkulären Fragen mit auf. White (1986) schildert einen Prozeß, der sich „kybernetisches Fragen" und „komplementäres Fragen" nennt. In einigen Punkten überschneiden sie sich alle mit den reflexiven Fragen, die in diesem Artikel vorgestellt wurden, im besonderen die Fragen von White. Es gibt noch einige wichtige Unterschiede, denn das reflexive Fragen zielt viel stärker auf eine explizite Anerkennung der Autonomie der Familie bei der Festlegung des Ergebnisses. Dies beeinflußt nämlich in großem Maße sowohl die Auswahl der therapeutischen Fragen, als auch die Art und Weise der Fragestellung. Diese Punkte sollen im Unterkapitel C weiter erörtert werden.

Das systemische Interview als Intervention[1]

Teil C: Lineale, zirkuläre, strategische oder reflexive Fragen?

Zusammenfassung

„Systemisches Interview als Intervention" wird als „Handlung verstanden, bei der alles, was der Gesprächsleiter tut und sagt und nicht tut und nicht sagt, als eine Intervention aufgefaßt" wird (siehe auch Unterkapitel A). Jede therapeutische Frage verkörpert eine gewisse Absicht und rührt von bestimmten Annahmen her. Viele Fragen werden mit der Absicht gestellt, den Therapeuten über die Situation und die Erlebnisse des Klienten zu informieren. Andere Fragen zielen hauptsächlich dahin, eine therapeutische Veränderung herbeizuführen. Ein Teil dieser Fragen basiert auf linealen Annahmen über die Phänomene, denen sich der Therapeut zuwendet; andere Fragen stützen sich auf zirkuläre Annahmen. Die Unterschiede, die bei allen diesen Fragen bestehen, sind bedeutsam, denn sie können ganz verschiedene Wirkungen auslösen.

Das vorliegende Kapitel untersucht diese Sachverhalte und bietet eine graphische Darstellung, in der die vier wichtigsten Fragegruppen unterschieden werden. Diese Darstellung kann von Therapeuten angewandt werden, um ihre Entscheidungsprozesse bezüglich bestimmter Fragetypen zu steuern; ebenso kann sie bei wissenschaftlichen Forschungen die Untersuchung verschiedener Interviewstile erleichtern.

Aus der Beobachterperspektive heraus betrachtet, stellen sich psychotherapeutische Sitzungen im wesentlichen als Unterhaltun-

1 Mein besonderer Dank gilt den Alberta Mental Health Services für deren Unterstützung des Familientherapieprogramms, in dessen Verlauf diese Gedanken entwickelt wurden. Quellenverzeichnis siehe S. 254.

gen (conversations) dar. Therapeutische Gespräche sind jedoch niemals gewöhnliche Unterhaltungen, da sie sich auf das Bestreben gründen, seelische Beschwerden und Leiden zu lindern und eine Heilung herbeizuführen. Die Unterhaltungen vollziehen sich zwischen dem Therapeuten und den Klienten im gegenseitigen Einverständnis, daß der Therapeut gezielt dazu beitragen wird, eine konstruktive Veränderung der problematischen Erfahrungen und Verhaltensweisen der Klienten herbeizuführen. Während andere Unterhaltungen durchaus auch therapeutische Wirkungen haben können (beispielsweise persönliche Unterredungen zwischen Familienmitgliedern, Freunden, Arbeitskollegen, im Bekanntenkreis und sogar zwischen Fremden), würde man diese Unterhaltungen jedoch nicht als „therapeutisch" einstufen; es sei denn, es bestünde auch hier eine Übereinkunft, daß ein Teilnehmer die Verantwortung dafür trägt, dieses Gespräch mit einer therapeutischen Absicht für die anderen zu leiten. Somit übernimmt der Therapeut in einer Unterhaltung eine bestimmte Rolle hinsichtlich des Heilungsprozesses. Diese Rolle erlegt ihm die Verpflichtung auf, der anderen Person bei der Lösung ihrer persönlichen und zwischenmenschlichen Schwierigkeiten behilflich zu sein.

Die Stellung des Therapeuten während eines solchen therapeutischen Gesprächs impliziert nicht nur besondere Verpflichtungen, sie stattet ihn auch mit besonderen Rechten aus. Ein Beispiel dafür ist der Umstand, daß sich ein Therapeut völlig legitim nach den persönlichen und privaten Erlebnissen des Klienten erkundigen kann. Dabei können oftmals bestimmte wunde Punkte des Klienten bloßgelegt werden, und daher liegen die Möglichkeiten, die weitere seelische Erschütterungen auslösen können, sehr nahe bei denen, die eine Heilung bewirken. Der Unterschied hier liegt einzig in der Art und Weise, wie eine solche Befragung erfolgt. Einige Unterhaltungsmuster sind in viel stärkerem Maße therapeutisch als andere. Einer der Faktoren, der zu solchen Schwankungen beiträgt, hat mit der Art der gestellten Fragen zu tun.

Gewöhnlich liefert der Therapeut während eines Gesprächs, das eine Heilung hervorrufen soll, sowohl die Aussagen als auch die Fragen. Dabei handelt es sich um recht unterschiedliche Äußerungen. Im allgemeinen geben Aussagen Sachverhalte, Positionen oder auch Ansichten bekannt *(set forth)*, wohingegen Fragen solche Sachverhalte, Positionen oder Ansichten hervorrufen *(call forth)*. Mit anderen Worten: Fragen neigen dazu, Antworten zu fordern, und Aussagen tragen dazu bei, sie zu liefern. Gleichzeitig schließen sich diese Merkmale aber nicht gegenseitig aus, denn es gibt zwischen Fragen und Aussagen beträchtliche Überlappungen. Beispielsweise lassen sich Fragen auch in Form von Aussagen stellen: „Sie müssen einen Grund dafür gehabt haben, um herzukommen und mich zu treffen"; „Die meisten Menschen kommen, weil irgend etwas sie sehr stark belastet." Umgekehrt können Aussagen in Form von Fragen gemacht werden: „Ist es nicht interessant, daß Sie wieder so spät kamen?"; „Warum sind Sie nicht früher weggegangen, wenn Sie wußten, daß der Verkehr so stark sein würde?"[2]

Trotz dieser Überlappungen scheint es berechtigt zu sein, anzunehmen, daß die sprachliche Form, die bei den Beiträgen des Therapeuten überwiegt, einen entscheidenden Einfluß auf die Art und den Verlauf des sich entwickelnden Gesprächs haben wird.

Es scheint einiges dafür zu sprechen, daß der Therapeut hauptsächlich Fragen stellt, besonders am Anfang und in der Mitte eines Interviews. Dies trägt beispielsweise eher dazu bei, ein klientenorientiertes Gespräch zu führen. Die Wahrnehmungen, Erfahrungen, Reaktionen, Belange, Ziele, Pläne des Klienten und so weiter werden so ständig hervorgerufen und stehen im Mittelpunkt der Unterhaltung. Wenn der Therapeut auf die Antworten des Klienten mit weiteren Fragen eingeht, dann wirken im Verlauf des Gespräches die Erfahrungen und Werte des Therapeuten unterstützend. Folglich konzentriert sich die „Arbeit" innerhalb der Sitzung automatisch auf den Klienten und nicht auf den Therapeuten, vorausgesetzt, das Verhältnis von Fragen und Aussagen überwiegt zugunsten der Fragen.

Ein weiterer Vorteil liegt darin, daß für den Klienten der Aufforderungscharakter, sich an der Unterhaltung zu beteiligen, bei Fragen stärker wirkt als bei Aussagen. Die grammatische Form eines Satzes, der eine Frage stellt, weckt die gesellschaftliche Erwartung auf eine

2 Man könnte behaupten, daß jede Aussage bestimmte Fragen aufwirft und daß jede Frage bestimmte Aussagen impliziert. Diese „Realität" kann aus der Sicht eines Beobachters, der eine gründliche Analyse der verbalen Abläufe erstellt, durchaus gültig und zutreffend sein; gewöhnlich wird es aber von denen, die sich aktiv an der Unterhaltung beteiligen, nicht so empfunden. Trotzdem kann sich der Klient die Vielfalt dessen, was angedeutet oder impliziert wird (durch das, was der Therapeut sagt oder fragt), selbst durch Reflexion bewußt machen.

Antwort. Rhythmus und Ton und die sich ergebenden Pausen in den Äußerungen des Therapeuten erhöhen die Erwartungen auf eine Erwiderung. Vermittelt der Therapeut außerdem eine deutliche Bereitschaft, zuzuhören und die Antworten des Klienten zu hören, wird diese Erwartung sogar noch bestärkt. So werden die Klienten durch das Stellen von Fragen aktiv an einem Dialog mit dem Therapeuten beteiligt. Sogar sehr distanzierte und / oder mutistisch Klienten empfinden es als sehr schwierig, sich dem Einstieg in den Prozeß eines stummen Kommunizierens zu entziehen, wenn Fragen an sie gerichtet werden.

Wenn die Therapeuten hauptsächlich Fragen stellen und auf Aussagen verzichten, so hat dies ferner den Vorteil, daß die Klienten dadurch angeregt werden, selbst über ihre Probleme nachzudenken. Dies begünstigt die Autonomie der Klienten und vermittelt den Familienmitgliedern ein stärkeres Gefühl einer persönlichen Leistung, wenn sich eine therapeutische Veränderung einstellt. Dies ist auf alle Fälle vorteilhafter, als eine Abhängigkeit vom „speziellen Wissen" des Therapeuten zu fördern.

Dennoch sind hier Einschränkungen zu machen, was das Übergewicht von Fragen im Verhältnis zu den Aussagen betrifft. Ein Therapeut kann sich tatsächlich hinter einer unaufhörlichen Anzahl von Fragen verstecken und es versäumen, als reale Person in dieser Beziehung aufzutreten. Dies kann sich sehr nachteilig auf die Entfaltung eines therapeutischen Bündnisses auswirken. Gewöhnlich müssen die Klienten den Therapeuten als jemanden erfahren, der ihnen Kohärenz und Integrität vermittelt, damit sie ihm mehr Vertrauen entgegenbringen können und ihr Zutrauen wachsen kann. Wenn der Therapeut dies erreichen will, so muß er von Zeit zu Zeit Aussagen machen und bezüglich bestimmter Sachverhalte einen Standpunkt beziehen (selbst dann, wenn die vertretene Position besagt, daß ganz bewußt keine Position vertreten werden soll, etwa ob sich ein Paar trennen oder zusammenbleiben soll).

Auch kann die gesellschaftliche Erwartung auf Antworten beim Klienten als Forderung erfahren werden und zu einer Belastung für ihn oder sie werden. Bestimmte Fragen können sehr aufdringlich oder bedrohlich wirken. Eine längere Frageabfolge kann schnell inquisitorische Züge erhalten oder auch als Bestrafung empfunden werden. Alle diese Möglichkeiten betonen die Notwendigkeit, daß Therapeuten das Gespräch ständig überwachen und gegebenenfalls dazu übergehen müssen, Aussagen zu machen, wenn ihre Fragen therapiewidrig werden. Andrerseits kann einem Teil dieser Schwierigkeiten begegnet werden, indem die Frageart gewechselt wird.

Das Verhältnis von Fragen und Aussagen, als die vom Therapeuten getroffenen Äußerungen, wird bei den verschiedenen Therapieschulen recht unterschiedlich gehandhabt. Der Mailänder systemische Ansatz stützt sich beispielsweise stark auf das Fragen, wohingegen die strukturellen und strategischen Ansätze ebenso gezielt Aussagen einsetzen. Unter den Variablen, die dieses Verhältnis von Fragen und Aussagen in einer bestimmten Sitzung bestimmen, wäre die theoretische Ausrichtung und der persönliche Ansatz des Therapeuten zu nennen sowie die Problemarten, Werte und Erwartungen und die Interaktionsstile, die von den Klienten selbst gezeigt werden; ebenso zählt das idiosynkratische Interaktionsmuster dazu, das sich zwischen den Beteiligten herausbildet. Soweit mir bekannt ist, wurden die Auswirkungen dieses Verhältnisses innerhalb der Ehe- und Familientherapieforschung noch nicht systematisch untersucht, noch wurden die Auswirkungen einer bewußten Veränderung in diesem Frage-Aussage-Verhältnis während eines Interviews überprüft.

Obgleich sich das vorliegende Kapitel sich überwiegend auf Fragen und die Unterschiede, die es hier gibt, konzentriert, soll dadurch keineswegs der Eindruck erweckt werden, daß der Therapeut ausschließlich Fragen stellen soll. Es erscheint völlig berechtigt, daß die Therapeuten ihren Klienten auch Antworten liefern, wenn diese nicht über grundlegende Informationen verfügen oder nicht den Wissenshintergrund haben, um kohärent zu antworten. Außerdem können provisorische „Wenn-dann"-Aussagen, die kognitive Prozesse klären, sehr stark dazu beitragen, daß innerhalb einer Familie wichtige Ereignisse wahrgenommen und verstanden werden. Wenn beispielsweise Eltern von ihrem Kind wiederholt Offenheit *(disclosure)* fordern, lehren sie manchmal ganz unbeabsichtigt ihr Kind zu lügen. Das Kind lernt nämlich möglicherweise so, alle Arten von Antworten zu erfinden, nur um die elterliche Forderung nach einer sofortigen Reaktion zu befriedigen. Ferner stellen ironische und unglaubwürdige Aussagen von seiten des Therapeuten manchmal das wirksamste Mittel dar, um bei den Klienten Fragen aufzuwerfen und ihre Fähigkeit zu steigern, von sich aus passende Entdeckungen zu machen.

Therapeutische Intentionen und Annahmen

Wie bereits oben erwähnt, kann davon ausgegangen werden, daß jede Frage eine Absicht verkörpert. Der Therapeut bezweckt mit seiner Frage etwas, unabhängig davon, ob dies bewußt geschieht oder nicht. Die Absicht oder der Zweck entstammt dem Konzept des strategischen Vorgehens (siehe auch Unterkapitel A), das die Entscheidungen lenkt, die der Therapeut während einer Unterhaltung von einem Augenblick zum nächsten trifft. Am häufigsten stellt der Therapeut die Fragen in der Absicht, etwas über die Klienten oder ihre Situation herauszufinden. Durch den Einsatz von Fragen ermutigt der Therapeut seine Klienten dazu, ihn an ihren Problemen, Erfahrungen, ihrer Vorgeschichte, ihren Hoffnungen, Erwartungen und so weiter teilhaben zu lassen. Die unmittelbare Absicht des Fragens liegt darin, das Verständnis des Therapeuten zu entwickeln. Die Fragen sind so angelegt, daß sie solche Antworten bei den Klienten auslösen, die den Therapeuten dazu in die Lage versetzen, sprachlich mit den Klienten eine Verbindung einzugehen. Weiterhin lassen sich wichtige Unterscheidungen treffen, was die Erfahrungen der Klienten betrifft, und es können klinisch relevante Erklärungen über ihre Probleme geliefert werden.

Die Fragen werden gewählt, um das therapeutische Vorgehen gemäß der Konzepte der Zirkularität und des Hypothetisierens (siehe auch Unterkapitel A) zu unterstützen. Es wird von den Familienmitgliedern erwartet, entsprechend ihres bereits vorhandenen Verständnisses zu antworten. In der Regel wird nicht von ihnen erwartet, daß sie sich aufgrund dieser Fragen verändern. Mit anderen Worten, der Therapeut ist während solcher Befragungen der primäre Punkt für eine beabsichtigte Veränderung, nicht der Klient oder die Familie. In solchen Augenblicken besteht das Ziel des Interviews für den Therapeuten darin, sich an der problematischen Situation und den idiosynkratischen Erfahrungen des Klienten und der Familienmitglieder zu orientieren. Da der Therapeut seine Eindrücke und Bilder durch die verbalen und nonverbalen Antworten

3 In einer früheren Veröffentlichung (Tomm 1985) verwies ich auf diese Fragen als „deskriptiv“, weil sie die Klienten dazu auffordern, ihre Situation und ihre Erfahrungen zu beschreiben. Das Adjektiv „deskriptiv“ könnte aber implizieren, daß die Familienmitglieder objektive Berichte über Ereignisse und Erfahrungen liefern, und daher kann dies irreführend sein. Ich bevorzuge daher jetzt die Bezeichnung „Orientierungsfragen“ *(orienting questions)*, weil es präziser und

der Familie gewinnt, muß er weitere Fragen stellen, um Leerstellen zu füllen, Zweideutigkeiten zu klären und Widersprüche zu lösen, die sich gebildet haben. Daher stellt der Therapeut zu Beginn eines Interviews hauptsächlich Orientierungsfragen *(orienting questions)*.[3]

Häufig ergeben sich Gelegenheiten, die für eine therapeutische Intervention besonders günstig erscheinen, noch während der Phase, in der die Situation des Klienten eingeschätzt werden soll. Der Therapeut erkennt einen „guten Moment" oder ein „Sichöffnen" während der Unterhaltung, um die familiären Wahrnehmungen oder Werte zu beeinflussen. Mit anderen Worten: Die Situation erlaubt ein Handeln von seiten des Therapeuten, wodurch es den Familienmitgliedern dann ermöglicht werden könnte, ihre Ansichten zu ändern und daran anknüpfend auch ihr Verhalten. Der Therapeut kann seine Vorgehensweise ändern und anstelle von Fragen Aussagen einsetzen. Entscheidet er sich jedoch dazu, die Befragung fortzusetzen, kann er solche Gelegenheiten dennoch nutzen, indem er therapeutische Interventionen in Frageform einführt.

Aus vielerlei Gründen dürfte es der Therapeut sogar vorziehen, Fragen anzuwenden, anstatt auf Aussagen zurückzugreifen, wenn er den Klienten beeinflussen möchte. Er wird dann beeinflussende Fragen *(influencing questions)* formulieren, also die Frageart, die am wahrscheinlichsten eine therapeutische Veränderung auszulösen vermag. In diesem Fall ist der primäre Punkt für die gewünschte Veränderung der Klient oder die Familie, nicht der Therapeut. Das bedeutet keinesfalls, daß der Therapeut als Folge der vom Klienten gelieferten Antworten auf diese Frage nun in seinem Verständnis einer weiteren Veränderung nicht mehr offen gegenübersteht. Er ist im Gegenteil für Veränderungen, die sich aufgrund einer beeinflussenden Frage einstellen, immer zugänglich; ansonsten wird die Frage nämlich rein rhetorisch. Die Veränderung beim Therapeuten ist jedoch sekundär hinsichtlich seiner gefaßten Absicht, diese spezielle Frage zu formulieren.

Eine wichtige Dimension zur Differenzierung von Fragen ist folglich ein Kontinuum bezüglich des gewünschten Änderungspunktes,

kohärent ist mit einer kybernetischen Erklärung zweiter Ordnung dessen, was sich während eines Interviews ereignet. Nach den Antworten, die der Therapeut von den Familienmitgliedern erhält, kann er oder sie die eigenen nachfolgenden Handlungen ausrichten; die Antworten werden nicht unbedingt als Aussagen über eine objektive „Realität"gewertet.

der sich hinter der Frage verbirgt. An einem Ende dieses Kontinuums überwiegt die Absicht, sich zu orientieren, die die eigene Veränderung bewirken kann, und am entgegengesetzten Ende überwiegt die Absicht zu beeinflussen, die eine Veränderung bei anderen hervorrufen soll. Orientierungsfragen sollen zu einer Antwort ermutigen, um die Wahrnehmungen und das Verständnis des Therapeuten zu verändern, wohingegen beeinflussende Fragen dazu gedacht sind, eine Antwort auszulösen, die die Wahrnehmungen und das Verständnis der Familie verändern könnte. Jede spezielle Frage kann natürlich vermischte Absichten enthalten und kann überall entlang des Kontinuums angesiedelt sein. Die Unterscheidung zwischen Orientierungs- und beeinflussenden Fragen stellt eine Aufforderung an die Therapeuten dar, stärker auf ihre Absichten zu achten, wenn sie im Verlauf des Interviews strategisch verfahren und die nächste Frage überlegen.

Eine zweite wichtige Dimension zur Differenzierung von Fragen hängt mit den wechselnden Annahmen über die Natur der kognitiven Phänomene und, den therapeutischen Prozeß zusammen. Es erscheint wohl einigermaßen einsichtig zu sein, anzunehmen, daß ein Netz von Annahmen und Vorannahmen bezüglich der Sachverhalte, die erfragt werden, bereits im Geiste des Therapeuten existiert; dieses Netz dient als Grundlage oder Grundprinzip für die Frage. Meistens sind Therapeuten solche zugrundeliegenden Annahmen oder Vorannahmen nicht bewußt, während er das Interview führt. Sie können jedoch bewußt werden und absichtlich in die eine oder andere Richtung modifiziert werden. Alle diese Annahmen lassen sich mit anderen Worten ebenso entlang des Kontinuums anordnen. So können die überwiegend linealen oder Ursache-und-Wirkung-Annahmen genauso an einem Ende des Kontinuums stehen und am entgegengesetzten Ende dann die überwiegend zirkulären oder kybernetischen Annahmen.

Die Unterscheidung zwischen „lineal" und „zirkulär" wurde durch Batesons bahnbrechende Arbeit bei seinen Untersuchungen zur Natur des Geistes (Bateson 1972, 1979) in die Familientherapie eingebracht. Seit dieser Zeit hat sich ein dichtes Geflecht von Ideen, Konzepten und Assoziationen um diese Unterscheidung gerankt. Die Literatur zur Familientherapie ist mittlerweile von diesen Ideen durchdrungen. So werden lineale Annahmen zum Teil mit Reduktionismus, kausalem Determinismus, Urteilshaltungen *(judgemental attitudes)* und strategischen Ansätzen assoziiert. Zirkuläre Annahmen werden manchmal mit Holismus, interaktionalen Prinzipien, Strukturdeterminismus, neutralen Haltungen bzw. Einstellungen und systemischen Ansätzen in Verbindung gebracht.

Diese Assoziationen implizieren nicht unbedingt Identität oder Isomorphismus innerhalb des jeweiligen Wustes von Konzepten; noch implizieren sie, daß lineale und zirkuläre Annahmen sich gegenseitig ausschließen. Die Annahmen und die dazugehörigen Assoziationen können sich überlappen und auch gegenseitig bereichern, denn die Unterscheidung „lineal und zirkulär" kann als komplementär betrachtet werden und nicht nur als „Entweder-oder"-Unterscheidung. Bei den meisten Therapeuten sind diese Konzepte in unterschiedlichem Ausmaß verinnerlicht, und sehr wahrscheinlich wenden sie die Begriffe aus beiden Feldern an, allerdings auf verschiedene Art und Weise, mit unterschiedlicher Kontinuität und zu verschiedenen Zeiten. Alle diese Annahmen und Vorannahmen haben einen bedeutenden Einfluß auf die Art der gestellten Fragen, obwohl sie diese Wirkung nicht offen und unbewußt ausüben. Folglich trägt diese zweite Dimension zu einem klareren Verständnis der Unterschiede bei, die es bei den gestellten Fragen gibt.

Eine Schnittstelle zwischen diesen beiden grundlegenden Dimensionen (also die Intentionalität und die Annahmen des Therapeuten) ergibt vier Quadranten, die dazu dienen können, vier grundlegende Arten von Fragen zu unterscheiden. Weiter unten werden diese Quadranten in einer graphischen Darstellung (Abb. 1) angezeigt werden. Die horizontale Mittellinie stellt den Grad dar, in dem sich die Intentionalität des Therapeuten danach ausrichtet, beim Therapeuten selbst oder bei anderen eine Veränderung auszulösen. Die vertikale Achse zeigt den Grad an Linealität oder Zirkularität in den therapeutischen Annahmen über die relevanten kognitiven Prozesse.

Vermutet der Therapeut bei den zu klärenden Sachverhalten einen überwiegend linealen oder einen Ursache-und-Wirkungzusammenhang, dann werden seine Orientierungsfragen dies widerspiegeln und als „lineale Fragen" bezeichnet werden. Vermutet er, daß es sich bei den untersuchten Vorgängen um zirkuläre, sich wiederholende oder kybernetische Vorgänge handelt, dann werden die Fragen zu „zirkulären Fragen". Unterstellt der Therapeut, daß die Möglichkeit besteht, andere Personen unmittelbar durch das Bereitstellen von Informationen oder durch Instruktionen zu beeinflussen, dann werden die beeinflussenden Fragen „strategische Fragen" genannt. Wenn der Therapeut vermutet, daß der Einfluß nur indirekt ausgeübt wird, etwa durch Verstörung von bereits zuvor existenten zirkulären Prozessen bei oder zwischen den Familienmitgliedern, dann werden die beeinflussenden Fragen zu „reflexiven Fragen".

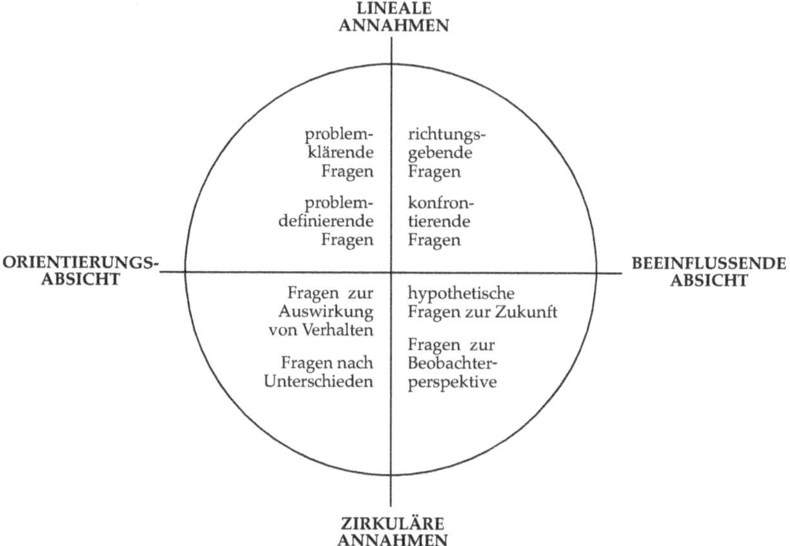

Abb. 1: Eine Darstellung zur Unterscheidung der vier wichtigsten Fragegruppen

Da bestimmte Fragen verschiedene Abstufungen an Linealität und Zirkularität aufweisen können sowie auch eine voneinander abweichende Intentionalität, lassen sie sich überall auf diesem Diagramm ansiedeln. Bestimmte Fragearten werden jedoch dazu tendieren, in einen bestimmten Quadranten zu fallen. Beispielsweise zeigen die häufig gebrauchten Arten der problemdefinierenden und der problemklärenden Fragen eine lineale Untersuchungsweise (einen linealen Befragungsmodus). Unterscheidungsfragen und eine Reihe von Fragen zur Auswirkung von Verhalten lassen die Untersuchung eines zirkulären Prozesses vermuten. Richtungsgebende und konfrontierende Fragen neigen dazu, regulatorisch und strategisch zu sein. Fragen zur Zukunft und Fragen zur Beobachterperspektive sind häufig reflexiv. Verschiedene Fragearten und -abfolgen haben erwartungsgemäß sehr verschiedene Auswirkungen innerhalb der sich vollziehenden therapeutischen Unterhaltung. Wenn ein Klient beispielsweise über ein zurückliegendes Ereignis berichtet, so wird die Art und Weise, wie er darüber erzählt, durch den Wortlaut und die Betonung der therapeutischen Frage beeinflußt. Eine lineale Frage wird eine lineale Beschreibung auslösen, wohingegen zirkuläre Fragen zirkuläre Beschreibungen hervorrufen werden. Im folgenden sollen diese vier Hauptgruppen von Fragen jeweils anhand einiger Beispiele kurz veranschaulicht werden, bevor ihre unterschiedlichen Wirkungen genauer geprüft werden.

Vier Hauptgruppen von Fragen

a) Lineale Fragen

Der Therapeut wendet diese Frageart an, um sich über die Situation des Klienten zu informieren. Die Fragen stützen sich auf lineale Annahmen über die Art der kognitiven Phänomene. Die Absicht, die hinter diesen Fragen steht, ist überwiegend untersuchend *(investigative)*.[4]

Der Therapeut verhält sich hier wie ein Detektiv, der versucht, ein kompliziertes Rätsel zu entwirren. Die grundlegenden Fragen lauten: „Wer tat was? Wo, wann und warum?“ In den meisten Interviews wird zumindest mit einigen linealen Fragen eingeleitet. Dies ist öfters angebracht, um die Familienmitglieder durch ihre typischerweise linealen Auffassungen bezüglich der problematischen Situation miteinander „zu verbinden“. Durch diesen Fragestil neigt der Therapeut dazu, eine reduktionistische Haltung anzunehmen, indem er versucht, die spezifische Ursache des Problems zu ermitteln. Es wird in dieser Phase versucht, bestimmte Teile auszusondern, so daß sich die Ursache des Problems schließlich deutlich abzeichnet.

Der Therapeut kann eine Sitzung beispielsweise mit einer Folge von linealen Orientierungsfragen eröffnen, wie die folgenden Beispiele zeigen sollen: „Welche Probleme haben Sie heute zu mir geführt?“ (Hauptsächlich wegen der Depression); „Wer hat Depressionen?“ (Mein Ehemann); „Und was deprimiert Sie so stark?“ (Ich weiß es nicht); „Haben Sie Schlafstörungen?“ (Nein); „Haben Sie ab- oder zugenommen?“ (Nein); „Zeigen sich bei Ihnen sonstige Symptome?“

4 Im Sinne einer Person, die Ermittlungen durchführt.

(Nein); „Irgendwelche Erkrankungen in letzter Zeit?“ (Nein); „Haben Sie viele krankhafte Vorstellungen?“ (Nein); „Beschäftigt Sie irgend etwas sehr stark?“ (Nein); „Irgend etwas bedrückt Sie. Was könnte es sein?“ (Ich weiß es wirklich nicht); „Warum glauben Sie, hat Ihr Mann Depressionen?“ (Das weiß ich auch nicht, er zeigt einfach keine Energie, er liegt die ganze Zeit im Bett); „Wie lange geht das schon so mit seinen Depressionen?“ (Seit drei Monaten, er hat in dieser Zeit kaum das Bett verlassen); „Ist irgend etwas passiert, was dies alles ausgelöst hat? (Ich kann mich an nichts Bestimmtes erinnern); „Versucht jemand, ihn zum Aufstehen zu bewegen?“ (Nicht wirklich); „Warum nicht?“ (Nun, nach einer gewissen Zeit habe ich die Nase voll); „Sind Sie öfters stark frustriert?“ (Ziemlich); „Seit wann frustriert Sie die Sache mit ihm so?“; und so weiter.

Das Konzept des linealen Hypothetisierens (siehe auch Unterkapitel A) trägt zu den Inhalten und Themenschwerpunkten zur Formulierung dieser linealen Fragen bei. Dabei wird an der Votannahme festgehalten, daß bestimmte Charakteristika, wie beispielsweise eine Depression, eher für diese Person wesentlich sind als für die Unterscheidungsmerkmale oder Kennzeichen *(distinctions)*, die dieser Person zugeordnet werden. Konsequenterweise übermitteln lineale Fragen zu Problemen häufig eine wertende Haltung, so etwa, daß mit dieser Person etwas nicht stimmt und die Umstände nicht so sind, wie sie sein sollten. Dies provoziert oftmals Scham- und Schuldgefühle und auch eine Abwehrhaltung bei den betreffenden Klienten oder innerhalb der Familie. Da die Menschen gewöhnlich nicht sehr gerne die Schuld bei sich selbst suchen, können solche Fragen die Familienmitglieder dazu animieren, gegenseitig beim Antworten kritischer zu sein.

b) Zirkuläre Fragen

Auch mit Hilfe dieser Fragen informiert sich der Therapeut über die Situation des Klienten, aber hier basieren die Fragen auf zirkulären Annahmen über die Art der kognitiven Phänomene. Die Absicht bei diesen Fragen ist exploratorisch *(exploratory)*.[5]

Hier befindet sich der Therapeut eher in der Rolle eines Forschers, einer Person, die genaue Untersuchungen anstellt, oder eines Wissenschaftlers, der darauf aus ist, eine Entdeckung zu machen. Die

5 Im Sinne eines Erforschens.

bestimmenden Vorannahmen sind interaktionell und systemisch. Hierbei wird unterstellt, daß alles irgendwie mit etwas anderem verknüpft ist. Die gestellten Fragen dienen dazu, die Muster" freizulegen, die Personen, Objekte, Handlungen, Wahrnehmungen, Ideen, Gefühle, Ereignisse, Werte, Kontexte und so weiter in wiederkehrenden oder kybernetischen Kreisläufen miteinander „verknüpfen".

Ein systemischer Therapeut könnte daher ein Interview anders beginnen: „Wie kommt es, daß wir uns heute treffen?" (Ich habe Sie angerufen, weil ich mir wegen der Depressionen meines Mannes Sorgen mache); „Wer macht sich sonst noch Gedanken darüber?" (Die Kinder); „Wer macht sich Ihrer Meinung nach die größten Sorgen?" (Sie/die Frau); „Wer sorgt sich Ihrer Meinung nach am wenigsten deswegen?" (Ich nehme an, ich selbst); „Was macht sie, wenn sie sich sorgt?" (Sie beklagt sich sehr oft, hauptsächlich wegen des Geldes und wegen irgendwelcher Rechnungen); „Wie verhalten Sie sich, wenn sie Ihnen zeigt, daß sie sich Sorgen macht?" (Ich belästige sie nicht weiter, sondern halte mich zurück); „Wer erlebt die Sorgen Ihrer Frau am stärksten?" (Die Kinder, sie reden eine Menge darüber); „Seid ihr Kinder auch dieser Meinung?" (Ja); „Was macht euer Vater gewöhnlich, wenn ihr euch mit eurer Mutter unterhaltet?" (Er geht dann normalerweise ins Bett); „Und wenn er ins Bett geht, was macht dann eure Mutter?" (Sie macht sich dann noch mehr Sorgen); und so weiter. Mit diesen Fragen sollen zirkuläre Muster enthüllt werden, durch die die Wahrnehmungen und Vorkommnisse miteinander verknüpft sind. Diese Frageart wirkt neutraler und akzeptierender. Die Antworten, die auf solche Fragen von den Familienmitgliedern kommen, sind auch zumeist weniger wertend.

Zirkuläre Fragen sind stärker durch eine allgemeine Neugierde gekennzeichnet – und zwar bezüglich der möglichen Verbindung von Ereignissen, die im Zusammenhang mit dem Problem stehen – als daß sie von einem speziellen Bedürfnis geleitet werden, die präzise Entstehung des Problems zu erfahren. Diese Fragen werden sehr leicht und natürlich gestellt werden, wenn der Therapeut seine Vorgehensweise gegenüber kognitiven Prozessen nach Bateson kybernetisch ausrichtet und entsprechende Fertigkeiten entwickelt hat, sein Konzept des zirkulären Hypothetisierens zu verfolgen.

Mit Batesons grundlegenden Mustern der Symmetrie und der Komplementarität werden in der Regel zwei allgemeine zirkuläre

Fragearten assoziiert, nämlich die „Fragen nach Unterschieden" *(difference questions)* und die „kontextuellen Fragen" *(contextual questions)*. Verschiedene Untergruppen, etwa die *Fragen nach Kategorieunterschieden*, die *Fragen nach zeitlichen Unterschieden*, die *Fragen zum Kategoriekontext* und die *Fragen nach der Wirkung von Verhalten* wurden an anderer Stelle bereits beschrieben (siehe S. 92 ff.).

c) Strategische Fragen

Der Therapeut wendet diese Fragen an, um den Klienten oder die Familie auf bestimmte Weise zu beeinflussen; sie beziehen sich auf lineale Annahmen über die Art des therapeutischen Prozesses. Die Absicht, mit der sie gestellt werden, ist daher überwiegend korrektiv *(corrective)*.[6]

Instruktive Interaktion wird für möglich gehalten, der Therapeut verhält sich wie ein Lehrer, Dozent oder Richter, denn er erläutert den Familienmitgliedern, inwiefern sie sich geirrt haben und wie sie sich verhalten sollten – auch wenn der Therapeut dies nur indirekt in Form von Fragen erreicht. Der Therapeut kommt aufgrund seiner Hypothesen, die er über die Familiendynamik auf -stellt, zu dem Schluß, daß etwas „nicht stimmt". Durch die strategischen Fragen versucht er nun, die Familie zu einer Änderung zu bewegen, das heißt auf so eine Art zu denken oder sich auf so eine Art zu benehmen, die der Therapeut für „richtiger" hält. Das lenkende Verhalten des Therapeuten kann verborgen bleiben, da die korrektiven Aussagen in Form von Fragen dargeboten werden. Trotzdem übermittelt sich diese Steuerung durch den Inhalt, Kontext, Zeitpunkt der Aussage und den Ton. Einige Familien können sich durch die Frageart angegriffen fühlen, bei anderen wiederum wird es sich als durchaus verträglich mit ihren sonstigen Interaktionsmustern zeigen.

Die Beispiele für diese beeinflussenden Fragen lassen sich allerdings viel schwieriger formulieren, weil dafür Hypothesen notwendig sind, die über einige der Mechanismen aufgestellt wurden, die mit der problematischen Situation in Zusammenhang stehen. Man könnte sich aber weiterhin die bereits oben erwähnte hypothetische Familie vorstellen, und der Therapeut könnte sein Interview fortführen und versuchen, das Paar durch die folgenden Fragen zu

6 Im Sinne von regulierend, verbessernd.

beeinflussen: „Warum erzählen Sie nicht ihm anstelle der Kinder von Ihren Sorgen?“ (Er wird einfach nicht zuhören, sondern weiterhin im Bett liegenbleiben); „Wäre es Ihnen nicht viel lieber, Sie könnten aufhören, sich Sorgen zu machen, als ständig damit so beschäftigt zu sein?“ (Sicher, aber was mache ich dann mit ihm?); „Was würde denn passieren, wenn Sie ihm in der nächsten Woche jeden Morgen um 8 Uhr vorschlagen würden, daß er für bestimmte Dinge zum Teil die Verantwortung übernimmt?“ (Das wäre die Mühe nicht wert); „Wie kommt es, daß Sie nicht bereit sind, es überhaupt energischer zu versuchen, daß er aufsteht?“ (Ich fühle mich erschöpft und bin enttäuscht. Er wird keine Anstalten machen, und das frustriert mich dann noch mehr); „Können Sie erkennen, wie sehr Ihr Rückzug Ihre Frau enttäuscht und frustriert?“ (Wie meinen sie das?); „Merken Sie denn nicht, wie sehr es Ihre Familie durcheinanderbringt, daß Sie sich einfach ins Bett legen, anstatt darüber zu sprechen, was sie so quält?“ (Nun, ich …); „Ist dies eine neue Angewohnheit von Ihnen, nach Entschuldigungen zu suchen?“ (Ich wußte nicht, daß ich das tue); „Wann übernehmen Sie die Verantwortung für Ihr Leben und fangen an, sich eine Stelle zu suchen?“; und so weiter.

Durch diese Beispiele wird recht deutlich, daß der Therapeut hier durch die strategischen Fragen seine oder ihre Sicht von dem, „wie es sein sollte“, den Klienten oder der Familie aufdrängt. Manchmal ist eine solche Lenkung oder Konfrontation durch den Therapeuten nötig, etwa um eine festgefahrene Anordnung aufzubrechen; allerdings kann bei dieser Frageart der Fortbestand des therapeutischen Bündnisses aufs Spiel gesetzt werden.

d) Reflexive Fragen

Diese Fragen sollen den Klienten auf indirekte oder ganz allgemeine Art und Weise beeinflussen. Sie beruhen auf zirkulären Annahmen über die Art des Prozesses, der sich innerhalb des therapeutischen Systems vollzieht. Die Absicht, die hinter diesen Fragen steckt, soll im folgenden als überwiegend fördernde *(faciliative)*[7] gekennzeichnet werden.

Dabei wird vorausgesetzt, daß es sich bei den einzelnen Familienmitgliedern um autonome Individuen handelt, die sich nicht direkt belehren lassen. Daher verhält sich der Therapeut hier eher

7 Im Sinne einer Erleichterung; eine Änderungsmöglichkeit schaffend.

wie ein Berater oder Trainer, der die Familienmitglieder darin bestärkt, ihre eigenen Möglichkeiten zur Problemlösung zu nutzen. Alle diese Fragen beruhen auf der grundlegenden Annahme, daß das therapeutische System als koevolutionär anzusehen ist und daß die Tätigkeit des Therapeuten darin besteht, innerhalb des bereits vorhandenen Wertesystems der Familie eine reflexive Aktivität *(reflexive activity)* auszulösen. Der Therapeut bemüht sich darum, die Klienten oder die Familie so zu beeinflussen, daß sich für die Beteiligten die Gelegenheit eröffnet, neue Möglichkeiten zu erkennen und sich aus eigenem Antrieb heraus freier zu entfalten.

Im Unterkapitel B wurden bereits zahlreiche Beispiele reflexiver Fragen angeführt. Dennoch sollen auch hier noch einige Anhaltspunkte dafür genannt werden, wie die Fragen in einer solchen Situation lauten können. Beispielsweise könnte der Therapeut fragen: „Wenn Sie Ihre Sorgen mit ihm teilen könnten und auch Ihre damit verbundene gedrückte Stimmung, was würde er dann Ihrer Meinung nach davon halten oder tun?“ (Ich bin mir nicht sicher); „Angenommen, es gäbe da was, über das er sehr verärgert wäre, aber er wollte es Ihnen nicht erzählen, aus Angst davor, daß es Ihre Gefühle verletzt. Wie könnten Sie ihn dann davon überzeugen, daß Sie stark genug wären, es zu verkraften?“ (Nun, ich nehme an, daß ich ihm das bloß sagen müßte); „Wenn da zwischen Ihnen beiden noch eine unerledigte Sache stünde, wer würde sich am schnellsten dafür entschuldigen?“ (Sie würde sich niemals dafür entschuldigen!); „Wären Sie sehr überrascht, wenn sie es täte?“ (Und wie!); „Stellen Sie sich vor, daß es zum jetzigen Zeitpunkt für ihre Frau unmöglich wäre, irgendwelche Fehler auf ihrer Seite überhaupt zu erkennen oder zuzugeben; wie lange würden Sie dann Ihrer Meinung nach brauchen, bis Sie ihr verzeihen, daß sie es einfach nicht kann?“ (Hmmmmm …“); „Wenn diese Depression plötzlich verschwinden würde, was wäre anders in Ihrem Leben?“; und so weiter.

Die Fragen sind insofern reflexiv, als sie gestellt werden, um die Familienmitglieder dazu zu bringen, über die Implikationen ihrer derzeitigen Wahrnehmung und Handlungen nachzudenken und neue Möglichkeiten in Betracht zu ziehen. Zwar wird auch mit reflexiven Fragen beabsichtigt, eine Familie therapeutisch zu beeinflussen, aber diese Fragen besitzen einen neutraleren Befragungscharakter als die strategischen Fragen, da sie stärker die Autonomie der Familie berücksichtigen. Die Wahrscheinlichkeit, daß eine beeinflussende

Frage eher reflexiv als strategisch ist, läßt sich erhöhen, und zwar durch gut ausgebildete Fähigkeiten zur Erhaltung dieses Konzeptes der Neutralität.

Bei allen bisher angeführten Beispielen fehlt der emotionale Ton, mit dem diese Fragen gestellt werden. Die Unterschiede, die zwischen den einzelnen Gruppen bestehen, würden noch stärker hervortreten, wenn der Tonfall in der Stimme des Therapeuten, der Klang seiner Stimme und alle nichtverbalen Verhaltensweisen, die mit dem einhergehen, zusätzlich vorliegen würden. Es muß ausdrücklich betont werden, daß das Differenzieren dieser Fragen weder von deren syntaktischer Struktur abhängt noch von ihrem semantischen Gehalt. Es hängt einzig von den therapeutischen Absichten und Annahmen beim Stellen der Fragen ab. Tatsächlich könnte eine genau gleiche Abfolge von Worten eine lineale, zirkuläre, reflexive oder strategische Frage ergeben.

Wenn der Therapeut beispielsweise ein Kind fragen würde: „Was macht deine Mutter, wenn dein Vater spät heimkommt und das Essen schon kalt ist?", nur um herauszufinden, wie die Mutter reagiert, wenn sie vom Vater provoziert wird, dann wäre dies eine lineale Orientierungsfrage. Wenn die Frage als Teil einer geplanten Reihe *(sequence)* von Fragen nach der Verhaltenswirkung gestellt würde (und sich etwa folgende Frage anschließen würde: „Und was macht dann dein Vater, wenn deine Mutter ihn anschreit?"), um dadurch die zirkuläre Interaktion zwischen den Eltern zu erforschen, dann wäre es eine zirkuläre Orientierungsfrage. Bei einer reflexiven Frage würde die ursprüngliche Frage gestellt werden, um die Eltern dazu zu bringen, ihr eigenes Verhalten zu beobachten und darauf zu achten, dieses Verhalten zu ändern. Die Frage würde zu einer strategischen Frage werden, wenn der Therapeut glaubt, voraussagen zu können, was das Kind darauf antworten wird, und er möchte, daß diese Information zu diesem Zeitpunkt kommt; damit könnte er dann entweder die Mutter oder den Vater mit ihren intoleranten oder unüberlegten Verhaltensweisen konfrontieren.

Somit können im Verlauf eines einzigen Gespräches die genau gleichen Worte sehr verschiedene Dinge bedeuten und bewirken. Gewöhnlich liegt der Unterschied, den der Klient in der Frage hört, an der emotionalen Haltung des Therapeuten. Diese Emotionen sind umgekehrt wieder mit den Absichten und Annahmen des Therapeuten verknüpft.

Die Wirkungen verschiedener Fragen

Bevor nun die unterschiedlichen Wirkungen dieser Fragearten hier besprochen werden, muß noch die Diskontinuität *(discontinuity)*[8] erwähnt werden, die zwischen den Absichten, die der Therapeut mit seinen verschiedenen Fragen verfolgt, und ihren tatsächlichen Wirkungen auf die Klienten existiert. Wenn eine Therapie nicht sehr zufriedenstellend verläuft, dann läßt sich die Frustration des Therapeuten darüber abbauen, wenn er dieses Auseinanderklaffen von Absicht und Wirkung erkennt und akzeptiert; gleichzeitig eröffnet dies auch die Möglichkeit, alternativer Vorgehensweisen in Betracht zu ziehen.

Aus der Beobachterperspektive heraus gesehen (wobei hier gewöhnlich der Therapeut oder die Therapeutin sich selbst während der Arbeit beobachtet), treten diese Diskontinuitäten innerhalb des therapeutischen Prozesses zweimal auf – wobei dies im zweiten Fall bedeutender ist: zunächst einmal zwischen dem, was der Therapeut beabsichtigt zu tun und dem, was er tatsächlich tut. Dieser Unterschied läßt sich stetig verringern, sobald die Therapeuten sich selbst stärker integrieren und die Fähigkeit, ihre Absichten umzusetzen, verbessern. Zum zweiten ergibt sich eine Diskontinuität zwischen dem, was der Therapeut tatsächlich fragt, und wie es von den Fami-lienmitgliedern aufgenommen wird; dies ist absoluten Einschränkungen unterworfen, denn sowohl das Zuhören der Klienten als auch ihre Antworten werden immer von ihrer eigenen Autonomie bestimmt.

Zugleich sind die Antworten der Familienmitglieder jedoch nicht willkürlich, sie werden durch das, was der Therapeut sagt und tut, ausgelöst und bestimmt. Ein Therapeut kann sehr stark dazu beitragen, diese Eventualitäten zwischen Absicht und Wirkung zu steuern; indem er beispielsweise unter Zuhilfenahme der Richtlinien der Zirkularität (Tomm 1987) die sprachliche Kopplung mit den Klienten verstärkt. Im Grunde aber garantieren die therapeutischen Absichten bei bestimmten Fragen niemals bestimmte Wirkungen bei den Klienten. Genausowenig kann dies durch eine verfeinerte und genauere Wortwahl oder einen anderen Tonfall beim Fragen erreicht werden.

Was letztendlich mit den Klienten oder der Familie geschieht, hängt zu jedem Zeitpunkt von der Einmaligkeit ihres eigenen Systems

8 Im Sinne einer Zusammenhangslosigkeit.

und ihrer Struktur ab. Es kann nicht stark genug betont werden, daß es sehr wichtig ist, diesen Unterschied zwischen Absicht und Wirkung zu erkennen und zu akzeptieren, ebenso wie das Auseinanderklaffen des therapeutischen Handelns und der Klientenreaktionen. Die tatsächlichen Wirkungen sind immer unvorhersehbar.

Trotzdem kann ein Therapeut wahrscheinliche Reaktionen abschätzen, und er berechnet sie auch. So ist es beispielsweise viel wahrscheinlicher, daß sich die Klienten für ihre eigenen Interaktionsmuster interessieren, wenn ihnen anstelle von linealen Fragen eine Reihe von zirkulären Fragen gestellt wurde. Des weiteren werden sie sich durch strategische Fragen stärker getadelt fühlen als durch reflexive Fragen. Da der Therapeut nun die tatsächlichen Wirkungen einer bestimmten Frage im voraus nicht mit aller Bestimmtheit wissen kann, trotzdem aber die Wahl treffen muß, was er fragen wird, wird diese Wahl aufgrund von antizipierten Wirkungen getroffen werden. Der Therapeut kann die wahrscheinlichen, möglichen, unwahrscheinlichen und unmöglichen Wirkungen verschiedener Fragen in Betracht ziehen. Dieser Prozeß der Vorwegnahme ist beim Konzept des strategischen Vorgehens ein wichtiger Aspekt.

Die folgenden Verallgemeinerungen über die möglichen Wirkungen verschiedener Fragen lassen sich in die unbewußten Gewohnheiten des Therapeuten bei seinen strategischen Vorgehensweisen eingliedern und können so den Entscheidungsprozeß bezüglich der Frageart lenken.

a) Lineale Fragen

Diese Frageart übt in der Regel eine erhaltende Wirkung *(conservative effect)* bei der Familie aus. Da die Familienmitglieder gewöhnlich in linealen Begriffen über ihre Schwierigkeiten nachdenken, bevor sie zur Therapie gehen, ergibt sich hier wenig „Neues oder Unterschiedliches“ für die Familie, wenn der Therapeut sie durch lineale Fragen auffordert, über ihre bisherigen Ansichten (über das, was sich ereignet hat, wer daran beteiligt ist und wie) zu sprechen. Die Familienmitglieder beantworten zwar die Fragen, aber praktisch verändert sich bei ihnen nichts.[9]

9 Wenn die Antwort eines der Beteiligten eine Information enthält, die den anderen Familienmitgliedern (die zuhören) bisher noch nicht bewußt war oder die sie nicht kannten, dann liegt es auf der Hand zu vermuten, daß es sich hierbei um eine wichtige Neuigkeit handeln könnte und dies wesentliche Wirkungen haben

Ein Risiko bei den linealen Fragen stellt jedoch unter anderem dar, daß diese Frageart die Familie unbeabsichtigt sogar noch tiefer in ihren linealen Wahrnehmungen verankert, indem sie Wertvorstellungen, die bereits zuvor existierten, unausgesprochen bestätigt und bestärkt. Dies geschieht leider viel öfter als die klinisch arbeitenden Therapeuten dies merken, und zwar während sie ganz gewöhnliche „Einschätzungs"-Interviews führen. Der Interviewer ist sich sehr selten der Tatsache bewußt, daß eine weitere Verschanzung hinter pathogenen Wahrnehmungen und Wertvorstellungen stattfindet. Ein solcher Ablauf stellt sich besonders dann ein, wenn der Therapeut im Verlauf der Befragung nicht solche Fragen stellt (oder solche Aussagen macht), die implizit (oder explizit) die bisherigen Werte auf die Probe stellen.

Eine weitere Gefahr bei den linealen Fragen liegt in der damit verbundenen reduktionistischen Denkweise, die leicht zu einer urteilenden Haltung führt. Sobald der Therapeut nämlich „die Ursache" eines vorliegenden Problems oder einer ungewünschten Situation präsentiert, richten sich die negativen Urteile oder Ansichten der Beteiligten automatisch dagegen, weil das Problem ungewollt ist. Die linealen Fragen sind somit zwar nötig, um eine klare Sicht des Problems zu entwickeln, und darüber hinaus können sie sich bei der Durchführung eines ersten Treffens als hilfreich erweisen; dennoch sollen sich die Therapeuten der möglichen Risiken bei diesen Fragen bewußt sein.

b) Zirkuläre Fragen

Zirkuläre Fragen bergen dagegen immerhin ein Potential in sich, das auf die Familie befreiende Wirkungen (liberating effects) ausübt. Wenn der Therapeut hier Fragen stellt, um bestimmte Muster für ein zirkuläres oder systemisches Verständnis der problematischen Situation zu identifizieren, dann stellen die Familienmitglieder, die zuhören, ihre eigenen Verknüpfungen her. Dadurch können sie sich der Zirkularität in ihrem eigenen Interaktionsmuster durchaus bewußt werden. Mit diesem gesteigerten Bewußtsein können sie

könnte. Dies kann jedoch bei allen Fragen eintreten. Bei der Vorgehensweise des gemeinsamen Interviewens in der Ehe- oder Familientherapie wird dies als eine allgemeine Wirkung dieser Methode betrachtet und nicht als spezielle Wirkung auf die gestellte Frage.

von den Beschränkungen, die ihnen durch ihre bisherige lineale Sichtweise auferlegt wurde, „befreit werden" und sind in der Lage, ihre Schwierigkeiten von einer neuen Perspektive her anzugehen.

Hier ein Beispiel: Angenommen, ein Ehemann wird durch eine Reihe von Verhaltenswirkungsfragen soweit gebracht, daß er langsam erkennt, daß nicht alleine die sorgenvollen Beschwerden seiner Frau seine Depression in Gang bringen, sondern daß auch umgekehrt sein Deprimiertsein ihre Klagen fördert; durch eine solche Erkenntnis kann er sich befreit fühlen, anders zu handeln anstatt ständig nur noch mutloser zu werden, wenn sie sich Sorgen macht und klagt. Er hat dadurch einen größeren Freiraum, um zu erkennen, daß irgendeine konstruktive Initiative seinerseits eine andere Reaktion bei ihr auslösen kann. Er wird ihre „besorgte Reaktion" auch eher akzeptieren können und wird sich weniger verurteilend verhalten. Die Gefahr hierbei liegt darin, daß der Therapeut bei zirkulären Fragen mehr und mehr Interaktionsfelder betritt und erforscht, die Befragung kann unter Umständen auf Bereiche abrutschen, die im Grunde für die momentanen Belange und Bedürfnisse der Familie überhaupt nicht relevant sind. Ein weiteres Risiko ist die Anwendung der zirkulären Fragen durch Anfänger auf diesem Gebiet, und zwar die Anwendung auf eine eher stilistische Art und Weise. Gemeint ist, daß die Fragen dann trivial erscheinen oder sich wiederholen und dadurch die Familie eher irritieren können. Im ganzen gesehen neigen aber die zirkulären Fragen eher als die linealen Fragen dazu, unbeabsichtigte, nützliche Wirkungen hervorzurufen.

c) Strategische Fragen

Diese Art von Fragen übt eine einschränkende Wirkung (constraining effect) auf die Familie aus. Der Therapeut versucht hier, den Klienten dahingehend zu beeinflussen (und zwar auf eine lineale Art und Weise), daß dieser das denkt und tut, was der Therapeut als gesund oder „korrekt" erachtet. Die Fragen sollen den sehr wahrscheinlichen Fall und die Möglichkeit einschränken, daß die Familienmitglieder auf denselben eingetretenen und problematischen Pfaden weitermachen wie bisher. Zunächst kann sich hier eine recht verbreitete Nebenwirkung ergeben, nämlich daß sich die Familienmitglieder schuldig fühlen oder dafür schämen, überhaupt einen solchen Weg eingeschlagen zu haben. Die Einschränkung kann zweierlei Gestalt haben: nichts zu tun, von dem der Therapeut glaubt, daß es „falsch" ist oder zu dem Problem beiträgt; oder nur das zu tun, was der Therapeut für „richtig" hält und von dem er glaubt, daß es hilfreich wäre.

Beides reduziert die Optionen der Familie auf das, was der Therapeut für sie am besten hält, ob es nun momentan tatsächlich angebracht ist oder nicht. Somit neigen diese Fragen eher zur Manipulation und Kontrolle. Im Extremfall können sie den Fragen ähneln, die ein guter Anwalt bei einem Kreuzverhör an die Zeugen im Gerichtssaal richten könnte. Der Anwalt setzt strategische Fragen ein, um einen Zeugen dahin zu bringen, dazu zu verführen, einzuschüchtern oder einfach zu zwingen, genau das zu sagen, was seiner Meinung nach der Richter oder die Jury hören sollen. In ähnlicher Weise kann ein Therapeut eine Einzelperson dazu „zwingen", die Dinge zu sagen, die er als Therapeut hören möchte, oder von denen er möchte, daß sie von den anderen Familienmitgliedern gehört werden; auch wenn die betroffene Person überhaupt nicht so denkt oder fühlt wie er. Gerade wegen dieses potentiell zwingenden Charakters der strategischen Fragen können zu viele von ihnen unbeabsichtigte oder therapiewidrige Wirkungen aufweisen.

Andererseits können gelegentlich eingesetzte strategische Fragen manchmal in dem therapeutischen Prozeß äußerst konstruktiv sein, da sie sehr nachdrücklich dazu benutzt werden können, problematische Gedanken und Verhaltensmuster in Frage zu stellen; und dies, ohne auf direkte Aussagen oder Befehle zurückgreifen zu müssen. Wenn die Fragen sorgfältig formuliert sind, dann können die Klienten durchaus mit den Beschränkungen, Zwängen oder Widersprüchen innerhalb ihrer eigenen Wertesysteme konfrontiert werden. Im anderen Fall können solche strategischen Fragen auch manchmal angewandt werden, um die Familie sehr direkt darauf zu stoßen, eine offensichtliche Lösung zu erkennen und anzunehmen.

d) Reflexive Fragen

Diese Fragen haben eine eher produktive Wirkung (generative effect) auf die Familie. Die therapeutische Absicht, beeinflussen zu wollen, wird hier nämlich durch den Respekt vor der Autonomie der Klienten abgeschwächt, und daher wird bei diesen Fragen auch der Ton des Therapeuten merklich gemäßigter ausfallen. Die Familienmitglieder erleben, daß sie dazu aufgefordert werden, neue Sichtweisen auszuprobieren, anstatt dazu gedrängt oder darin hineingezogen zu werden. Die Fragen sind hier darauf ausgerichtet, den Familienmitgliedern Raum zu eröffnen, damit sie neue Wahrnehmungen, neue Perspektiven, neue Richtungen und neue Möglichkeiten in Erwägung ziehen können. Sie ermöglichen desgleichen eine Neubewertung der problematischen Implikationen der zu diesem Zeitpunkt existierenden Wahrnehmungen und Verhaltensweisen der Familie – und zwar ohne daß Zwang ausgeübt werden muß. Als Konsequenz tragen die Familienmitglieder dazu bei, neue Beziehungen und neue Lösungen auf ihre Weise zu entwickeln, und zwar dann, wenn es für sie selbst passend erscheint.

Der Nachteil bei reflexiven Fragen liegt sehr wahrscheinlich darin, daß sie eine Unsicherheit und Verwirrung begünstigen. Damit ist gemeint, daß das Eröffnen einer Vielzahl von neuen Möglichkeiten sehr leicht verwirrend wirken kann, wenn es versäumt wurde, für eine angemessene Orientierung zu sorgen. Eine solche Verwirrung muß aber nicht unbedingt für den gesamten therapeutischen Prozeß problematisch sein; es kann im Gegenteil sehr therapeutisch wirken, es hängt ganz von der Art der Verwirrung ab. Hierzu ein Beispiel: Wenn bestimmte Familienmitglieder „die Wahrheit kennen" oder „alle Antworten wissen", und zwar auf eine Weise, die sie genau in diesen problematischen Mustern weiterhin gefangenhält und gegenüber neuen Dingen oder Alternativen blind macht, dann wirkt ein gewisses Maß an Verwirrung recht befreiend.

Zum Schluß möchte ich noch auf die möglichen Auswirkungen auf seiten des Therapeuten hinweisen: Wenn dieser verschiedene Arten von Fragen stellt, dann wird er von diesen Fragen ebenso beeinflußt. Seine Denkweise wird nicht durch die Annahmen und Präsuppositionen bestimmt, die sich bei der Formulierung der Fragen ergeben, sondern auch dadurch, daß er auf die Antworten des Klienten, die er auf die Fragen gibt, reagiert. Bei *linealen* Fragen wird sich beim Therapeuten und auch beim Klienten eine eher lineale Denkweise anschließen. Daher besteht hier dann beim Therapeuten die Gefahr, daß er eine wertende Haltung bezieht.

Die Wirkung der *zirkulären* Fragen beim Therapeuten besteht darin, seine Neutralität und die Fähigkeit zu vergrößern, den Klienten und die Familie so zu akzeptieren, wie sie sind. Alleine dieses Annehmen oder Akzeptieren birgt ein heilendes Potential innerhalb des therapeutischen Systems in sich, da es den lähmenden Auswirkungen der Schuldgefühle entgegenwirkt, die bei symptomatischen Familien immer allgegenwärtig sind.

Die Wirkung von *strategischen* Fragen auf den Therapeuten läßt sich so beschreiben, daß diese bei ihm öfter zu einer oppositionellen Haltung gegenüber der Familie führen. Dagegen können die *reflexiven* Fragen den Therapeuten zu einem kreativen Verhalten beim Fragestellen verleiten. Sollte es mit einer bestimmten Frage „nicht richtig funktionieren", der Familie genug Raum zu verschaffen, sich freier zu entwickeln, dann sucht sich der Therapeut eine andere Frage, die mit größerer Wahrscheinlichkeit die natürlichen Selbstheilungskräfte der Klienten freisetzt.

Abbildung 2 faßt für die einzelnen Fragearten zusammen, welche Absichten beim Fragestellen am stärksten dominieren und welche Wirkungen sich als Folge am wahrscheinlichsten einstellen.

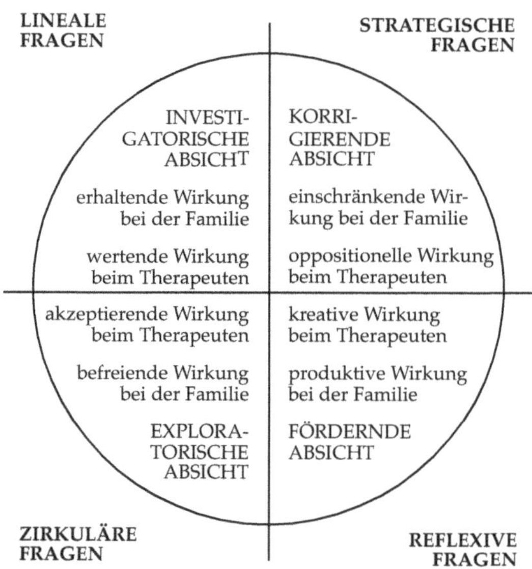

Abb. 2: Dominierende Absicht und wahrscheinliche Wirkung auf verschiedene Fragen

In diesem Diagramm sind die Wirkungen, die die Fragen auf den Therapeuten haben, ebenso aufgeführt wie jene, die bei der Familie auftreten. Eine strategische Frage könnte anstelle einer einschränkenden Wirkung eine produktive Wirkung haben, dies hängt ganz von der momentanen Familienstruktur ab. Ebenso könnte auch eine lineale Frage befreiend wirken und so weiter.

Aus dem Bisherigen läßt sich zusammenfassen, daß die Familienmitglieder mit größerer Wahrscheinlichkeit durch eine *zirkuläre und reflexive* Befragung Respekt erfahren und Neuerungen und spontane Veränderungen an sich empfinden werden; durch *lineale und strategische* Befragungen werden sie eher Wertungen, Kreuzverhören und Zwang ausgesetzt. Sobald die Familienmitglieder anfangen, sich verurteilt oder manipuliert zu fühlen, wird die Atmosphäre in einer Sitzung leicht angespannt oder „frostig". Dies kann dann für den Therapeuten ein Hinweis sein, auf solche Fragearten auszuweichen, die ein neutraleres oder akzeptierenderes Gefühl vermitteln (oder sogar zeitweise ganz auf das Stellen von Fragen zu verzichten). Im anderen Fall könnten ein paar geschickt eingesetzte strategische Fragen die Familienmitglieder dazu animieren, neue Richtungen in Betracht zu ziehen, etwa wenn sie im Verlauf des therapeutischen Prozesses zu bequem oder zu gleichgültig wurden. Die Anwendung dieser Unterscheidungen können es dem Therapeuten möglicherweise auch erleichtern, solche Fragearten auszuwählen, die das Interview eher in eine solche Richtung verlaufen lassen, damit es zu einer Unterhaltung mit Heilungsaussichten wird.

Abschließende Bemerkungen

Da sich die tatsächlichen Wirkungen nicht vorhersehen lassen, soll nochmals darauf hingewiesen werden, wie wichtig es ist, daß der Therapeut die unmittelbaren Antworten der Familienmitglieder ständig überwacht und im Verlauf der Sitzung seine oder ihre Hypothesen revidiert. Die tatsächlichen Wirkungen einer Frage lassen sich aber oftmals nicht beobachten; insgesamt sind die Reaktionen der Familienmitglieder sehr schwierig „zu deuten". Es kann manchmal passieren, daß sich bestimmte Wirkungen zum Zeitpunkt des Interviews gar nicht zeigen. In diesen Fällen kann sich eine Erkenntnis bei den Familienmitgliedern nur nach der Sitzung einstellen, vielleicht am nächsten Tag oder sogar noch später. Manche Fragen beschäftigen die Klienten wochen- und monatelang, gelegentlich auch für ein paar Jahre, und so hält die Wirkung an.

Größtenteils muß der Therapeut „im dunkeln" tappen, und so weiß er niemals zuvor, wie die Klienten sich bei bestimmten Fragen verhalten werden. Dadurch wird die therapeutische Intentionalität sogar in einem noch größeren Ausmaß dafür verantwortlich, welche Fragen nun gestellt werden. Mit anderen Worten, die Therapeuten müssen für die Auswahl der Fragen die volle Verantwortung übernehmen, ohne zuvor zu wissen, welche genauen Wirkungen dadurch ausgelöst werden. Zugleich kann der Therapeut aber zu seiner persönlichen Entwicklung beitragen, wenn er verhindern will, daß die spontanen therapeutischen Verhaltensweisen bei einem Interview therapiewidrig wirken. Man sollte immer daran denken, daß die Frage bis zu einem gewissen Grad die Antwort „vorwegnimmt", und zwar insofern, als sie den Bereich einer „angemessenen" Frage absteckt. Damit ist gemeint, daß eine Frage eine bestimmte Antwort vorwegnimmt oder zumindest eine Antwort innerhalb eines bestimmten Bereiches. Somit fordert eine bestimmte Frage zu einer ganz bestimmten Antwort auf.

Die Auswahl bestimmter Fragen ist davon abhängig, welche Antworten der Therapeut gerne hören würde. Ob der Klient nun diese therapeutische Aufforderung zu einer bestimmten Antwort aus dem „angemessenen" Bereich akzeptiert, ist ein anderes Problem, aber die Auswahl der Fragen beschränkt bereits die Spannbreite der „legitimen" Antworten. Durch dieses Selektieren hat der Therapeut einen sehr großen Einfluß darauf, die Richtung einer Unterhaltung zu bestimmen und beizubehalten.

Die Unterscheidungen, die in diesem Kapitel vorgestellt wurden, zeigen Ergebnisse einiger wichtiger Untersuchungen, die ich innerhalb der letzten Jahre vornahm. Sollten bei empirischen Untersuchungen diese Sachverhalte einmal weiter erforscht werden und sollte dann dabei beispielsweise begründet werden, ob eine bestimmte Frage nun lineal, zirkulär, strategisch oder reflexiv ist, dann stünde die betreffende Person, die daran arbeiten würde, vor dem Problem, zunächst einmal die genauen Absichten und Annahmen des Therapeuten bei seinen Fragen identifizieren zu müssen. Der direkteste Weg hierzu wäre, Therapeuten zu bitten, ihre Gedanken zu artikulieren, während er oder sie die Fragen formuliert. Dies könnte sich etwa direkt nach einer Sitzung ergeben, wenn anhand einer Videoaufzeichnung der Verlauf nochmals nachbesprochen würde. Ein außenstehender Beobachter könnte dann auch jede Frage in ihrem Kontext bewerten. Anschließend könnten die Bewertungen graduell nach Eignung und Auswahl mit den Beschreibungen der Klienten verglichen werden, die sich diese Aufzeichnung ebenfalls ansehen würden, und ihre von Augenblick zu Augenblick gemachten Erfahrungen nochmals dazu einbringen. Weitere Untersuchungen hierzu dürften stark zu einem besseren Verständnis des Prozesses des systemischen Interviews als Intervention beitragen.

Fragen als Interventionen[1]

(gemeinsam mit John Lannamann)

Ich fragte: „Wer ist von all denen, die Sie kennen, am stärksten davon überzeugt, daß Ihre Depression biologisch bedingt ist?"

Glen saß regungslos da, den Kopf gesenkt, den Rücken gekrümmt. Die Frage hatte ihm die Sprache verschlagen. Ich versuchte es nochmal: „Wer ist Ihrer Ansicht nach von Ihrer Familie, Ihren Freunden, Verwandten, Ihren Ärzten und uns am meisten davon überzeugt, daß es sich hauptsächlich um ein biologisches Problem handelt?" Während ich auf eine Antwort wartete, bemerkte ich, daß ihn die Frage verwirrte. Es zuckte in seinem Gesicht. Er tat mir ein wenig leid, und ich wandte mich statt dessen an seine Frau, Liz. „Was meinen Sie, wer am stärksten davon überzeugt ist, daß es ein biologisches Problem ist?"

„Glens Psychiater!" erwiderte sie schnell, fast triumphierend.

Da ich selbst Psychiater bin, hatte ich sofort das Gefühl, den anderen Psychiater verteidigen zu müssen, doch ich habe es mir verkniffen. „Und wer, meinen Sie, glaubt das am zweitstärksten?"

Sie dachte eine Weile nach und sagte dann: „Glen selbst, nehme ich an."

„Und wer glaubt es am drittstärksten?"

„Glens Familie. Ihnen ist gesagt worden, es sei erblich und liege in der Familie. Seine Schwester ist auch manisch depressiv."

Oh je, dachte ich mir, das läuft nicht ganz so, wie ich gehofft hatte. Vielleicht muß ich einen anderen Kurs einschlagen und die Frage anders stellen. Also fragte ich: „Wer glaubt am meisten, daß Ihr Problem keine biologischen Ursachen, sondern eher psychologische, soziale oder interaktionelle Ursachen hat?"

1 Karl Tomm war bei diesem Fall der Therapeut. Quellenangabe siehe S. 254.

Liz schien verwirrt und hielt einen Moment inne, dann erwiderte sie langsam: „Ich nehme an, meine Eltern. Die sagen Glen immer, wenn er sich darauf konzentrieren würde, könnte er es überwinden."

„Und wer glaubt am zweitstärksten, daß die Depression sozial bedingt ist?" – „Ich", antwortete Liz. „Ich glaube, das hat etwas mit Streß zu tun. Er sagt: ‚Ich komme mit diesem Streß nicht klar. Ich weiß nicht, was ich tun soll; ich glaube, ich kriege 'ne Depression.'"

Ein Kollege von mir hatte mich gebeten, mir dieses Paar anzusehen, da er sich Sorgen machte, daß sowohl Glen als auch Liz „ihr Schicksal akzeptiert" hätten. Obwohl er vermutete, daß Glens Beziehung zu seiner Frau beim Auftreten seines Symptoms eine Rolle spiele, schien das Paar zu glauben, daß Medikamente die einzige Lösung für Glens Depressionen seien. Doch in Ermangelung einer medizinischen Ausbildung war mein Kollege der Meinung, daß es ihm an Glaubwürdigkeit fehle, an den Annahmen des Paares zu rütteln. Darum bat er mich als Psychiater, eine Neubeurteilung vorzunehmen, in der Hoffnung, dies würde Glen und Liz helfen, eine alternative Hypothese zu entwickeln.

Geschichte und Zusammenhang

Bevor ich mit der oben beschriebenen reflexiven Befragung begann, hatte ich mich über die Hintergrundgeschichte informiert. Für mich ist eine Diskussion über die Vergangenheit nicht deswegen nützlich, weil sie objektive Tatsachen zum Vorschein bringt, sondern weil sie mir etwas über die Sprache und Begriffe vermittelt, die Klienten verwenden, um sowohl ihre Vergangenheit als auch ihre Gegenwart zu konstruieren. Mit anderen Worten, die Geschichte ist ein Mittel, um zu verstehen, wie Menschen Sprache anwenden, um ihre aktuelle Erfahrung in einen Zusammenhang zu bringen.

Der 39-jährige Glen hatte seit der Adoleszenz unter rezidivierenden Depressionen gelitten. Er war das sechste von acht Kindern, von denen sieben Buben waren. Seine einzige Schwester kam bald nach ihm auf die Welt. (Als ich das hörte, stellte ich mir vor, daß sich nach ihrer Geburt die ganze Aufmerksamkeit der Familie auf die Schwester gerichtet hatte und er als Kleinkind von seinen Eltern und fünf älteren Brüdern unbeabsichtigt „verlassen" wurde. Freilich war er damals zu klein, um sich daran zu erinnern.) Beide Eltern waren Alkoholiker und starben aufgrund medizinischer Komplikationen, als Glen noch ein Teenager war.

Liz wuchs auf einem Bauernhof auf und hatte einen jüngeren Bruder. (Ich stellte mir auch vor, wie leicht es für sie sein müßte, in eine bekannte Rolle zu schlüpfen und für Glen zu sorgen.) Liz, eine intelligente und aktive Person, beschloß, einen Beruf zu ergreifen, anstatt auf dem Hof zu bleiben. Liz und Glen lernten sich kennen, als sie für dieselbe Firma arbeiteten. Sie war damals Anfang 20. Zu der Zeit, als sie sich kennenlernten, half Liz ihm durch ein paar depressive Phasen. Diese Erfahrung schien ihre Beziehung gefestigt und zu ihrer Heirat geführt zu haben. Beide beschrieben die ersten Ehejahre als glücklich, obwohl sich die depressiven Phasen fortsetzten. Allerdings verschlimmerten sich Glens rezidivierenden Depressionen nach der Geburt ihrer Kinder. (Ich fragte mich, ob er sich nach der Geburt seiner Kinder erneut verlassen fühlte.)

Schließlich suchte Glen medizinische Hilfe und bekam Antidepressiva, die dazu führten, daß es ihm mal besser und mal schlechter ging. Sieben Jahre vor diesem Interview hatte er ernsthaft versucht, Selbstmord zu begehen. Er nahm eine Überdosis Tabletten und wurde zum ersten Mal ins Krankenhaus eingewiesen. Bei dieser Gelegenheit diagnostizierte man ihn als „manisch-depressiv", da es offensichtlich auch einige hypomanische Episoden gegeben hatte. Er bekam Lithium, was im Lauf der folgenden Jahre stabilisierend wirkte. Die Depression „brach" trotzdem von Zeit zu Zeit „durch", so daß er außerdem noch trizyklische Antidepressiva bekam. Einige Monate vor der Überweisung wurde Glen wieder wegen einer schlimmen depressiven Phase für drei Wochen ins Krankenhaus eingewiesen.

Der Hausarzt hatte eine Familientherapie vorgeschlagen, nachdem Liz ihn wegen ihrer eigenen Angst und Verwirrung aufgesucht hatte. Obwohl sie Glen immer noch gern hatte, war sie seinetwegen doch völlig verzweifelt und dachte an eine Trennung. Zu einem früheren Zeitpunkt hatte sie einmal Glens Psychiater um Rat gebeten. Er hatte ihr gesagt: „Glens Zustand ist vererbt" und daß er „sein Leben lang" damit zu tun haben würde. Als sie versuchte, ihre eigene Frustration über das Zusammenleben mit Glen zum Ausdruck zu bringen, entließ sie der Psychiater mit der Bemerkung: „Mir geht es nicht um Sie. Glens Depression ist hier das Wichtige. Wir müssen ihm wieder auf die Beine helfen."

Gegensätzliche Methoden

Am Anfang der Beratung war Liz zuversichtlich und selbstbewußt, Glen dagegen schien zögerlich und unterwürfig zu sein. Liz sprach frei, während Glen Schwierigkeiten beim Sprechen hatte. Wenn er sich vage ausdrückte, war sie schnell mit einer Erläuterung bei der Hand. Wenn sie Ereignisse ausführlich beschrieb, zog er sich schweigend zurück. Sie erzählte ganz offen über ihre Frustration mit ihm sowie über ihre Enttäuschung und Traurigkeit über ihre Situation. Sie fing sogar an zu weinen, als sie über ihre Angst vor einem weiteren Selbstmordversuch sprach.

Er leugnete jede Selbstmordabsicht, wenn er auch vage selbstzerstörerische Gedanken zugab, wie zum Beispiel: „Einfach da zu sein, ist ein negativer Faktor." Glen war nur über sich selbst enttäuscht; es gab nicht die leiseste Enttäuschung, Verärgerung oder Wut Liz gegenüber. Außer seiner Depression zeigte er nur einmal eine Gefühlsregung, und zwar als er weinte, während er über seine Unfähigkeit, Aufgaben in Angriff zu nehmen und auszuführen, sprach.

Ich stellte Liz noch einige Fragen und wandte mich dann wieder Glen zu. „Stimmen Sie zu, daß Ihre Schwiegereltern am meisten davon überzeugt sind, daß Ihr Zustand nicht biologisch bedingt ist?"

„Ja", erwiderte er.

„Wer ist am meisten davon überzeugt, daß Ihr Zustand eher situations- oder sozial bedingt ist, ihre Mutter oder ihr Vater?" Er überlegte einen Moment und sagte: „Ihre Mutter." Mit einem leicht ironischen Lächeln fügte er dann hinzu: „Sie sagte mir: ‚Du wärst besser dran, wenn Du diese ganzen Pillen einfach in den Müll schmeißen würdest.'"

Liz lachte. „Das würden genau die Worte meiner Mutter sein!" Liz, die ganztags außer Haus berufstätig ist, fügte hinzu, daß Glen gerade von einem zweiwöchigen Aufenthalt auf dem Hof bei ihren pensionierten Eltern zurückgekehrt sei, weil „ich einfach nicht wußte, was ich mit ihm machen sollte. Er kann nicht allein zu Hause bleiben."

Ich fragte Glen, wie es ihm auf dem Hof ergangen sei. Er sagte: „Okay. Wir haben uns ein paar mal über die Depression unterhalten, aber sie können einfach nicht begreifen, daß es eine Krankheit ist, daß es erblich ist."

Es war offensichtlich, daß Glen das Problem für biologisch hielt. Er war so sehr davon überzeugt, daß er sich inzwischen aktiv an dem Prozeß beteiligte, andere von der Gültigkeit der psychiatrischen Diagnose zu überzeugen. Er gewann sogar ein gewisses Maß an Befriedigung aus der genetischen Erklärung; immerhin war er dann moralisch nicht im Unrecht.

Die Beratungsziele

Mein Interviewziel lag darin, Glen anzuregen, die Annahme einer biologischen Ursache in Frage zu stellen, damit er andere Möglichkeiten in Erwägung ziehen könnte, die ihm vielleicht nützlicher sein könnten. Gleichzeitig wollte ich ihn nicht direkt konfrontieren und ihm das Gefühl geben, er habe Unrecht oder es sei töricht, diese Überzeugung zu haben. Ich knüpfte an meine frühere Frage an, die implizierte, daß die Diagnose vielleicht nur eine Überzeugung und nicht unbedingt eine Gewißheit sei, und fragte: „Wer ist Ihrer Meinung nach am festesten davon überzeugt, daß Ihre Depression biologisch bedingt ist?"

Nachdem er Liz' Antworten gehört hatte, schien er freier antworten zu können: „Meine Familie."

„Und wer in Ihrer Familie ist am meisten davon überzeugt?"

„Meine Schwester und ich, weil uns das gesagt worden ist." Endlich ein kleiner Lichtblick! Die Frage war zum Bestandteil einer neuen Erzählung geworden, die in weniger starre Verhaltensmuster münden könnte. Glen schrieb die Erkenntnis nicht mehr sich selbst zu, und damit wurde es möglich, die biologische Prämisse als eine im gesellschaftlichen Prozeß entwickelte Überzeugung zu betrachten („Das ist uns gesagt worden").

„Nehmen wir mal an, die Depression sei nicht biologisch bedingt und verschwände plötzlich. Was wäre in Ihrem Leben anders?" Die Frage verblüffte ihn momentan, allerdings mischte sich etwas Erleichterung in seine stotternde Antwort.

„Es wäre leichter ... ich würde mich freier fühlen ... ich wäre freier, Dinge zu tun." Allmählich kommen wir vorwärts, dachte ich mir.

„Was hält Sie im Augenblick davon ab, Dinge zu tun?"

„Ich habe Angst, etwas anzufangen, weil ich nicht weiß, ob ich die Energie habe, es zu Ende zu führen."

„Was ist schwieriger, etwas anzufangen oder es zu Ende zu bringen?"

„Etwas zu Ende zu bringen", sagte er.

Liz warf ein: „Normalerweise beendest Du Dinge."

Ich fragte mich, ob es möglich wäre, ihn so weit zu bringen, daß er mehr Aktivitäten in Angriff nehmen könnte. „Nehmen wir an, Sie beschließen, es sei nicht so wichtig, etwas zu Ende zu führen, sondern es käme darauf an, die Initiative zu ergreifen, etwas anzufangen. Würden Sie sich dann freier fühlen, etwas in Angriff zu nehmen?"

Glen antwortete mit einem hölzernen „Ja".

Liz unterbrach noch mal kichernd: „Aber um sicher zu gehen, daß wir nichts zu Ende bringen müssen, fangen wir nicht zu viele Dinge an, oder?" Dann zwinkerte sie mir zu.

Liz machte natürlich nur Spaß, aber ich spürte die Gefahr, daß sich Glen abgewertet fühlen könnte. Ich bemühte mich, es nicht zu Glen hatte allerdings das Zwinkern gesehen und interpretierte es tatsächlich negativ. Er senkte sofort seinen Kopf und schwieg mißmutig. Liz war über die mangelnde Erwiderung auf ihren Humor verwirrt und schwieg auch.

Ich sah eine Gelegenheit, an Glens verdeckte Wut auf Liz heranzukommen, der sich durch sie abgewertet fühlte. Doch wie sollte ich das schaffen, ohne nun sie abzuwerten?

„Nehmen wir an, Sie fingen etwas an, würden es aber nicht zu Ende bringen, wer würde sich am meisten darüber aufregen?", fragte ich.

Es gab eine lange Pause, dann antwortete er zögernd: „Liz wahrscheinlich."

„Es käme darauf an, worum es ginge", sagte sie schnell.

Zum ersten und einzigen Mal im Verlauf des Interviews drückte Glen dann offen einen leichten Ärger gegenüber seiner Frau aus. „Du wärst wahrscheinlich die erste, die sagen würde: ‚Wann wirst du das endlich fertig kriegen, verdammt noch mal?!'", sagte er. Doch bevor sie etwas erwidern konnte, war er schon wieder mißmutig in sich zusammengesunken.

Teambesprechung

Kurz nach diesem Austausch entschloß ich mich zu einer Pause, um mich mit meinem Team zu besprechen, das die Sitzung hinter dem Einwegspiegel beobachtet hatte. Vorher fragte ich das Paar jedoch, ob sie noch Fragen an uns hätten. Liz bemerkte scherzend, ob sie und ihr Mann meine Fragen wohl „gut genug beantwortet" hätten. Erstaunlicherweise meldete sich Glen und fragte: „Was ist

Ihre wirkliche Meinung? Ist es mehr biologisch oder mehr sozial bedingt?“ Sein Ton war voll echter Neugier. Sein großes Interesse war fabelhaft! Ich sagte ihm, wir würden seine Frage besprechen und ihm dann unsere Meinung mitteilen.

Alle Teammitglieder waren sich einig, daß Glen und Liz durch ihre Überzeugung, daß seine Depressionen biochemische Ursachen hatten, in hohem Maße in ihren Möglichkeiten beschränkt wurden. Obwohl Liz verständlicherweise durch Glens depressives und verschlossenes Verhalten frustriert war, konnte sie ihn aufgrund der Diagnose einer angeblich genetischen Erkrankung nicht verantwortlich machen. Genauso war Glen trotz seiner Frustration über sich selbst der Meinung, er könne nichts gegen seine mangelnde Energie und Initiative tun, außer Medikamente zu nehmen. Gleichzeitig konnte das Team nicht sicher sein, ob Glens Depression nicht doch biochemische Ursachen hatte. Das Problem lag darin, einen Weg zu finden, damit Glen und Liz für sich neue Möglichkeiten entdecken könnten, ohne die psychiatrische Diagnose völlig zu disqualifizieren. Das Team beschloß schließlich, daß ein Ritual der „geraden und ungeraden Tage“ (Selvini et al. 1978) nützlich sein könnte, um dem Paar eine neue Perspektive aufzuzeigen.

Ich kehrte von der Besprechung zurück und traf sowohl Glen als auch Liz bereit und erwartungsvoll an. „Das Team stimmt Ihnen zu, Glen, daß Ihre Frage äußerst wichtig ist“, fing ich an. „Unsere Antwort lautet, wir kennen die Ursachen Ihrer Depression nicht ... In manchen Büchern lesen Sie, daß Depressionen durch biochemische Abnormalitäten des Gehirns verursacht werden. Andere Bücher behaupten, sie werden durch Verluste, mangelnde Selbstachtung oder problematische soziale Beziehungen verursacht ... Auch wenn es wissenschaftliche Ergebnisse zur Ursache von Depressionen gäbe, wäre nicht sicher, daß diese auch in Ihrem Fall zutreffen.

Also meinen wir, es ist vielleicht am nützlichsten, wenn Sie ein wenig experimentieren. Sie haben schon ein bißchen herumexperimentiert, indem Sie verschiedene Medikamente ausprobiert haben usw. ... Wir schlagen vor, daß Sie abwechselnd an einem Tag daran glauben, daß es sich vorwiegend um ein biologisches Problem handelt, und am nächsten Tag daran, daß es sich hauptsächlich um ein psychologisches Problem handelt. Dann sollen Sie Ihre eigene Erfahrung jeden Tag zusammenfassend einschätzen.

Wenn wir zum Beispiel einen Zusammenhang herstellen zwischen ungeraden Tagen und der Überzeugung, die Depression sei biologisch bedingt, könnten Sie, Liz, an diesen Tagen beim Frühstück verkünden: ‚Heute ist der Tag, an dem wir davon überzeugt sind und uns so verhalten, als seien die Depressionen hauptsächlich ein biologisches Problem, wie das deine Familie meint.' An diesem Tag könnten Sie dann darüber sprechen, wie Sie mit allem zurechtkämen, wenn es sich hauptsächlich um ein biologisches Problem handeln würde. Sie könnten etwas über Medikamente nachlesen, aufpassen, daß Sie von Glen nicht zu viel erwarten, weil er doch krank ist, einen Termin mit Glens Psychiater vereinbaren usw.

An den geraden Tagen könnten Sie, Glen, ankündigen: ‚Heute ist der Tag, an dem wir davon überzeugt sind und uns so verhalten, als seien die Depressionen hauptsächlich ein psychosoziales Problem, wie das deine Familie meint.' Dann könnten Sie besprechen, was für soziale oder psychologische Probleme das sein könnten. Sie könnten sich zum Beispiel darüber unterhalten, ob es mit seiner frühen Geschichte zusammenhängt, ob er glaubt, Sie lieben ihn nicht, obwohl Sie ihn lieben, oder damit, daß er wütend ist, es aber nicht ausdrücken kann, oder daß die Erwartungen des anderen mißverstanden werden usw. Wenn Sie an geraden Tagen keine passende sozial bedingte Erklärung finden, sollten Sie nicht wieder denken, es sei biologisch, sondern vielmehr: ‚Wir haben das soziale Muster einfach noch nicht entdeckt.'

Wir schlagen vor, Sie machen das vier Tage in der Woche, dann machen Sie Pause, denken darüber nach und verhalten sich an den anderen drei Tagen wie Ihnen zu Mute ist. Auf einer ‚Lebensqualitätsskala', sagen wir mal von 1 bis 10, sollte allerdings jeder von Ihnen jeden Abend in der Woche eine private, geheime Beurteilung vornehmen, was für ein Tag es für jeden persönlich gewesen ist. Nach fünf Wochen kommen Sie mit den Beurteilungen wieder, um sie mit Ihrem Therapeuten zu besprechen."

Glen hörte aufmerksam zu und schien von der Idee fasziniert zu sein. Liz saß da und lächelte etwas belustigt. Als ich mit der Verschreibung fertig war, erwiderte sie: „Das klingt absurd. Ich weiß nicht, ob ich das kann. Das ist ja wie ein Kinderspiel." Zum ersten Mal ergriff Glen spontan die Initiative und fragte: „Warum nicht?" Bevor sie etwas erwidern konnte, dankte ich ihr für ihre Offenheit bei der Beschreibung ihrer Bedenken über das Experiment. Dann schlug ich noch vor, daß sie ihre Bedenken mit aufnehmen könnten, indem sie eine separate „Wie-finden-wir-uns-da-rein-Skala" entwickeln könnten. Alles lachte. Zum Schluß deutete ich an, daß sie, falls das Experiment zu schwierig sei, einfach wiederkommen und erklären könnten, was sie versucht hätten und ob sich nützliche Informationen ergeben hätten. Beide bedankten sich bei mir und dem Team für die Besprechung und gingen, offensichtlich entspannter als bei ihrer Ankunft.

Nachuntersuchung

Als ich nach einigen Wochen von der Reaktion des Paares auf die Beratung erfuhr, war ich schockiert. Der Psychologe teilte mir mit, daß Glen gleich nach der Sitzung in die „tiefste Depression seines Lebens" gestürzt war. (Sie hatten mit dem Experiment noch nicht einmal beginnen können und haben es auch nie ausgeführt.) Obgleich ich ein derart dramatisches Ergebnis nicht erwartet hatte, meinte ich, daß viel dafür spreche, daß die Grundlage der Depression in ihrer Interaktion liege. Da Liz sich über Glens Selbstmordgefährdung Sorgen machte, schickte sie ihn für eine Weile zu einem seiner Brüder. Sobald er weg war, schien sich Glen recht schnell zu erholen und kehrte bald wieder nach Hause zurück.

Als das Paar nach fünf Wochen zur Nachuntersuchung kam, war Glen sehr viel lebhafter. Er wollte unbedingt über seine frühe Geschichte mit seinen Alkoholikereltern und über einige aktuelle Auseinandersetzungen mit seiner Frau reden. Liz andererseits wollte über ein biologisches Problem reden, das sie zu haben meinte, nämlich ihre Schwierigkeiten mit prämenstruellen Symptomen. Ihre Bezugsrahmen hatten einen bedeutenden Wandel erfahren; beide waren damit beschäftigt, neue Realitäten für sich zu konstruieren.

Im Verlauf der nächsten Sitzungen mit ihrem Therapeuten kam es zu einer deutlichen Verbesserung sowohl bezüglich Glens Depression als auch in bezug auf die Fähigkeit des Paares, ihre Probleme miteinander anzusprechen. In dem Fragebogen zur Nachuntersuchung nach sechs Monaten berichtete das Paar, Glen „hat seine Depression überwunden" und habe die trizyklischen Medikamente abgesetzt. Bei der Nachuntersuchung nach zwei Jahren berichtete er, er habe auch das Lithium aus eigenem Antrieb abgesetzt und sei inzwischen in einer Selbsthilfegruppe für erwachsene Kinder von Alkoholikern aktiv. Eine kurze depressive Phase habe es gegeben, nachdem er während einer größeren Reorganisation in seiner Firma versetzt worden sei. Zu diesem Zeitpunkt habe er wieder eine Therapie begonnen. In den zwei Jahren danach hat sich das Paar zeitweise einer Ehetherapie unterzogen.

Diskussion

Eine bekannte Karikatur stellt einen Physiker vor einer Tafel voller Berechnungen dar. Am Schluß der Formelreihen stehen die einfachen Worte: „Dann geschieht ein Wunder." Im Vordergrund flüstert ein Kollege dem Physiker zu: „Ich glaube, du mußt den letzten Schritt etwas spezifizieren."

Ein charakteristisches Merkmal der systemischen Therapie ist der letzte unerwartete Schritt, der sich der einfachen Kalkulation entzieht. Zweifellos werden manche Leser diesen Fall als ein weiteres Beispiel eines unerklärlichen therapeutischen Wunders betrachten.

Wie sollen wir die wichtigen Veränderungen erklären, die Liz und Glen nach der Beratung offenbar durchmachten? Aus der Sicht der systemischen Theorie und der Kybernetik zweiter Ordnung muß ein Erklärungsversuch mit äußerster Vorsicht angegangen werden. Weil sie die Autonomie des Individuums und den Unterschied zwischen Menschen und trivialen Maschinen betonen, behaupten systemische Therapeuten, daß die genaue Richtung der Veränderung weder vorausgesehen noch berechnet werden kann. Das Ziel einer Therapie liegt nicht darin, den Klienten die Sicht des Therapeuten zu bestimmten Veränderungen aufzudrängen, sondern die Klienten in die Lage zu versetzen, mehr Freiheit zu erleben, in ihrem Leben eine Wahl zu treffen und danach zu handeln. Bei der Diskussion dieses Prozesses kann ein Beobachter nicht mehr anbieten als einige nützliche Unterscheidungen, und keineswegs eine definitive Analyse dessen, was „wirklich" passiert ist.

In diesem Fall scheint die primäre Intervention in den Fragen gelegen zu haben, die der Therapeut an Glen und Liz richtete. Im Gegensatz zu Behauptungen hat die grammatische Form der Frage etwas, das zur Reflexion auffordert und Alternativen aufzeigt. Behauptungen fördern den Schluß der Debatte, Fragen dagegen fördern das Explorieren.

Die besondere Form der hier gestellten Fragen war reflexiv – das heißt, sie forderten die Klienten auf, den Kontext, in dem sie ihr

Problem formuliert hatten, von einem anderen Gesichtspunkt aus zu betrachten. Reflexive Fragen schaffen einen Rahmen für aktuelle Verhaltensweisen auf eine Weise, die neue Interpretationsmöglichkeiten alter Verhaltensmuster impliziert (Tomm 1987, 1988). Das heißt, die Fragen des Therapeuten griffen das Thema der möglichen biologischen Ursache von Glens Depression auf und untersuchten es im Kontext der Überzeugungen und gesellschaftlichen Ansichten anstelle objektiver medizinischer Tatsachen. Indem der Therapeut Glen und Liz aufforderte, die verschiedenen Überzeugungen der sie umgebenden Menschen hinsichtlich ihrer Situation und Glens Depression zu betrachten, vermittelte er dem Paar einen anderen Standpunkt zur Beobachtung ihres eigenen Problems. Damit hat er ihnen wohl einen alternativen Kontext angeboten, innerhalb dessen sie das Problem rekonstruieren konnten.

Das am Ende der Sitzung vorgeschlagene Ritual der geraden und ungeraden Tage dehnte den Prozeß der gegensätzlichen Kontexte und Perspektiven – die biochemische und medizinische versus die soziale und emotionale – in den Bereich des Handelns aus. Der Vorschlag, sich an einem Tag so zu verhalten, als sei Glens Zustand genetisch bedingt, und am nächsten, als sei er gesellschaftlich bedingt, betonte den Unterschied zwischen diesen Sichtweisen. Das unterstrich auf dramatische Art und Weise, daß Glen und Liz je nach ihren Überzeugungen entsprechend anders leben könnten.

Die an diesem Fall demonstrierte Therapiemethode arbeitet nicht mit dramatischen Interventionen. Da man seine eigenen Konstruktionen über sich selbst und die Welt sowie die der anderen verstärkt, nimmt diese Methode an, daß kleine Veränderungen in diesen Konstruktionen tiefgreifende Wirkungen erzielen können. Durch die Verschiebung des Kontextes, in dem man Probleme betrachtet – in diesem Fall von der Tatsache zur Überzeugung –, befreit diese Art Intervention von starren Überzeugungen. Innerhalb dieses therapeutischen Rahmens besteht die Aufgabe des Therapeuten nicht darin, für Klienten die Wahl zu treffen, sondern sie in die Lage zu versetzen, selbständig eine Wahl zu treffen.

Teil IV
Heilende Wirklichkeiten konstruieren

Eine Kritik des DSM[1]

Als Psychiater beunruhigt mich immer mehr der unbeabsichtigt pathologisierende Einfluß eines bedeutungsvollen psychiatrischen Dokumentes auf unsere Gesellschaft, nämlich des Diagnostischen und Statistischen Handbuches der Psychischen Krankheiten, das von der American Psychiatric Association (APA) herausgegeben wird. Der Einfluß dieses diagnostischen und statistischen Handbuchs (DSM) ist über die Vereinigten Staaten hinaus spürbar und verstärkt sich zusehends. Meiner Ansicht nach muß dieses Dokument offener kritisiert werden, um Kliniker zum Nachdenken darüber anzuregen, inwieweit sie seine Postulate akzeptieren wollen und ob sie seinen Einfluß erweitern oder aber ihn schmälern möchten. Es folgen einige Hintergrundbemerkungen zum DSM sowie eine kurze Zusammenfassung der Kritiken, die mir zu Ohren gekommen sind.

Hintergrund

Die erste Ausgabe (DSM-I) erschien 1952. Beabsichtigt war ursprünglich die Stabilisierung der psychiatrischen Terminologie in der amerikanischen Psychiatrie sowie eine Klarstellung der Beschreibung psychischer Symptomkomplexe. Das Hauptziel lag darin, durch die offizielle „Bestätigung" bestimmter diagnostischer Begriffe eine Übereinstimmung in der Kommunikation zwischen Klinikern herbeizuführen. Der Einfluß von DSM-1 war bescheiden, doch gewann das Handbuch mit jeder Neuausgabe an Bedeutung.

DSM-II, die 1968 erschienene zweite Ausgabe, unterscheidet sich hauptsächlich dadurch, daß psychische Symptome nicht mehr als „Reaktionen" (wie in DSM-I) beschrieben werden, sondern als

1 Quellenangaben siehe S. 254.

„Krankheiten". Das brachte die amerikanische Psychiatrie auf eine Linie mit der übrigen medizinischen Heilkunde. Darüber hinaus standardisierte DSM-II die amerikanische Klassifizierung psychischer Krankheiten und brachte sie in Übereinstimmung mit der von der Weltgesundheitsorganisation herausgegebenen achten Überarbeitung der internationalen Klassifizierung von Krankheiten (ICD-8). Dies war die Grundlage für eine größere internationale Anerkennung und einen potentiell größeren Einfluß.

Die dritte Ausgabe (DSM-III) enthielt umfangreiche Veränderungen. Neu waren zum Beispiel „diagnostische Kriterien, ein multiaxialer Beurteilungsansatz, ausführlichere Beschreibungen der Krankheiten und viele zusätzliche Kategorien" (S. 7). Die Priorität lag nun auf Genauigkeit und Präzision der Diagnostik, und zwar basierend auf der medizinischen Annahme, daß „die Planung eines Behandlungsprogramms mit einer genauen Diagnostik beginnen muß" (ebd.). Ich frage mich, in welche Richtung sich das Handbuch entwickelt hätte, wenn statt dessen eine humanistische Annahme zugrunde gelegen hätte, etwa daß „die Planung einer therapeutischen Reaktion mit Einfühlungsvermögen und Mitgefühl beginnen muß". Die Autoren des Handbuches waren jedoch mehr an empirischer Wissenschaft als an Humanität interessiert. DSM-III sollte soweit wie möglich auf „Forschungsergebnissen" basieren. Demzufolge vermehrte sich der Einfluß der Forscher mit „objektiven Daten" bei der Vorbereitung der dritten Ausgabe, während der Einfluß von Klinikern mit therapeutischer Erfahrung zurückging.

Als es schließlich 1980 erschien, wurde das DSM-III den psychiatrisch Tätigen als die umfassendste Dokumentation aktueller wissenschaftlicher Erkenntnisse präsentiert, die es bis dahin gab. In Verbindung mit der Illusion objektiver Genauigkeit erwies sich dieser Anspruch für die meisten westlichen Kliniker und Forscher als unwiderstehlich. Folglich wurde das DSM-III allgemein akzeptiert und gewann rasch an Einfluß. Es wurde sogar von Regierungen und Versicherungen übernommen. Die revidierte Fassung von 1987, DSM-III-R, räumt ein, daß „der Einfluß von DSM-III bemerkenswert (war)" (S. 4), und führt weiter aus, daß es schon in 13 Sprachen übersetzt worden sei. DSM-III-R weicht nicht wesentlich von der ursprünglichen Stoßrichtung des DSM-III ab, es versucht einfach noch rigoroser und präziser zu sein.

Sowohl DSM-III als auch DSM-III-R erheben den Anspruch, auf einem im wesentlichen „deskriptiven Ansatz“ zu basieren. Sie geben vor, „im allgemeinen atheoretisch“ zu sein. Doch formulieren beide explizit eine starke und unmißverständliche Voreingenommenheit: „Jede der psychischen Störungen (wird) als klinisch auffallendes ... Syndrom oder Merkmalsmuster verstanden, das bei betroffenen Personen“ auftritt, so daß „Konflikte, die primär zwischen dem Individuum und der Gesellschaft bestehen, ... für sich (keine) psychische Störung sind“ (S. 6 in DSM-III und S. 10 in DSM-III-R). Die Autoren schienen sich der theoretischen Tragweite ihrer individualistischen Voranahmen nicht bewußt. Die Möglichkeit einer anderen Sichtweise wurde nicht erwähnt. Sie ignorierten ganz einfach die auf einer alternativen Annahme basierenden Kenntnisse, nämlich daß das menschliche Verhalten, die Psyche und ihre Störungen eher auf gesellschaftlichen als auf individuellen Phänomenen basieren könnten.

Interessanterweise erkennen die Achsen IV und V (der Schweregrad psychosozialer Belastungsfaktoren und die Globalbeurteilung des psychosozialen Funktionsniveaus) implizit die Bedeutung des sozialen Umfeldes an, doch bleiben beide Achsen fest in individualistische Annahmen eingebettet. Eine bedeutende Anomalie von DSM-III und DSM-III-R, die mit dieser theoretischen Frage zusammenhängt, besteht darin, daß der Zustand als „nicht durch eine psychische Störung bedingt“ definiert wird, wenn eine Situation ärztliche Beobachtung oder Behandlung erfordert, jedoch die Offenkundigkeit gesellschaftlicher Einflüsse auf die Entstehung des psychischen Leidens zu stark ist, um ignoriert werden zu können. Trotzdem dienen die „V-Kodierungen“ dazu, dies zu klassifizieren. Dieser Widerspruch ist ein Zeichen der Unzulänglichkeit der rein individualistischen Orientierung beim Beschreiben und Verstehen psychischer Probleme.

Allerdings besteht eines meiner Hauptanliegen darin, daß die Tatsache kaum bekannt ist, daß sich das DSM zu einem so maßgebenden Wegweiser für die Klassifizierung und Etikettierung von Menschen mit psychischen Problemen entwickelt hat. Es ist praktisch zur „Bibel der Psychiatrie“ geworden und wird von den „Gläubigen“ treu und brav angewendet. Die meisten psychosozialen Dienste in Nordamerika haben es übernommen, und in vielen Settings ist es ohne Angabe einer Diagnose nicht möglich, die Leistungen finanziell abzurechnen. Doch wird wenig darüber diskutiert, wie pathologisierend diese Unsitte der psychiatrischen Etikettierung für diejenigen Menschen ist, die bereits gesellschaftlich und psychologisch traumatisiert worden sind.

Das Dementi des Handbuches, daß ein Klassifizierungssystem für psychische Störungen keine Klassifizierung von Individuen bedeutet (S. 6 in DSM-III und S. 10 in DSM-III-R), ist meiner Ansicht nach nicht sonderlich glaubwürdig. In der Praxis werden DSM-Diagnosen fast immer auf die so Diagnostizierten aufgepfropft. „Eine Person mit Schizophrenie" wird beispielsweise als „Schizophrener" bezeichnet, „ein Mensch mit einer zwanghaften Störung" als „zwangsneurotisch". Als erstes tun dies die Experten, dann die Familienmitglieder, die Freunde, die allgemeine Öffentlichkeit und schließlich die „Patienten" selbst.

Der Prozeß der Etikettierung gibt den Anstoß zu permanent stigmatisierenden Mustern sozialer Interaktionen im Netzwerk menschlicher Beziehungen, in dem der so Etikettierte eingebettet ist. Jemand, der einmal von Experten als „Schizophrener" etikettiert wurde, wird in seinem sozialen Beziehungsnetz nie wieder wie vorher behandelt. Man betrachtet ihn oder sie ganz einfach anders. Er oder sie betrachtet sich selbst auch nie mehr so wie vorher. Solche Identität definierenden Praktiken sind die logische Schlußfolgerung des theoretischen Rahmens, aus dem das gesamte DSM-System entwickelt wurde, nämlich daß die Krankheit im Menschen lokalisiert ist. Was mich so sehr erschreckt, ist die Tatsache, daß die Kliniker, Forscher, Politiker und Versicherungsagenten, die das Handbuch benutzen, diese Praxis der Klassifizierung von Menschen in der gegenwärtigen Gesellschaft aktiv fördern. Der sich daraus ergebende Schaden für Individuen und gesellschaftliche Beziehungen ist enorm.

Wenn die Verfasser öffentlich dementieren, daß sie mit einer Klassifizierung von Menschen beabsichtigten, diese zu pathologisieren und zu stigmatisieren, so glaube ich ihnen und halte also die pathologisierende Wirkung des Dokumentes für ungewollt. Doch die Tatsache, daß diese Wirkung unbeabsichtigt ist, macht sie nicht weniger schädlich. Es gehört viel Mut dazu, die verdinglichenden Tendenzen des Handbuches zu mildern, seine ungeheure Autorität in Frage zu stellen und gegen die automatisch aus dieser Autorität folgenden Praktiken einzutreten. Wenn man sich entschließt, eine solche Position einzunehmen, braucht man Argumente, die die Autorität des DSM unterminieren. Es folgen einige spezifische Kritiken, die ich verwendet habe, um seinen Einfluß auf meine eigenen Denkgewohnheiten und mein klinisches Handeln einzudämmen:

Empirische Kritik

1. Das Wesen der Störung, die diagnostischen Kriterien und di Grenzen der Kategorien werden in APA-Ausschüssen bestimmt und nicht durch die beschriebenen Phänomene.
2. Viele klinische Situationen können vom DSM nicht erfaßt werden (das heißt, die „V"-Kodierungen sind unzulänglich).
3. Interpersonelle, familiäre, kulturelle oder institutionelle „Diagnosen" werden nicht berücksichtigt.

Politische Kritik

1. Die konstituierende „Macht" bei der Definition des Wesens eines Menschen kann leicht mißbraucht werden.
2. In wessen Interesse liegt das Etikettieren (Experten, Patienten oder Dritten wie zum Beispiel Familienmitglieder, Versicherungsagenten, Regierung usw.)?
3. Das DSM fördert das „medizinische Modell" und die Vormachtstellung der Psychiatrie im psychosozialen Bereich.
4. Geschlechtervorurteile (im DSM-IV werden zum Beispiel „prämenstruelle Syndrome" berücksichtigt) können als heterosexuelle Vorurteile (im DSM-II ist zum Beispiel „Homosexualität" enthalten) mit einer Verdinglichung traditioneller Stereotypen institutionalisiert werden.

Humanitäre Kritik

1. Menschen werden entmenschlicht, indem sie in Subjekte verwandelt werden, die dem wissenschaftlichen „Blick" ausgesetzt sind.
2. Menschen werden durch Etikettierung, Reduzierung und Isolierung pathologisiert.
3. Da es sich Tragödien und persönlichen Mißerfolgen widmet, fördert das DSM eine „Orientierung auf Unzulänglichkeiten", anstatt die Aufmerksamkeit auf *Ressourcen* und *Kompetenzen* und damit auf Lösungen zu lenken.

Pragmatische Kritik

1. Das allgemeine Syndrom wird überbetont, die spezifischen Erfahrungen und der persönliche Kontext des Klienten vernachlässigt.
2. Durch seine Betonung von Eigenschaften anstelle von vergänglichen Zuständen fördert das DSM eher eine statische als eine dynamische Perspektive.
3. Das DSM fördert Blindheit gegenüber den interpersonellen und kulturellen Faktoren, die zu psychischen Problemen beitragen.
4. Das DSM ist selten nützlich bei der Festlegung eines spezifischen Behandlungsplans.

Ontologische Kritik

1. Die Grundannahme bezüglich des Wesens psychischer Phänomene erscheint problematisch (das heißt, daß psychische Störungen „innerhalb des Menschen" liegen versus „in der Interaktion zwischen dem Menschen und dem Kontext" versus „in der Koordination der Interaktion zwischen Menschen").

Ironische Kritik

1. Das DSM enthält keine Diagnose des „DSM-Syndroms" – eine durch den zwanghaften Wunsch, Personen zu verdinglichen und sie nach vorherbestimmten psychiatrischen Kategorien zu etikettieren, charakterisierte geistige Psychose.
2. Diese „Opfer" moderner psychiatrischer Ideologie geben der Kenntnis präziser Beschreibungen Vorrang – gegenüber der Kenntnis heilender Interaktionen –, wie durch die zwanghafte Beschäftigung mit abschätzigen Adjektiven und Einschluß- und Ausschlußkriterien manifestiert wird.

Das Problem externalisieren und die persönlichen Mittel und Möglichkeiten internalisieren[1]

Einleitung

Es ist durchaus kein Zufall, daß dieser Vortrag genau zum Thema der Präsidentenrede paßt: „Psychiatrie – Die philosophischen Verbindungen der medizinischen Wissenschaft". Viele nachdenkliche Psychiater zeigen sich besorgt über den Trend in Nordamerika in Richtung auf eine verstärkte Medikalisierung der Psychiatrie. Der Schwerpunkt auf deskriptiver Präzision in der Diagnose aufgrund der Anwendung von DSM-III (und DSM-II-R) und die Betonung einer verfeinerten Psychopharmakologie haben den Bereich in den letzten Jahren beherrscht. Die Entwicklung ist von den Geisteswissenschaften weg auf die biomedizinischen Wissenschaften gegangen.

Unter den Gründen findet sich der offenkundige Mangel von Beiträgen aus Kunst und Geisteswissenschaft zur Psychiatrie. Ich möchte einen kleinen Beitrag dazu leisten, dieser dominierenden Entwicklung entgegenzuwirken, indem ich eine neue Entwicklung in der Psychotherapie beschreibe, die von den Geisteswissenschaften angeregt worden ist. Diejenigen unter Ihnen, die Psychiatrie gerne als „philosophische Verbindung von medizinischer Wissenschaft und soziopolitischen menschlichen Bedingungen" sehen, werden diesen Vortrag daher begrüßen. Wenn ich zu Ihnen spreche, dann möchte ich Sie einladen, mich zu begleiten, einen Schritt in die Richtung zu unternehmen, die in der Präsidentenrede angeklungen ist.

1 Es handelt sich hier um einen Vortrag, den der Autor auf dem Treffen der Canadian Psychiatric Association im September 1988 in Halifax gehalten hat. Quellenangaben siehe S. 254.

In den letzten Jahren hat ein ungemein begabter australischer Familientherapeut, Michael White (1984, 1986, 1987, 1988), eine innovative psychotherapeutische Technik verfeinert – „das Problem externalisieren". Bedauerlicherweise ist diese Technik zugleich sehr einfach, aber auch ungemein kompliziert.

Sie ist einfach in dem Sinne, daß es einfach nur eine sprachliche Trennung zwischen der Unterscheidung des Problems und der persönlichen Identität des Patienten erfordert. Diese Intervention öffnet „konzeptuellen Raum" für Patienten, wirksamere Initiativen zu ergreifen, um dem Einfluß des Problems auf ihr Leben zu entkommen.

Kompliziert und schwierig ist das empfindliche Mittel, mit dem dies erreicht wird. White hat davon erst kürzlich als „literarisch wertvolle Therapie" gesprochen („therapy of literary merit"). Anders gesagt, durch eben diesen sorgsamen Umgang mit der Sprache in einer therapeutischen Konversation werden die Heilungsanstrengungen des Patienten mobilisiert.

Was dieses Vorgehen so interessant für Psychiater macht, ist, daß es bei einer großen Bandbreite psychiatrischer Probleme – so ernste Störungen wie Schizophrenie, Depression, Paranoia, Gewalt und Selbstmordrisiko eingeschlossen – zu Besserung führt.

White bezieht sich auf zwei wesentliche Quellen für seine Arbeit. Beide stammen aus den Geisteswissenschaften. In einem Fall handelt es sich um Gregory Bateson (1972, 1979), britischer und amerikanischer Anthropologe und Philosoph in einem, der die Kybernetik auf die Sozialwissenschaften anwendete und eine neue Auffassung von „Geist" erarbeitete. Wesentliche Beiträge Batesons betreffen die Bedeutung der Epistemologie beim „Wie wir wissen, was wir wissen", das Grundsätzliche vom „Unterschied, der einen Unterschied macht" in lebenden Systemen und das ökologische Muster, das verbindet.

Die zweite Quelle der Anregung ist Michel Foucault (1965, 1973), ein französischer Historiker und Philosoph, der eine soziopolitische Analyse des Entstehens der modernen Medizin in der westlichen Kultur leistete. Foucault zeigt auf, wie Wissenssysteme wie die Medizin überaus unterdrückend sein können, indem sie Menschen durch wissenschaftliche Klassifizierung „per Augenschein" in dehumanisierte „Subjekte" verwandeln.

Bei meinem Versuch, Whites Beiträge zu verstehen und zu erhellen, habe ich mich auf die Arbeit Humberto Maturanas (1972, 1987) bezogen, eines chilenischen Biologen und Neurophilosophen, der eine umfassende Kognitionstheorie vorgelegt hat. Maturana stellt eine Erklärung bereit, wie Geist durch menschliche Interaktion und „Versprachlichung" *(languaging)* entsteht. Der „Geist ist nicht im Gehirn", er liegt in den sprachlichen Interaktionen menschlicher Akteure. Dementsprechend ist sein grundlegend sozial, nicht biochemisch, physiologisch oder neurologisch. Leider reicht die Zeit hier nicht aus, um eine angemessene Beschreibung dieser theoretischen Beiträge und ihrer Verbindungen zu Whites Methode zu liefern.

Das Problem externalisieren

White machte vor etwa zehn Jahren eine einfache, aber bedeutsame Entdeckung. Bei seiner Arbeit mit Kindern, die Enkopresis hatten, beobachtete er, daß klinischer Fortschritt dann eher eintrat, wenn er imstande war, so über das Problem zu sprechen, als ob es vom Kind gelöst und getrennt sei (1984). Er erfand die Bezeichnung „Sneaky Poo", um sich auf Enkopresis zu beziehen, und er personifizierte sie als eine dem Kind äußerliche Entität (1986). Bei einem Kind ließ sich diese Idee durch Fragen wie die folgenden einführen: „Wie nennst du dieses fürchterliche Zeug, das dich in Schwierigkeiten bringt? ‚Poo'? ... Hast du schon erlebt, daß ‚Poo' sich bei dir einschleicht und dich überrascht, etwa indem er dir was in die Hosen steckt, wenn du mitten im Spielen bist?"

Reagiert das Kind positiv, fragt White weiter nach den unheilvollen Einflüssen, die der fremde „Sneaky Poo" auf das Kind hat, und die ihm Unwohlsein, Unglück, Frustration, Ärger in der Familie etc. schaffen. Er fragt auch andere Familienmitglieder nach dem Einfluß, den „Sneaky Poo" auf ihr Leben hat: „Wenn euer Sohn von ‚Sneaky Poo' so ausgetrickst worden ist, daß er etwas Übles anstellt, was geschieht dann mit euch?"; „Wenn ‚Poo' Empörung und Frustration hervorruft, was löst das dann bei euch aus?" So wird der Familie allmählich (mit einer gehörigen Portion Humor) klar, daß sie alle von einem gemeinsamen Feind unterdrückt werden, der sich von der Person des Kindes unterscheidet.

White verfolgt diese Richtung (welchen Einfluß „Sneaky Poo" auf die Familie besitzt) weiter mit Fragen danach, welchen Einfluß das Kind und die Familie auf „Sneaky Poo" haben. Zum Beispiel: „Gab es Zeiten, wo ihr ‚Poo' besiegt und ihn in seine Schranken gewiesen habt, anstatt euch von ‚Sneaky Poo' besiegen zu lassen? ...

Gab es Zeiten, wo ‚Sneaky Poo' euren Sohn dazu brachte, etwas Übles zu machen, und euch aufforderte, ihn auszuschimpfen, wo ihr aber seiner Aufforderung widerstehen konntet und ihm Hilfe angeboten habt?"

Das Kind und die Familie erleben diese neuen Fragen anfangs als merkwürdig. Und das sind sie auch; besonders wenn jeder allzu sehr mit den lästigen Folgen des Problems beschäftigt war. Diese zweite Gruppe von „Einfluß-Fragen" bringt eine Ahnung von den Ressourcen der Familie, die „Macht", die das Problem über sie hat, zu begrenzen. Familienmitglieder sind aufgefordert zu erkennen, daß sie schon einige effektive Maßnahmen gegen das Problem ergriffen haben. Diese Untersuchung bestätigt nicht nur die Kompetenz der Familie, sie trägt auch dazu bei, das Problem zu externalisieren.

Ist das Problem klar als „Sneaky Poo" erkannt und vom Kind unterscheidbar, dann verringern sich die Schwierigkeiten mit Kritik, Tadel und Schuld erheblich. Das Kind hat weniger Grund, sich selbst zu kritisieren und zu verurteilen, denn schließlich ist Sneaky Poo und nicht es selbst der Schuldige. Die Eltern haben weniger Grund, das Kind zu kritisieren oder die Schuld bei sich zu suchen. Und die Fachleute haben weniger Grund, den Eltern die Schuld zuzuschieben (z. B. zu sehr auf Gehorsam zu achten oder „überbeschützend" zu sein). Tadel neigt zu Einschränkungen, und Schuld neigt zu Beschränkungen, und beides zu verringern, wirkt befreiend. Es öffnet Raum, neue Wege der Problemlösung zu erkunden. Da jeder unter dem Einfluß desselben „Quälgeistes" steht und da die Familienmitglieder nicht mehr gegeneinander kämpfen müssen, ist es für Kind und Eltern einfacher, „gemeinsam Sneaky Poo zu schlagen". Ein Ergebnis davon ist, daß der therapeutische Prozeß sanfter und schneller verläuft.

Diese Behandlungsmethode war zu Anfang auf die Arbeit bei Kindern mit Enkopresis bezogen, ist aber seitdem auf eine ganze Reihe von anderen Problemen übertragen und erfolgreich bei der Arbeit mit einzelnen Erwachsenen, Paaren und Familien angewendet worden (White 1986). In einer neueren Arbeit über Schizophrenie beschreibt White (1987), wie es möglich ist, Schizophrenie als Krankheit zu externalisieren, dann Aspekte des „In-die-Ecke-getrieben-Lebensstils" (d. h. den Cluster negativer Symptome) zu externalisieren, der von der Schizophrenie bestimmt wird, dann spezifische Gewohnheiten zu externalisieren, von denen der In-die-

Ecke-getrieben-Lebensstil abhängt, und dann die pathologisierenden Annahmen und Vorannahmen zu externalisieren, von denen diese Gewohnheiten abhängen.

Anders gesagt: Der Prozeß des Externalisierens des Problems verläuft progressiv. Es ist kein statischer neuer Rahmen des Problems; es ist der fortlaufende Prozeß des Ko-Konstruierens einer „neuen Wirklichkeit" in der weiterbestehenden therapeutischen Konversation. Das bringt eine rigorose und sorgfältige „konzeptuelle Zergliederung" des Problems mit sich, es wird aus dem Gefühl des Patienten von seinem Selbst „herausgeschnitten". Das heißt, problematische Attribute, Ideen, Annahmen, Glaubenssätze, Gewohnheiten, Haltungen und Lebensstil werden systematisch von der vorherrschenden Identität des Patienten getrennt.

Dieser Prozeß heilt, da er ein wirksames Gegenmittel zu einem ungewollten, aber allgegenwärtigen Pathologisierungsprozeß menschlicher Interaktion darstellt. Im Verlauf einer üblichen Unterhaltung von Familienmitgliedern, Freunden und Verwandten über das Problem neigt dieses dazu, auf die Identität oder Persönlichkeit des Patienten „herabzufallen". Dies geschieht aufgrund des „gesunden Menschenverstandes", der sagt: „Die Person, die das Problem hat, ist das Problem." Das medizinische Modell und DSM-III nähren diese Annahme: „Die Störung ist in der Person." Unterhaltungen von Fachleuten und Laien, die auf dieser Grundlage beruhen, sind ungewollt pathologisierend, indem sie zur Ausarbeitung einer problematischen Identität durch Etikettierung beitragen. Da das Problem in die persönliche Identität des Patienten eingebaut wird, wird ein Entkommen immer schwerer, einfach deshalb, weil es einer Person nicht möglich ist, sich selbst zu entkommen. „Ich bin ein Schizophrener, deshalb mache ich so merkwürdige Sachen." Daher ist das Externalisieren des Problems eine sehr nützliche therapeutische Technik, die einen Raum öffnet, einige der negativen Wirkungen sozialer Etikettierung „zu lösen".

Persönliche Mittel und Möglichkeiten internalisieren

Aber es ist noch weit mehr als deetikettieren möglich. Sind erst einmal das Problem und seine spezifischen Komponenten externalisiert, werden die Patienten ermuntert, etwas gegen das (die) externalisierte(n) Problem(e) zu unternehmen. Sie werden ermutigt, der Unterdrückung durch die Etikettierung zu entkommen und ihr Leben in die Richtung zu lenken, die sie möchten (White 1987). „Wenn das möglich ist, würdest du dann gerne den Einfluß, den Schizophrenie auf dein Leben hat, einschränken? ... Kannst du sehen, wie Schizophrenie dich dahin gebracht hat, dich zurückzuziehen und Menschen aus dem Weg zu gehen? ... Wie hast du es geschafft, dich den Anweisungen der Schizophrenie zu widersetzen und heute hierher zu kommen?... Was stellst du dir vor, was sagt dir das über deine Fähigkeit und dein Können, die du sonst gar nicht bemerkt hättest?... Wie bist du sonst noch für dich selbst eingetreten, und wie hast du es verhindert, dich von Schizophrenie herumschubsen zu lassen? ... Wie bereit bist du, noch einen Schritt weiter gegen deine Gewohnheit, dich zurückzuziehen, anzugehen, die dich fest im Griff hat? ... Möchtest du lieber eine schwache Person mit starken Gewohnheiten sein oder eine starke Person mit schwachen Gewohnheiten?... Wenn du dich von Schizophrenie in eine unmögliche Situation treiben läßt, wie veranlaßt das deine Eltern, das ganze Denken für dich zu übernehmen?"

Solche selbstreflexiven Fragen ermöglichen Selbstheilung. Sie sind in dem Sinne instrumentell, daß sie im Laufe eines Interviews eine ganze Reihe von Dingen möglich werden lassen (Tomm 1987).

Das Wesentliche, auf das ich Ihre Aufmerksamkeit hier und heute lenken möchte, ist, daß diese Fragen die Annahme zulassen, der Patient könne auswählen und er sei ein aktiver (Ver-)Mittler in seinem Leben. Wenn die explizite oder implizite Bedeutung der Frage mit den Erfahrungen des Patienten zusammenpaßt, wird sie „zu Herzen genommen" und als Teil der sich entwickelnden Identität des Patienten internalisiert. Und so wird dann ein stärkeres Gefühl der persönlichen Möglichkeiten erreicht, und die therapeutische Konversation wird ein Prozeß persönlicher Verstärkung *(empowerment)* des Patienten.

Ich möchte betonen, daß die Technik, das Problem zu externalisieren, nicht die persönliche Verantwortung nimmt; sie fokussiert und verfeinert sie. Patienten werden ermutigt zu sehen, daß sie die Wahl haben, sich weiter dem Einfluß des externalisierten Problems zu unterwerfen oder sich der Aufforderung, sich dem Diktat des Problems zu unterwerfen, zu widersetzen. Wenn sie anfangen, diese Alternativen deutlicher zu sehen und als echte Optionen zu erleben, wählen sie fast unweigerlich die letztere. Sie werden natürlich in ihrem Protest und, ihrer Rebellion gegen die Unterdrückung durch das Problem unterstützt.

Es ist auch wichtig hervorzuheben, daß die Verantwortung, sich zu unterwerfen, gewöhnlich nur implizit und nicht explizit vermittelt wird. Dies geschieht, um jede Neubelebung von Tadel und Schuld (mit ihren immobilisierenden Folgen) zu minimalisieren. Und es wird kein Druck auf den Patienten ausgeübt, eine bestimmte Handlung auszuführen. In der therapeutischen Konversation werden die Alternativen betont und hervorgebracht, die ihm (ihnen) möglich sind. Dadurch erleben die Patienten mehr Raum und Freiheit, neue Wahrnehmungs-, Denk- und Handlungsmuster zu erforschen. Wenn Patienten den neuen Raum nicht betreten und nicht erforschen, wird angenommen, daß weitere Aspekte des Problems sie daran hindern und weitere, noch differenziertere Externalisierung notwendig ist. So können sie zum Beispiel unter dem Einfluß einer assoziierten Angst vor weiterem Versagen stehen.

Ein anderer wichtiger Aspekt dieser Methode besteht darin, daß das Problem von der Person externalisiert, aber nicht auf eine andere Person projiziert wird. Der befreiende Protest und Aufstand richtet sich nicht gegen andere Personen. Daher werden bedeutsame andere im sozialen Netzwerk des Patienten auch nicht so schnell dazu gebracht, sich selbst zu verteidigen und mit Tadel, anderen Etikettierungen und erneuter Pathologisierung zu antworten.

Es ist selbstverständlich überaus wichtig, daß sich Therapeuten der problematischen Wirkungen hoher Erwartungen in Hinblick auf konstruktive Änderungen bewußt bleiben. Dies gilt besonders dann, wenn sie mit Patienten mit chronischen Problemen arbeiten. Es ist tatsächlich oft nötig, „unrealistische Erwartungen" als eine Komponente des Problems zu externalisieren (manchmal für den Therapeuten wie für Patient und Familie gleichermaßen!), um den pathologisierenden Wirkungen des Erbens von Versagen, Entmutigung und Hoffnungslosigkeit zu entkommen. Es kann sein, daß überhaupt nur sehr kleine Schritte realistisch sind. Oft ist es sinnvoll, anzuregen, daß ein Muster „Drei Schritte vor und zwei zurück" am wahrscheinlichsten ist, besonders dann, wenn der Wunsch des Patienten, einem chronischen Problem zu entkommen, sehr groß ist. Jeder, der versucht hat, eine tief verwurzelte persönliche Gewohnheit zu verändern, weiß, daß „alte Angewohnheiten schwer auszurotten" sind. Am wichtigsten ist die Richtung der Entwicklung des Patienten als Person, das heißt eine Richtung auf größere Gesundheit, und keine größeren oder häufigeren Schritte.

Wenn schließlich konstruktive Schritte gemacht werden, muß man sie erkennen und darauf reagieren, damit sie Teil einer heilenden Identität werden. Dies ist nötig, damit die konstruktiven Änderungen bestehen bleiben. „Was hast du gemacht, daß es möglich war, daß (das konstruktive Ereignis) eintrat? … Wie hast du es geschafft, diesen Schritt nach vorne zu tun?" Die neuen konstruktiven Verhaltensweisen werden gewürdigt, bestätigt, und ihnen wird Bedeutung verliehen, um ihre Übernahme als Teil des neu entstehenden Selbst zu erleichtern und zu verbessern. „Hast du bemerkt, daß du, wenn du dies tust, für dich selber stimmst und gegen das Problem? … Kannst du erkennen, wie wichtig deine Initiative war?" Wenn nicht, kann man es so versuchen: „Kannst du erkennen, wie ich es sehe, daß du, indem du dies getan hast, etwas für dich selbst getan hast und der alten Angewohnheit eine Lehre erteilt hast, indem du dich geweigert hast, dich von ihr beherrschen zu lassen?"

Ein umfassenderer Rahmen und ein Gegenüberstellen von Unterschieden trägt zum Prozeß der Internalisierung bei. „Wie trägt das zu dieser neuen Richtung in deinem Leben, zu deinem neuen Lebensstil bei? ... Wenn du weiterhin etwas gegen das Problem unternimmst, wie unterscheidet sich dann deine neue Zukunft von deiner alten Zukunft (die eine Unterwerfung unter das Problem einschloß)?" Eine Ausweitung der Konversation, bei der das soziale Netzwerk, des Patienten zum Publikum der konstruktiven Änderungen wird, trägt zu ihrer Fortdauer bei. „Was würde deine Familie (Freunde) denken oder fühlen, wenn sie von diesen neuen Schritten, die du machst, wüßte? … Wie läßt du sie wissen, was geschehen ist?" Durch solche Fragen werden Patienten ermutigt, selektive Selbstbeobachter zu werden, bedeutsame andere aufzufordern, ihre konstruktiven Änderungen wahrzunehmen und ihre eigenen Mittel und Möglichkeiten, solche heilsamen Entscheidungen für ihr Leben zu treffen, zu erkennen.

Diskussion

Whites Prozeß, das Problem zu externalisieren, ist nicht ganz neu. In gewisser Weise übernimmt er einige der alten religiösen Weisheiten über dämonische Besessenheit und Exorzismus. Aber er entmystifiziert den Prozeß und setzt ihn rigoros und präzise ein. In derselben Weise ist die Technik der Internalisierung persönlicher Mittel und Möglichkeiten mit Aspekten der Verhaltenstherapie und konventioneller psychotherapeutischer Praxis konsistent. Aber der spezifische Schwerpunkt, die Identität oder Persönlichkeit des Patienten mittels Fragen wieder aufzubauen, bietet Verbesserungen.

Gegenwärtig läßt sich über die Effektivität dieser neuen Methode nur aufgrund eigener Erfahrungen und an Einzelbeispielen etwas aussagen. Dennoch hat Whites Ansatz in den letzten Jahren einen sehr großen Einfluß auf die klinische Arbeit in Australien und Neuseeland gehabt. Er wird jetzt in Nordamerika und Europa bekannt und ist schon von einigen wenigen Zentren „übernommen" worden. In meiner eigenen klinischen Praxis und in der meiner Kollegen und Kolleginnen im Family Therapy Program der Universität von Calgary war es möglich, diese Methode einzusetzen und einer erstaunlichen Vielzahl von Patientinnen und Patienten zu helfen.

Empirische Studien über diesen Ansatz liegen bisher kaum vor. Als ich dies schrieb, wußte ich nur von einer einzigen formalen Studie: eine retrospektive Analyse von Whites Anwendung seiner eigenen Methode bei 35 chronischen psychiatrischen Patienten, die wiederholt ins Glenside Hospital in Adelaide aufgenommen worden waren. Es war eine eigenständige Untersuchung von Hafner, MakKenzie und Costain (1988), die zeigte, daß es zu einer signifikanten Verringerung der durchschnittlichen Anzahl der Tage kam, die die Patientinnen und Patienten im Jahr nach Whites Therapie in der Klinik verbrachten; es waren 14 Tage, verglichen mit 36 Tagen einer entsprechenden Kontrollgruppe, die die übliche psychiatrische Betreuung erhalten hatte.

Whites Arbeit bietet eine nützliche neue Technik für den psychotherapeutischen Alltag an. Sie ist respektvoll und menschlich und in meinen Augen die aufregendste neue Entwicklung in der Psychiatrie im letzten Jahrzehnt. Diejenigen von Ihnen, die diesen Ansatz weiter erkunden wollen, finden in Whites eigenen Arbeiten weitere Informationen.

Weg von der Etikettierung[1]

Annäherung an ein neues Diagnosesystem

Im Frühjahr 1988 wurde die familientherapeutische Abteilung der Universität Calgary gedrängt, das DSM-Diagnosesystem bei der Beurteilung von Kindern und Jugendlichen mit emotionalen Störungen und Verhaltensauffälligkeiten anzuwenden. Bei der Aufnahme in unser Behandlungsprogramm sollte dieses System die entscheidenden Kriterien liefern. Als Direktor dieses Programms sprach ich mich aus einer Reihe von Gründen dagegen aus.

Ausschlaggebend war meine Sorge, daß die Kinder und Jugendlichen mit einem psychiatrischen Etikett versehen würden. Das damit verbundene soziale Stigma bedeutet eine erhebliche zusätzliche Belastung für die Betroffenen und erschwert ihre Besserung.

Ein Grund für die Anwendung des DSM schien mir allerdings wichtig: Es besteht nämlich eine Notwendigkeit, unsere familientherapeutischen Angebote, die mit öffentlichen Geldern gefördert werden, unter Beweis zu stellen. Das Argument der Verwaltung war, daß der Einsatz der Behandlungsressourcen gerechtfertigt sei, wenn eine manifeste Störung bei einem der Familienmitglieder festzustellen ist. Ich will dieses Ziel mit Mitteln erreichen, die sich „therapeutischer" als die Anwendung des DSM auswirken, nämlich auf der Basis des systemischen Ansatzes, der in der Familientherapie angewandt wird. Ich bot an, solch eine Alternative zu entwickeln – wohlwissend, daß dies ein jahrelanger Prozeß sein würde –, und ich war dankbar, daß die Verwaltungsseite dieses Angebot annahm. Das Ergebnis ist der Beginn eines neuen Projektes, gemeinsam mit den Therapeuten und Auszubildenden der familientherapeutischen Abteilung.

1 Quellenangaben siehe S. 254.

Das Projekt geht von der Grundannahme aus, daß die Interaktionsmuster, in die Menschen eingebettet sind, einen großen Einfluß auf ihre Erfahrungen und ihre psychische Gesundheit haben. Einige Interaktionsmuster haben eine „pathologische", andere Muster eine „heilende" oder „gesundende" Wirkung auf die Betroffenen. Dies hängt jeweils von der Art des Verhaltens ab und von der Bedeutung, die der Betroffene diesem Verhalten zuschreibt.

Ist ein Interaktionsmuster einmal etabliert, lädt dies weitere Personen zur Beteiligung ein, wodurch sich der Effekt verstärkt. Mit anderen Worten: Bestimmte Verhaltensmuster wiederholen sich nicht einfach, sie können sich vielmehr häufen und manchmal sogar extrem verstärken. Ein typisches Beispiel für ein *pathologisierendes Interaktionsmuster* (Pathologizing Interpersonal Pattern = PIP) ist: Kritik wird geäußert, Abwehrmechanismen werden mobilisiert und diese mobilisieren wiederum Kritik. Da jede Person Kritik und Abwehrverhalten immer wieder neu etabliert, entsteht ein zirkuläres Interaktionsmuster. Verstärkte Kritik löst verstärkten Abwehrmechanismus aus, und umgekehrt (s. Abb. 1). Aus systemischer Sicht scheint das Muster ein „Eigenleben" zu beginnen und die Betreffenden dazu einzuladen, dieses immer weiter fortzusetzen.

Nach einer gewissen Zeit wird sich das Muster als ein wichtiger Teil einer zwischenmenschlichen Beziehung stabilisieren. Ist diese Beziehung wichtig und wird das Muster aufrechterhalten, so fördert es „psychopathologische" Reaktionen wie zum Beispiel Empörung, chronische Frustration, Haß und Aggressionen auf der einen Seite und Opposition, Rebellion, Paranoia, Vermeidungsstrategien, Isolation und/oder Depression auf der anderen Seite. Diese Einzeleffekte werden dann pathologischen Symptomen zugeordnet. Aus systemischer Sicht handelt es sich jedoch primär um pathologische interpersonelle Interaktionsmuster.

Die individuelle Psychopathologie, wenn überhaupt sichtbar, ist sekundär. Damit wird nicht geleugnet, daß solche Muster in Beziehungen sehr destruktiv wirken und bis zu Gewalt und Suizid eskalieren können. Wegen dieser extremen Effekte wird das Muster als „krankmachend" bezeichnet.

Ein *heilendes interpersonelles Muster* (Healing Interpersonal Pattern = HIP), das im direkten Gegensatz zu dem eben beschriebenen PIP steht, kann zum Beispiel sein: Kompetenz wird selektiv beachtet und anerkannt; dies hat ein kompetenteres Verhalten zur Folge. Daraus erwächst eine stärkere Anerkennung von Kompetenz.

INTERPERSONELLE GRUNDMUSTER

PIP = Pathologizing Interpersonal Pattern
krankmachendes interpersonelles Muster

z. B.
Kritik äußern
Abwehrmechanismus entwickeln

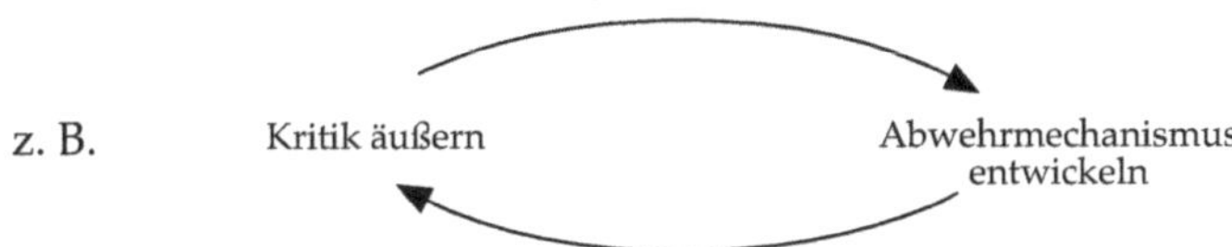

HIP = Healing Interpersonal Pattern
heilendes interpersonelles Muster

z. B.
selektives Wahrnehmen und Verstärken von Kompetenz
kompetentes Handeln

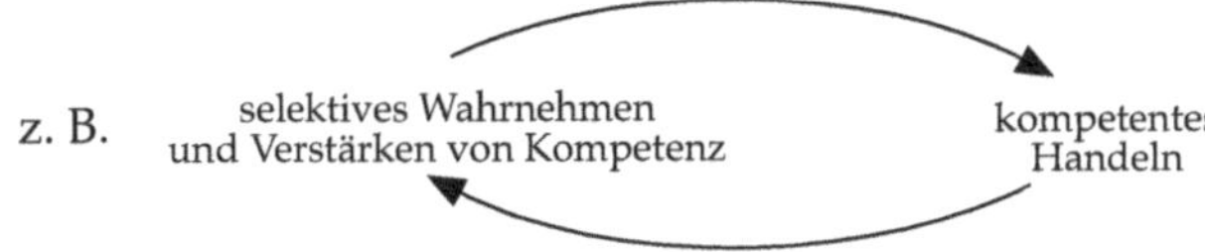

WIP = Wellness Interpersonal Pattern
gesundheitsförderndes interpersonelles Muster

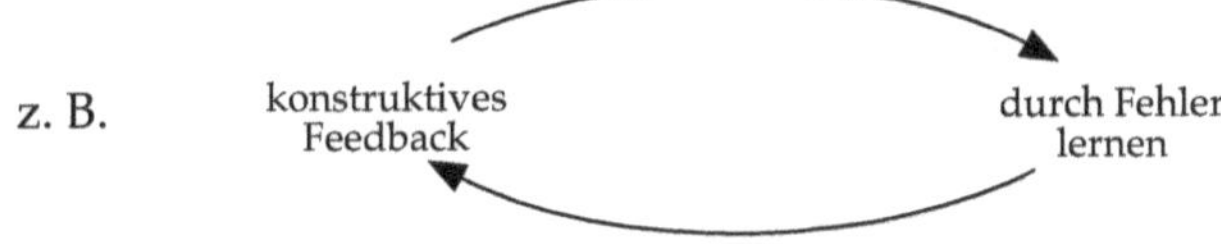

DIP = Deteriorating Interpersonal Pattern
interpersonelles Muster, das Verschlechterung zur Folge hat

TIP = Transforming Interpersonal Pattern
interpersonelles Muster, das Veränderung zur Folge hat

Abb. 1

In diesem zirkulären Muster hat das komplementäre Verhalten eindeutig positive Effekte. Mehr Respekt für den einen und mehr Selbstvertrauen und Wertschätzung für den anderen sind die Folge. Die meisten Menschen haben das Potential, solche heilenden Verhaltensmuster zu initiieren, weil sie sie in ihrer eigenen Kindheitsentwicklung selbst erfahren haben. So verbringen manche Eltern viele Stunden damit, ihre Kinder zu beobachten und Anzeichen von Leistung und Kompetenz zu entdecken, zum Beispiel beim Gehen- und Sprechenlernen. Das Kind wird für Fortschritte gelobt, und dies hat natürlich zur Folge, daß es seine Anstrengungen verstärkt, kompetenter zu werden.

Sollte sich nun ein „pathologisches" Muster soweit etabliert haben, daß die Beziehung bereits davon beherrscht wird, so kann es sehr schwer sein, ein „heilendes" Muster (HIP) einzuführen und zu erhalten. Unter solchen Bedingungen kann ein therapeutischer Input sehr wichtig werden, um eine Verschiebung von einem PIP zu einem HIP zu bewirken. Manche PIPs werden aufrechterhalten, weil der Betroffene sich seines Verhaltens nicht bewußt ist. Auf diese Weise etablieren sich viele individuelle Reaktionen auf einer unbewußten Ebene.

Deshalb sind Gespräche mit den Betroffenen über ihre Verhaltensmuster ein erster Schritt, um sich möglicher PIPs bewußt zu werden und dieses Verhalten zu unterbrechen. Wenn das Gespräch sich weiterhin darauf konzentriert, „heilende" Alternativen zu eröffnen, kann die Interaktion in eine konstruktive Richtung umgewandelt werden. Solch ein klärendes Gespräch wäre ein Beispiel für ein *veränderndes interpersonelles Muster* (Transforming Interpersonal Pattern = TIP). Es ermöglicht den Wechsel von einem PIP zu einem HIP.

Wenn konstruktives Feedback möglich wird, das Fehler beim Namen nennt und dadurch neues Lernen ermöglicht, spricht man von einem *Gesundheitsmuster* (Wellness Interpersonal Pattern = WIP), das in Verbindung mit dem beschriebenen HIP und PIP steht. Dieses Muster lädt zu weiterem konstruktiven Feedback ein und zu weiteren Lernschritten. In diesem Muster wird ausdrücklich Hilfe angeboten und von der anderen Seite akzeptiert. Es ist oft in pädagogischen oder anderen Lernsituationen anzutreffen. Probleme werden in diesem „Gesundheitsmuster" (WIP) besser gelöst als in dem „heilenden Muster" (HIP), jedoch setzt WIP eine größere Vertrauensbasis und persönliche Stärke des Betroffenen voraus. Deshalb ist es notwendig, zeitweise ein PIP durch ein HIP zu ersetzen, bevor weitere Fortschritte durch ein WIP gemacht werden können.

Die Muster von PIPs und HIPs werden von verschiedensten Gefühlen begleitet. So können Gefühle von Wut und Angst das Verhaltensmuster von Kritik und Abwehr schüren. In ähnlicher Weise können Gefühle von Liebe und Stolz selektive Anerkennung unterstützen und damit Kompetenzen erhöhen. Therapeuten sind meistens erfolgreicher, wenn sie diese Gefühle mit einbeziehen. Sie erleichtern damit den Wechsel von PIPs zu HIPs.

Natürlich gibt es auch Rückschläge: Unerwartete traumatische Ereignisse können zur Regression führen. *Leichtere Rückschläge* (Deteriorating Interpersonal Pattern = DIPs) entstehen oft durch fehlende Klarstellung und Transparenz, was die Wahrnehmung einschränkt und wiederum die Transparenz reduziert etc. Dies kann sich steigern, bis die Lage so ernst wird, daß das alte Muster von Kritik und Abwehr wieder verstärkt wird (PIPs). In Abbildung 2 ist eine schematische Darstellung dieser möglichen Bewegungen zwischen den Verhaltensmustern in einer fortlaufenden Beziehung dargestellt.

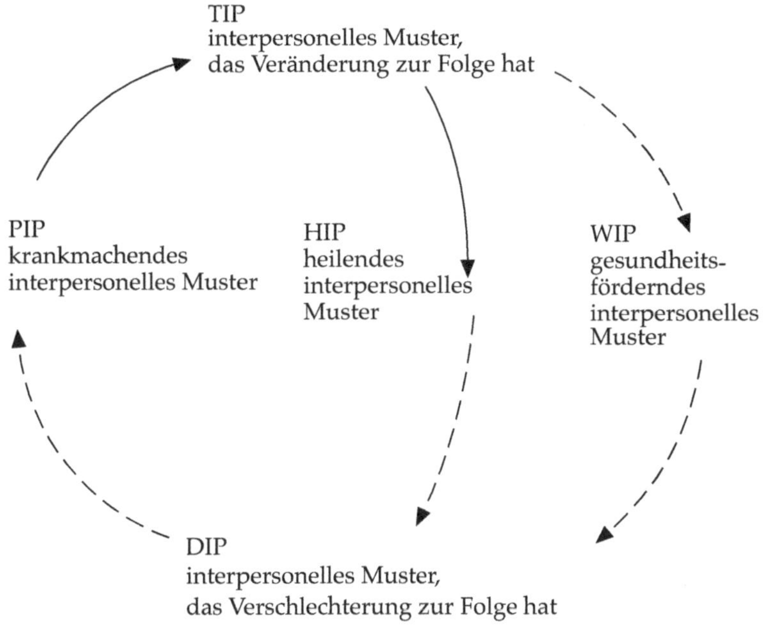

Abb. 2

Es wird angenommen, daß jede langfristige Beziehung (in der Familie, unter Freunden, Arbeitskollegen, Fachleuten) ein großes Repertoire von möglichen Interaktionsmustern (oder sog. „complementary couplings") aufweist. Es ist unausweichlich, daß sich einige Muster tiefer festsetzen als andere. Je nach ihrer Wirkung können diese Muster unterschieden werden nach den eingeführten Definitionen: PlPs, TlPs, HlPs, WlPs oder DlPs. Ob eine Familie Krankheit, Heilung oder Gesundheit zwischen ihren Mitgliedern fördert, hängt davon ab, welche Muster in täglichen Aktivitäten und Erfahrungen vorherrschen. Es ist klar, daß eine Dominanz von PlPs äußerst unerwünscht wäre.

Bezeichnend ist hierbei, daß die Verstrickung in krankmachende Muster zeitweise außerhalb der eigenen Wahrnehmung liegt. Deshalb sind die daraus folgenden Effekte meistens unumkehrbar. Als Beispiel sei genannt, daß eine Kritik eigentlich konstruktiv als Rückmeldung und weniger als eine Form von Feindseligkeit oder Aggression gemeint sein kann und die daraus folgende Abwehr dann eigentlich Selbstschutz und nicht Verleugnung oder Abwertung des anderen ist. Wenn dieses Verhalten jedoch ein ständiges Muster im zwischenmenschlichen System bildet, neigt man dazu, die Diskrepanz zwischen Absicht und Wirkung zu übersehen oder falsch zu interpretieren. Wichtig für die Lebenserfahrung und die eigene Gesundheit ist nicht nur die Frage, welches Verhaltensmuster überwiegt, sondern auch, wie stark und beweglich die Muster untereinander sind.

Konsequenzen für die psychiatrische Diagnostik

Weil die als HlPs und PlPs bezeichneten Verhaltensmuster die psychische Gesundheit einer Person in positiver und negativer Weise so stark beeinflussen können, ist es bei jeder psychiatrischen Diagnoseerstellung von großer Bedeutung, sich diesen Verhaltensmustern zu widmen. Als erste Stufe in der Entwicklung einer Alternative zum DSM-Diagnoseschema haben meine Kollegen und ich begonnen, spezifische PlPs zu unterscheiden, die von den bekannten psychischen Problemen und Störungen erzeugt oder aufrechterhalten werden. Bis heute wurden circa 200 verschiedene PlPs gefunden. Viele von ihnen ähneln sich und scheinen sich zu überlappen, aber es gibt auch solche, die merkliche Unterschiede aufweisen. Wir arbeiten zur Zeit an der Klarstellung, der Klassifizierung und der Dokumentation dieser und anderer Muster.

In den Bemühungen, die Zweifel der Verwaltung in bezug auf die Selektion unserer Behandlungsfälle zu zerstreuen, ist unser zweiter Schritt, eine Skala zu entwickeln, die die Intensität und Beständigkeit der PlPs zeigt. Diese Skala ist in zwei Teile geteilt, und zwar weist sie

a) den erfahrenen Schweregrad der Interaktionsmuster, den der Kliniker selbst in der aktuellen Gesprächssituation festgestellt hat, und
b) den mitgeteilten Schweregrad, wie von der Familie oder anderen Personen beschrieben, aus.

Wir sind der Auffassung, es sei sozial verantwortlich, die begrenzten Handlungsressourcen auf die Unterbrechung aktiv krankmachender PlPs zu beschränken, gleichgültig ob man eine sogenannte „individuelle“ psychiatrische Störung feststellt oder nicht. Es kann sein, daß eine diagnostizierbare Störung im Alltag noch nicht festzustellen, eine solche jedoch bei fortgesetzten PlPs zu erwarten ist. Deshalb sollten intensive und schwere PlPs mit hoher Behandlungspriorität bedacht werden. Dies steht in Einklang mit einem Grundprinzip der Behandlung: Gib Menschen Vorrang, die am ehesten zu behandeln sind („Treat the most treatable first“).

Es scheint also eher gerechtfertigt zu sein, die begrenzten Ressourcen zu verwenden, um heute auftretende PlPs zu unterbrechen, statt sich später den einfach zu diagnostizierenden chronischen Patienten zuzuwenden. Sie sind häufig Opfer oder „Endprodukt“ von PIPs, die weit in die Vergangenheit reichen.

Betrachtet man nun den Prozeß der klinischen Diagnostik und Beurteilung, so weist dieser in sich kulturell bedingte Interaktionsmuster auf, die entweder krankmachende oder heilende Effekte haben können. Psychiatrische Etikettierung wirkt oft krankmachend.

Unsere Alternative ist, daß Kliniker *die Interaktionsmuster selbst* und nicht das Individuum für krank erklären. Dies bringt einen fundamentalen Wechsel von der personalen zur interpersonalen Betrachtungsweise. Der krankmachende Etikettierungseffekt wird dem Interaktionsmuster und nicht der Person angehängt. Mit anderen Worten wird durch das Etikett „PlPs“ die Pathologie pathologisiert und nicht die Person. Dies schafft für den Betroffenen Spielraum, sich in einem ersten Schritt der Heilung von dem krankmachenden

Verhaltensmuster zu distanzieren. Die Benennung eines spezifischen PIPs kann auch die Möglichkeit eröffnen, ein entsprechendes HIP zu finden.

All dies sind konstruktive Einflüsse auf die psychische Gesundheit des Betroffenen. Deshalb folgen aus dieser Art der Diagnostik bereits Möglichkeiten für ein Therapieprogramm, wogegen die klassische Etikettierung von Personen dies eher verhindert.

In diesem Zusammenhang ist es mir wichtig festzustellen, daß der Wechsel zum interpersonalen System nicht gleichbedeutend mit dem einfachen Fokuswechsel vom einzelnen zur familiären Einheit ist. Vermutlich entwickeln alle Familien ein riesiges Repertoire von Interaktionsmustern, die sich manchmal als PIP und manchmal als HIP erweisen. Die Qualität der psychischen Gesundheit in einer Familie wird durch die vorherrschenden Muster bestimmt. Deshalb ist es kaum nötig, Familien zu diagnostizieren. Ich bin sogar dagegen, Familien als „psychosomatisch", „dysfunktional" oder „schizophrenogen" zu etikettieren. Diese Etiketten können nämlich dann einzelnen Familienmitgliedern anhaften. Damit hätte man noch mehr Patienten als krank definiert.

Weitere Fragestellungen unserer HIP- und PIP-Studien zur psychiatrischen Diagnostik werden derzeit bearbeitet. Dazu gehören Forschungsarbeiten im Bereich der frühen internalisierten Interaktionsmuster und zur Position des Beobachters, der die Muster als Teil größerer Systeme unterscheidet und beschreibt.

Therapeutische Unterscheidungen in einer laufenden Therapie[1]

von Karl, Cynthia, Andrew und Vanessa

Einleitung

Im folgenden gemeinsamen Bericht werden einige therapeutische Unterscheidungen dargestellt, die wir im Verlauf einer Reihe familientherapeutischer Sitzungen mit einer Familie entwickelt haben. Der ursprüngliche Entwurf wurde nach Durchsicht seiner klinischen Berichte und nach einer klärenden Diskussion mit der Familie (Cynthia, Andrew und Vanessa) vom Therapeuten (Karl) verfaßt. In diesen Gesprächen ging es darum, jene Unterscheidungen deutlich zu identifizieren und zu bestätigen, die der Familie im therapeutischen Prozeß am meisten geholfen hatten. Der Entwurf wurde anschließend mit der Familie besprochen und aufgrund ihres Feedbacks revidiert.

Eine solche Diskussion und das Feedback waren eine ausreichende Grundlage für eine Koautorenschaft mit der Familie. Allerdings basierte die Entscheidung nicht allein auf dieser Zusammenarbeit. Zu diesem Entschluß trug bei, daß der Therapeut sich darüber klar wurde, daß die Beiträge der Familie in seinem Bemühen, therapeutische Unterscheidungen zu erzeugen und sie im Verlauf der Therapie einzuführen, unentbehrlich waren. Durch die Offenheit und Ehrlichkeit, mit der die Familienmitglieder ihre problematischen Erfahrungen und ihre ungelösten Sorgen immer wieder zeigten, wurde der Therapeut in die Lage versetzt, mit solchen Unterscheidungen zu antworten, die sich als hilfreich erwiesen. Ohne diese

1 Die Familie möchte anonym bleiben. Dr. Carol Liske, Familientherapeutin an der University of Calgary, und Dr. Winnie Tomm, Koordinatorin des Frauenstudiums an der University of Alberta, lieferten nützliches Feedback auf frühere Entwürfe dieses Artikels.

Beharrlichkeit und Geduld der Familie hätte er die Unterschiedsbildungen, die letztendlich einen therapeutischen Einfluß hatten, nicht entwickeln können.

Dieser Punkt wird in der Fachliteratur unzureichend gewürdigt: Inwieweit nämlich Klienten ihren Therapeuten helfen, in der Beziehung zu ihnen therapeutisch wirksam zu werden. Darum schien es angemessen, die Familie einzuladen, diesen Artikel als sichtbares Zeichen einer solchen Anerkennung mitzuverfassen. Schließlich basierte das Engagement für die Zusammenarbeit auf der Hoffnung, daß die Unterscheidungen, die sich in der Therapie als nützlich erwiesen hatten, durch die gemeinsame Klärung und Bestätigung verstärkt und bekräftigt würden. Ein Ergebnis könnte sein, daß sie sich in den Köpfen der Familienmitglieder vielleicht etwas länger halten und ihnen bei der Lösung künftiger Probleme leichter verfügbar sind.

Theoretische Bemerkungen[2]

Im Zentrum dieses Artikels steht die Idee einer „therapeutischen Unterscheidung", und wir sollten sie deshalb ein wenig erläutern.[2] Der wesentliche Aspekt dieser Idee ist der Begriff der Unterscheidung selbst. Bevor ich versuche, genau anzugeben, wann eine Unterscheidung therapeutisch ist, werde ich also erst einmal den grundlegenden Begriff erklären.

Eine Unterscheidung, wie sie hier verstanden wird, ist eine linguistische Diskriminierung, die die gelebte Erfahrung und Verhaltensorientierung desjenigen beeinflußt, der die Unterscheidung macht. Es ist eine sprachlich formulierte Beobachtung, die vom Beschreibenden entweder für sich selbst oder gleichzeitig für jemand anders als Beschreibung verwendet wird. Eine Unterscheidung hat sowohl implizit als auch explizit eine Bedeutung. Demnach haben die Unterscheidungen, die wir im täglichen Leben treffen, einen großen Einfluß auf die Kanalisierung unserer Erfahrungen und die Organisation unseres Verhaltens. Alle Unterscheidungen bestehen in Sprache und werden durch Gespräche hervorgebracht. Als solche basieren sie auf der Dynamik sozialer Interaktionen, die dem, was unterschieden wird, Bedeutung zukommen lassen.

2 Die Familie fand diesen theoretischen Teil des Manuskriptes nur „schwer lesbar", sah aber ein, daß er sich an ein Fachpublikum richtet. Sie zogen es vor, ihn zu überfliegen und zum „Fleisch" des Artikels vorzudringen. Andere Leser könnten ähnliche Erfahrungen machen.

Aus theoretischer Sicht wird angenommen, daß, obwohl eine Unterscheidung als individuelles Phänomen erfahren wird, das Bewußtsein darüber tatsächlich das Ergebnis einer sozialen Interaktion zwischen Menschen ist. Das folgt aus der Annahme, daß menschliches Bewußtsein, das Beobachten, Beschreiben, Erklären und Entscheiden durch den Prozeß der Versprachlichung *(languaging)* entstehen (Maturana 1988). Von der Sprache selbst wird angenommen, daß sie sich durch koordinierte soziale Interaktion entwickelt und durch zwischenmenschliche Gespräche aufrechterhalten und ausgearbeitet wird. Individuelles Denken wird als Prozeß verinnerlichter Gespräche angesehen: Jemand spricht implizit mit sich selbst.

Mit anderen Worten geht die hier eingenommene Perspektive davon aus, daß der „menschliche Geist" im Grunde ein soziales Phänomen und erst in zweiter Linie ein psychologisches Phänomen ist (Bateson 1972; Maturana a. Varela 1980). Demnach nehmen wir an, daß, auch wenn eine Unterscheidung psychologisch im eigenen Bewußtsein als Diskriminierung erlebt wird, sie ihre Wurzeln in sozialen Prozessen hat.

Die Bedeutung dieser angenommenen sozialen Herkunft liegt darin, daß jede Unterscheidung weiterer sozialer Interaktion zugänglich ist. „Außenbezogene", *interpersonelle* Gespräche werden zu „inneren", *intrapersonellen* Gesprächen (in Form von wachem Bewußtsein und Denken), die zu weiteren äußeren Gesprächen führen, die wiederum innere Gedanken modifizieren usw. Daraus folgt, daß die soziale Interaktion eines therapeutischen Gesprächs in der Familientherapie eingesetzt werden kann, um die in einer Familie verwendeten Unterscheidungen zu modifizieren. Bezeichnenderweise werden auch völlig neue Unterscheidungen hervorgebracht. Aufgrund der modifizierten und neuen Unterscheidungen können die Gesprächsmuster der Familie verändert werden, wodurch sich die Erfahrung und das Verhalten einzelner Familienmitglieder ändern kann.

Um solche Veränderungen verstehen zu können, hilft vielleicht eine detailliertere Beschreibung dessen, was es bedeutet, wenn eine Unterscheidung getroffen wird. Eine Unterscheidung zu treffen heißt, zwischen einer Entität, einem Ereignis, einem Muster oder einem anderen Phänomen und einem Hintergrund zu differenzieren. Was die bekannte Gestaltbeziehung von Figur und Hintergrund betrifft, ist die „Unterscheidung" die spezifische linguistische „Figur", die sich von einem allgemeinen „Hintergrund“ des undifferenzierten Bewußtseins und anderen potentiellen Diskriminierungen abhebt. Im Prozeß des Denkens (oder im Verlauf eines interpersonellen Gesprächs) entsteht in der Regel aus dem allgemeinen Hintergrund einer undifferenzierten Erfahrung und eines undifferenzierten Bewußtseins ein bewußter Fokus. Während sich dieser Fokus herausbildet, wird er zu einer spezifischen Unterscheidung.

Um ein konkretes Beispiel zu nehmen: „ein Lächeln“ ist das Unterscheiden einer bestimmten Konstellation der Muskelbewegungen des Gesichts, die sich vom Hintergrund der ständigen Gesichtsaktivität unterscheidet. Nicht jede Gesichtsbewegung wird unterschieden, manchmal läßt sich sogar überhaupt kein Gesichtsausdruck erkennen. Wenn man das Lächeln nicht „sieht“, kann man nicht darauf reagieren (zumindest nicht bewußt).

Die Unterscheidung „fängt“ in der Sprache die ursprüngliche undifferenzierte visuelle Erfahrung ein. Dadurch „isoliert“ es das spezifische Ereignis und trennt es von einem im Hintergrund ablaufenden, ständigen Ereignisfluß, so daß ihm Beachtung geschenkt, es reflektiert werden und vielleicht auch darauf reagiert werden kann. Im Prozeß des Bewußtwerdens erhält die ursprüngliche Erfahrung eine Form oder bedeutungsvolle Gestalt, und daher wird die Erfahrung durch den Akt des Unterscheidens selbst modifiziert.

Aus therapeutischer Sicht ist die Tatsache von besonderem Interesse, daß aus demselben Hintergrund menschlicher Interaktion und undifferenzierter Erfahrung verschiedene Unterscheidungen getroffen werden können. Die genaue „Form“ der tatsächlich getroffenen Unterscheidung macht einen bedeutsamen Unterschied für die bewußte Erfahrung und die Neigung einer Person, darauf zu reagieren. Diese Form bestimmt die der Unterscheidung zugeschriebenen „Merkmale“ und damit auch ihre Bedeutung. Dasselbe Lächeln läßt sich beispielsweise charakterisieren als „freundliches Lächeln“, „zärtliches Lächeln“, „herablassendes Lächeln“, „nervöses Lächeln“, „ironisches Lächeln“, „falsches Lächeln“, „geringschätziges Lächeln“ oder eine andere Art Lächeln. Die mit dem Lächeln assoziierte Bedeutung wird durch die spezifische Form der ursprünglichen Unterscheidung erzeugt. Geringfügige Unterschiede in der Form des unterschiedenen Lächelns führen zu ganz anderen Erfahrens- und Verhaltensreaktionen im Beobachter. Folglich könnte die darauffolgende Interaktion mit dem Lächelnden in verschiedene

Richtungen gehen, je nach der bestimmten Form des Lächelns, das unterschieden wurde.

Es ist auch von besonderem Interesse, daß verschiedene Beobachter dazu neigen, unterschiedliche Unterscheidungsmerkmale zu beobachten oder „hervorzubringen". Das resultiert aus unterschiedlichen Wahrnehmungs- und Sprachgewohnheiten. Diese Gewohnheiten ihrerseits werden im wesentlichen von der Geschichte der früheren sozialen Interaktion eines bestimmten Beobachters bedingt. Ein Mensch, dessen Geschichte von großer intrapersoneller Anerkennung und Achtung geprägt ist, wäre wahrscheinlich geneigt, ein „freundliches Lächeln" oder ein „zärtliches Lächeln" zu erkennen. Ein Zweiter, der durch wiederholte Enttäuschung tief verletzt wurde, wird vielleicht eher ein „falsches Lächeln" erkennen, während ein Dritter, der sehr viel intrapersoneller Abwertung ausgesetzt war, vermutlich ein „geringschätziges Lächeln" erkennen wird. Mit anderen Worten, eine Unterscheidung ist eine Aktivität eines idiosynkratischen Beobachters.

Gleichzeitig sind diese Unterscheidungen jedoch nicht fest und unveränderlich. Interagierende Beobachter beeinflussen einander bereits, wenn sie ihre Unterscheidungen formulieren und diskutieren. Der Erste könnte also den Zweiten und Dritten beeinflussen, die „Freundlichkeit" des Lächelns zu erkennen, indem er es anschaulich beschreibt und einem Kontext der Vertrauenswürdigkeit Bedeutung beimißt. Oder aber der Zweite und der Dritte beeinflussen den Ersten, die „Falschheit" oder „Geringschätzung" zu erkennen, und bringen ihn dazu, weniger gutgläubig zu sein.

Allerdings impliziert das Treffen einer Unterscheidung mehr als die bloß passive Beobachtung einer Entität oder eines Phänomens (oder beeinflußt zu werden, eine bestimmte Beobachtung in einen bewußten Fokus zu bringen). Es umfaßt auch die aktive Einnahme einer bestimmten Position, eine Verhaltenseinstellung oder eine „Haltung" der unterschiedenen Entität oder dem Phänomen gegenüber.

Dieser letztgenannte Aspekt des Beobachtungsprozesses, das heißt, daß ein Beobachter sich automatisch in Beziehung zu der gemachten Beobachtung setzt, wird oft übersehen. Doch ist das in der sequentiellen Abfolge menschlicher Erfahrung und sozialer Interaktion äußerst wichtig. So impliziert etwa der Akt, den Blick eines anderen als „mißbilligendes Urteil" zu deuten, daß man gleichzeitig unangenehme Emotionen wie Furcht hervorruft, sowie eine Tendenz zu ablehnendem oder vermeidendem Verhalten dem anderen gegenüber. Wenn man dagegen den Blick als „Kompliment" für das eigene Aussehen interpretiert, impliziert dies eine angenehme Erfahrung und erwartet eher Anerkennung und eine Tendenz zur Annäherung. Die spezifische, vom Beobachter eingenommene Verhaltenseinstellung oder -orientierung wird assoziiert mit den zusätzlichen Erfahrungen, die der Unterscheidung durch ihre Merkmale oder Bedeutungen zugeschrieben werden.

Die Bedeutung der im Prozeß der Unterscheidung eingenommenen Verhaltensorientierung bzw. -einstellung wird offensichtlich, wenn anerkannt wird, daß Unterscheidungen in der Tat politisch sind. Unterscheidungen können in dem Sinne als politisch betrachtet werden, als sie einmal über die Person, die sie trifft (durch Auslösung einer bestimmten Einstellung) Macht haben und zweitens über andere Macht haben, die von dieser Person aufgrund der getroffenen Unterscheidungen beeinflußt werden. Im allgemeinen sind wir uns der getroffenen Unterscheidungen bewußter als ihrer politischen Implikationen. Die politischen Implikationen, die bei den in normalen Gesprächen verwendeten Unterscheidungen eine Rolle spielen, bleiben gewöhnlich unbewußt, es sei denn, wir richten unsere Aufmerksamkeit darauf.

Ein wichtiges kulturelles Beispiel dieses Phänomens ist die traditionelle Unterscheidung in „mankind" (Menschheit) bezüglich der Spezies Mensch[3]. Die meisten von uns haben es versäumt, die politischen Implikationen dieser männlich dominierten Unterscheidung zu erkennen, bevor es die feministische Sprachkritik gab.

Ein Grund, warum wir uns in diesem Kapitel darauf konzentrieren, wie Unterscheidungen getroffen werden, liegt darin, daß wir die Leser einladen wollen, sich für die politischen Aspekte des Beobachtens zu sensibilisieren. Wenn man eine bestimmte Beschreibung wählt (anstelle von anderen Beschreibungen, die in derselben Situation genauso hätten angewendet werden können), hat man implizit eine bestimmte politische Haltung in bezug auf das beschriebene Phänomen eingenommen. Für die Autoren dieses Kapitels trifft das

3 Anm. d. Hrsg.: Im Englischen steckt nur der *Mann* (man) in der *Menschheit* (mankind). Tatsächlich ist ursprünglich auch im Deutschen das Wort Mensch nichts anderes als ein von *Mann* abgeleitetes Adjektiv, wörtlich also „der Männische". Der Mann war gleichzeitig Gattungsname, bedeutete also nicht nur „Mann", sondern „Mensch" schlechthin.

genauso zu. Der erste Autor wählte absichtlich den Begriff „Unterscheidung“, weil er eine aktive Beteiligung an der Konstruktion der von ihm benutzten Unterscheidungen impliziert, im Gegensatz zum Begriff „Beobachtung“, der gewöhnlich eine größere Distanz und Passivität seitens des anonymen Beobachters[4] suggeriert.

Eine erwünschte politische Implikation bei dem Unterscheiden von Unterscheidungen als *aktiv erzeugte* besteht darin, daß wir alle als Beobachter dahingehend beeinflußt werden, mehr persönliche Verantwortung für unsere Beobachtungen zu übernehmen. Eine politische Implikation des Unterscheidens von Unterscheidungen als eine *politische* besteht darin, einen Beitrag zu der Erkenntnis zu leisten, daß die Dynamik intrapersoneller Macht immer an der Konstruktion und Verwendung von Unterscheidungen beteiligt ist. Die politische Entscheidung, die man trifft, indem man bestimmte Unterscheidungen trifft und nicht andere (d. h., man entscheidet sich, manche Beobachtungen zu machen und andere nicht), ist in jedem Bereich äußerst wichtig, doch wegen seiner therapeutischen Verantwortung verdient sie vom Therapeuten bewußt und aufmerksam beachtet zu werden.

Angesichts dieser generellen Unterscheidungsperspektive kann eine *therapeutische Unterscheidung* nun einfach als eine *Beobachtung* definiert werden, *die den Beobachter in eine heilende Richtung hin orientiert*. Mit anderen Worten, damit eine Unterscheidung als therapeutisch bezeichnet werden kann, muß die dadurch bewirkte Verhaltenseinstellung eine heilende Richtung haben, was eine zweite Unterscheidung ermöglicht.

Die zweite Unterscheidung folgt aus den Konsequenzen der ersten. Sie enthüllt die im Kontext der ursprünglichen Unterscheidung wirkende Machtpolitik. Jeder kann Beobachter sein, der sowohl die primäre als auch die sekundäre Unterscheidung trifft: ein Therapeut, ein Klient, ein Familienmitglied oder ein Außenstehender (etwa ein Forscher oder Theoretiker).

Die heilende Richtung kann sich wegbewegen von Schmerz, Leid, Einschränkung und Zwang (d. h. weg von „Problemen“) bzw.

4 Aus demselben Grund trifft der Begriff „Unterscheidender“ vielleicht eher zu als „Beobachter“. „Unterscheidender“ ist allerdings etwas schwerfällig. Es schien auch nützlich, den Versuch zu unternehmen, die in der Unterscheidung enthaltene Aktivität mit Menschen als Beobachter zu assoziieren, um ein ständiges Überdenken der Idee des Beobachtens zu ermöglichen.

hin zu Glück, Freude, größeren und neuen Möglichkeiten (d. h. hin zu „Lösungen“).

Das Unterscheidungsmerkmal „Unterdrückung“ im Zusammenhang mit einer Klientin, die „Depression“ als Problem präsentiert, kann durchaus therapeutisch sein, weil es den Therapeuten implizit dahin orientiert, sie von den unterdrückenden Bedingungen unserer patriarchalischen Gesellschaft zu befreien, die wahrscheinlich zu ihrer Depression beitragen.

Das Unterscheidungsmerkmal „bewußte Absicht“ hinter „Schuldzuweisung“ zu sehen, kann auch therapeutisch sein, indem es einen Therapeuten dazu anhält, einen Klienten zu bestätigen (als einen Menschen, der die Absicht hat, ein Problem zu korrigieren, indem er darauf hinweist, was falsch gelaufen ist), und dem Klienten gleichzeitig Feedback gibt über die problematischen Auswirkungen des Sich-selbst-Anklagens. Ohne dieses Unterscheidungsmerkmal der bewußten Absicht würde der Therapeut womöglich dem Klienten „die Schuld für die Schuldzuweisung“ geben und so das Problem unabsichtlich weiter komplizieren.

Weiter unten werden viele Beispiele therapeutischer Unterscheidungen, die in der Therapie mit dieser Familie verwendet wurden, angeführt. Doch zuvor ist es wichtig, auf die Existenz pathologisierender Unterscheidungen hinzuweisen und zu erkennen, daß Therapeuten und ihre Klienten durch ihre Unterscheidungen nicht automatisch auf eine heilende Richtung ausgerichtet werden.

Tatsächlich werden Therapeuten durch ihre Klienten häufig aufgefordert, pathologisierende Unterscheidungen zu treffen. Das geschieht, wenn Klienten den Therapeuten Beschreibungen mitteilen, mit denen sie sich selbst pathologisieren und von denen sie völlig gefangen sind. Ein Klient, der beispielsweise deprimiert ist, wird sich selbst wahrscheinlich als ineffizient, einfallslos, unmotiviert usw. beschreiben. Wenn der Therapeut diese pathologisierende Sichtweise übernimmt und sich entsprechend verhält, wird er vermutlich zu einer weiteren Verstärkung oder Stabilisierung der Depression beitragen. Das wird zwar von den Klienten selten beabsichtigt, aber es passiert doch. Darum müssen Therapeuten lernen, den Unterscheidungen des Klienten über ihre schmerzlichen Erfahrungen einfühlsam zuzuhören, gleichzeitig aber auf die „Ausnahmen“ von diesen Beschreibungen zu achten, um therapeutische Unterscheidungen erzeugen zu können.

Es gibt viele andere Quellen pathologisierender Unterscheidungen, zum Beispiel gutmeinende Familienmitglieder, Freunde, Verwandte, Nachbarn, Arbeitskollegen, Experten und sogar Therapeuten. Tatsächlich sind viele Beobachtungen und Unterscheidungsmerkmale, die in den traditionellen Mustern der psychiatrischen Beurteilung gemacht werden, eher pathologisierend als heilend (Tomm 1990). Wenn Therapeuten die möglichen Auswirkungen der von ihnen eingebrachten Unterscheidungen nicht berücksichtigen, tragen sie unbeabsichtigt zu einer weiteren Pathologisierung bei.

Einen Heranwachsenden etwa als „rebellisch" zu charakterisieren, bedeutet, daß man sich darauf hinorientiert, die Rebellion einzudämmen bzw. die Eltern in ihren Kontrollbemühungen zu unterstützen. Doch bewirkt der Versuch, von außen Kontrolle auf einen Autonomie entwickelnden Jugendlichen auszuüben, normalerweise eine Intensivierung des oppositionellen Denkens und Verhaltens. Die Probleme verschlimmern sich also. In einem solchen Kontext bildet „Rebellion" eine pathologisierende Unterscheidung, denn sie dirigiert den Kliniker sowie andere Autoritätspersonen in eine pathologisierende Richtung.

In einem anderen Kontext könnte dieselbe Unterscheidung therapeutisch sein (wird Rebellion zum Beispiel vorsichtig in Zusammenhang mit spezifischen Verhaltensweisen gebracht, kann das für den Jugendlichen eine Herausforderung zu kooperativem, reifem Verhalten bedeuten, indem er die Unterscheidung „Rebellion" benutzt, um sich von solchen spezifischen Verhaltensweisen zu distanzieren).

Da vielleicht nicht klar ist, welche politische Wirkung eine bestimmte Unterscheidung zu einer bestimmten Zeit ausübt, ist es wichtig, eine zweite Unterscheidung über die Richtung zu treffen, die durch die erste Unterscheidung eingeschlagen wurde. Die Beteiligung der Familie an diesem Artikel war besonders nützlich in Zusammenhang damit, diese sekundäre Unterscheidung mit einer gewissen Berechtigung treffen zu können.

Zusammenfassend kann man sagen, daß Unterscheidungen der Therapie eine Richtung geben. Die gemachten Beobachtungen richten Therapeuten und Klienten implizit auf die eine oder andere Richtung aus. Der Therapeut ist dafür verantwortlich, beim Hervorbringen solcher therapeutisch wirksamer Unterscheidungen sorgsam zu wählen, um sich auf eine heilende Richtung zu orientieren. Selbstverständlich beteiligen sich auch Klienten an diesem Prozeß, doch sollten Therapeuten besondere diesbezügliche Kenntnisse mitbringen. Sie müssen unter anderem wissen, wie eine sekundäre Unterscheidung über die durch die primären Unterscheidungen festgelegten Richtungen entwickelt werden kann. Sobald eine therapeutische Unterscheidung deutlich ist, kann sie den Klienten mitgeteilt werden, damit sie selbst heilende Wirkungen entfalten können.

Falldarstellung

Cynthia, Andrew und Vanessa wurden im März 1988 durch einen Kollegen an Karl überwiesen. Weil Cynthia die Symptome einer schweren Depression, unter anderem Angstzustände und Paranoia zeigte, hatte sie der Kollege medikamentös und psychotherapeutisch stützend behandelt. Die Eheprobleme zwischen Cynthia und ihrem Mann Andrew waren ihm bekannt, doch war es Cynthias Sorge, dieser Konflikt könne sich auf die Entwicklung ihrer Tochter Vanessa negativ auswirken, die die Überweisung zur Familientherapie letztendlich auslöste.

Zum Zeitpunkt des ersten Familiengesprächs war Cynthia 33, Andrew 34 und Vanessa zweieinhalb Jahre alt. Das Paar war nach einer relativ kurzen Phase des Kennenlernens seit drei Jahren verheiratet. Sowohl Andrew als auch Cynthia waren in ihren Herkunftsfamilien die jüngeren von zwei Kindern. Andrew hatte eine fünf Jahre ältere Schwester, die in einer anderen Stadt lebte. Er stand ihr nicht sonderlich nahe, war aber seinen alternden, in der Stadt lebenden Eltern recht verbunden. Cynthia und ihre vier Jahre ältere Schwester waren beide als Säuglinge adoptiert worden. Ihre Schwester lebte in derselben Stadt, doch hatten sie absolut keinen Kontakt zueinander. Zum Bruch kam es nach einer Auseinandersetzung, in der Cynthia behauptet hatte, ihr Vater habe ihr gegenüber inzestuöses Verhalten gezeigt. Unmittelbar nach diesen Behauptungen, die vom Vater geleugnet wurden, zogen Cynthias Eltern in eine andere Stadt. Anschließend verliefen die Kontakte zwischen Cynthia und ihren Adoptiveltern bei den seltenen Gelegenheiten, an denen sie zustande kamen, äußerst spannungsgeladen.

Zum Zeitpunkt der ersten Familientherapiesitzung war Cynthia 16 Jahre lang bei verschiedenen Experten in psychiatrischer Behandlung gewesen. Sie war wegen verschiedener emotionaler Krisen einige Male ins Krankenhaus eingewiesen und mit einer

Vielzahl psychiatrischer Diagnosen belastet worden. Zur Zeit der Überweisung lebte sie als Mutter und Hausfrau zu Hause. Andrew war vorher noch nie in psychiatrischer Behandlung gewesen. Er war allerdings aufgrund seines „Eigensinns" bei der Arbeit auf größere Schwierigkeiten gestoßen, was Beschäftigungsprobleme und finanzielle Schwierigkeiten zur Folge hatte. Er war der Meinung, er habe aus diesen Erfahrungen gelernt und war zuversichtlich, daß er bei seiner neuen Arbeitsstelle keine solchen Probleme bekommen würde. Sowohl Cynthia als auch Andrew liebten ihre reizende Tochter Vanessa von ganzem Herzen und hatten große Freude an ihr.

Die Therapie umfaßte etwa 50 Sitzungen über einen Zeitraum von zweieinhalb Jahren. Da Babysitter selten verfügbar waren, kam Vanessa zu den meisten Sitzungen mit. Gewöhnlich spielte sie friedlich während des Interviews. Demzufolge fanden ungefähr die Hälfte der Sitzungen mit der ganzen Familie statt. Die meisten anderen Sitzungen waren „Einzelsitzungen" mit Cynthia, während Vanessa spielte. Es gab einige Sitzungen mit dem Paar allein, einige mit Cynthia allein, einige mit Andrew allein, eine mit Andrew und seinen Eltern und eine mit Cynthia und ihren Eltern.

Die Unterscheidung interpersoneller Muster

Die erste in diesem Fall vom Therapeuten getroffene bedeutende Unterscheidung diente dazu, ihm eine Richtung zu weisen, die für seine laufende Arbeit mit der Familie wichtig war. Er erkannte ein komplementäres Interaktionsmuster zwischen dem Paar, das sich auf Cynthia stark negativ auszuwirken schien. Durch dieses Muster wurde sie als Person pathologisiert und folglich die Ehebeziehung selbst unterminiert. Ein Teil des Musters bestand aus der Tendenz des Paares, miteinander zu „kooperieren" und Cynthia als „das Problem" anzusehen. Nicht nur Andrew hielt Cynthia für „das Problem" und beschrieb sie in negativen Worten, auch Cynthia selbst hielt sich für „das Problem" und beschrieb sich auch so. Sie hörten sich die negative Beschreibung des jeweils anderen an und in den meisten Fällen bestätigten sie sich gegenseitig. Ihre „Kooperation" in diesem pathologisierenden Muster war unbeabsichtigt und ihnen nicht bewußt (bis der Therapeut sie charakterisierte und explizit beschrieb).

Der daraus resultierende Prozeß, nämlich in Cynthias Verhalten und ihren Erfahrungen Probleme zu suchen, schien in der Interaktion des Paares tief verwurzelt. Angesichts der traumatischen Ereignisse in Cynthias frühen Familienerfahrungen und angesichts ihrer langen Geschichte psychiatrischer Behandlungen war dies sehr verständlich. Dem Paar war allerdings nicht klar, in welchem Maße dieses Muster, bei Cynthia nach Problemen zu suchen, sie innerhalb der Ehebeziehung selbst pathologisierte.

Zum Glück erlebte es Cynthia intuitiv als ungerecht, der alleinige negative Fokus zu sein. Darum protestierte sie von Zeit zu Zeit und wurde auf Andrew zornig. Leider wurden ihre Proteste normalerweise jedoch abgewertet, und ihr Zorn eskalierte manchmal derart, daß sie unkontrolliert schrie und gelegentlich auch um sich schlug, was jeden, einschließlich sie selbst davon überzeugte, daß sie tatsächlich das Problem sei. Mit anderen Worten führten ihre Bemühungen, gegen das Muster zu protestieren, zu einer Verstärkung desselben. Dies waren die Auswirkungen des Verhaltens verschiedener Personen (Familienmitglieder und Experten), die die „Gestalt" ihres Protestverhaltens als problematisch charakterisierten, anstatt als potentiell befreiend.

Wenn ein Therapeut ein Interaktionsmuster als „pathologisierend" erkennt, sollte er automatisch eine Haltung *gegen* das Fortdauern dieses Musters einnehmen. Wenn er die Pathologie als in der *Interaktion* liegend erkennt, sollte sich der Therapeut gegen das Muster selbst und nicht gegen die an dem Muster beteiligten Personen richten. Indem er die Beteiligung am Muster außerdem als „unbeabsichtigt" bezeichnet, hat der Therapeut die Chance, für die beteiligten Personen echtes Mitgefühl zu bewahren, während er gleichzeitig dem Muster selbst ablehnend gegenübersteht. Demnach kann die Unterscheidung unbeabsichtigter, pathologisierender Interaktionsmuster klinisch sehr hilfreich sein.

Darüber hinaus können pathologisierende Interaktionsmuster begrifflich mit heilenden interpersonellen Mustern verbunden werden, die als spezifisches Gegenmittel dienen sollen. Wenn man also in diesem pathologisierenden/heilenden Rahmen (Tomm 1991) arbeitet, bedeutet die Unterscheidung eines pathologisierenden Interaktionsmusters die Aufforderung, ein heilendes Muster herauszuarbeiten, um jenes zu ersetzen. Wenn er bestimmte Interaktionsmuster als „heilend" erkennt, sollte der Therapeut eindeutig darauf ausgerichtet sein, sie zu bestätigen und zu unterstützen.

Versucht man in der Praxis das Unterscheidungsmerkmal eines möglichen heilenden Interaktionsmusters zu definieren, besteht der erste Schritt darin, Verhaltensweisen zu identifizieren, deren Bedeutung im Gegensatz zu den im pathologisierenden Muster enthaltenen steht. Manchmal ist das genau entgegengesetzte Verhalten nicht möglich oder würde nicht eindeutig zu einem heilenden Muster beitragen, jedenfalls müssen sich die für die Aufnahme in einem potentiell heilenden Muster vorgesehenen Verhaltensweisen und die im pathologisierenden Muster identifizierten gegenseitig ausschließen. Mit anderen Worten müssen die heilenden Verhaltensweisen (z. B.: den anderen bestätigen) und die pathologisierenden Verhaltensweisen (z. B.: den anderen abwerten) unvereinbar sein, so daß sie nicht gleichzeitig an den Tag gelegt werden können.

Um ein heilendes Muster zu konstruieren, das vermutlich ausgeführt wird und *von Dauer* ist, müssen sich die einzelnen heilenden Verhaltensweisen der Interagierenden gegenseitig verstärken. Denn die Bestätigung einer anerkannten Reaktion fördert die Wiederholung ähnlicher Reaktionen, und geschätzte Reaktionen fördern ihrerseits weitere Bestätigungen. Wenn es einem Therapeuten gelingt, die Entwicklung eines solchen heilenden Musters zu ermöglichen, kann die pathologisierende Interaktion nicht mehr gleichzeitig auftreten. Demnach liefert die Unterscheidung pathologisierender und heilender Interaktionsmuster eine doppelte Grundlage, nach der sich die Beiträge des Therapeuten in einem therapeutischen Gespräch richten können.

Bei dieser Familie basierte die erste wichtige Intervention des Therapeuten auf der Unterscheidung eines möglichen heilenden Musters, das das zunächst erkannte pathologisierende Muster ersetzen konnte. Es sollte dazu dienen, die krasse Unausgeglichenheit aufzuheben, die dadurch entstanden war, daß Cynthia so viele negative Qualitäten zugeschrieben wurden und Andrew implizit alle positiven Qualitäten besaß. Der Therapeut forderte das Paar auf, zwischen der ersten und der zweiten Sitzung selektiv auf Cynthias positive Qualitäten zu achten (sie zu unterscheiden) und einige von Andrews chauvinistischen Gewohnheiten zu identifizieren. Diese Intervention erschien dem Paar intuitiv „richtig" und festigte ihr ursprüngliches Engagement für die Therapie.

Die Reaktion auf die Initiative des Therapeuten war sehr positiv, doch erwies es sich als ziemlich schwierig, das ursprüngliche pathologisierende Muster auf Distanz zu halten. Heilende Alternativen mußten immer wieder diskutiert werden, bevor die therapeutischen Unterscheidungen zum Bestandteil der eigentlichen Familiengespräche werden konnten.

Einmal endete der Versuch des Therapeuten, den Prozeß aufzuheben, bei dem Cynthia auf Probleme hin untersucht wurde, in einer etwas hitzigen Auseinandersetzung zwischen Andrew und Karl! Zum Glück konnte Karl erkennen, daß die „Begeisterung" für seine eigene „therapeutische Unterscheidung" kontratherapeutisch und seine Unterscheidung von Andrews „Widerstand" pathologisierend war. Es gelang ihm, sich soweit zurückzunehmen, daß ein Abbruch der therapeutischen Beziehung vermieden werden konnte. Dennoch war die Grundhaltung, nämlich einen exklusiven Fokus auf Cynthias Probleme zu vermeiden und statt dessen ihren Einfallsreichtum hervorzuheben, für die gesamte Therapie nützlich.

Mit der Zeit konnte sich Andrew damit abfinden, einige seiner eigenen Probleme anzuerkennen. Gelegentlich wies er im Verlauf des Interviews selbst spontan auf sie hin. Noch bedeutender war allerdings, daß er damit anfing, Cynthias Fähigkeiten und Erfolge ziemlich regelmäßig lobend zu erwähnen. Er machte das sogar zunehmend konkreter und nannte Beispiele, so daß sie die Authentizität seiner positiven Bemerkungen erfahren konnte. Auf diese Weise wurden Andrews Beiträge zum ursprünglichen pathologisierenden Muster allmählich dekonstruiert, während seine Beiträge zu einem heilenden Muster konstruiert und verstärkt wurden.

Cynthia begann, das konstruktive Feedback zu verinnerlichen und bejahte dadurch sich selbst immer mehr als eine Person mit positiven Qualitäten und berechtigten Ansprüchen. Sie wurde allmählich selbstbewußter. Das Paar begann so eine „neue Form der Kooperation", indem sie mehr Zeit damit verbrachten, in einem ausgeglicheneren, heilenden Muster zu leben, und nicht mehr soviel Zeit damit verschwendeten, in alten Mustern nur auf Cynthias Probleme zu starren.

Es gab offenbar noch andere und spezifischere Unterscheidungen, die dem Paar geholfen haben, der Intensität und Dominanz des ursprünglichen pathologisierenden Musters zu entgehen. Eines bestand darin, Cynthias Probleme als von ihrer Person getrennt zu charakterisieren, das heißt als etwas von ihrer persönlichen Identität

Unterschiedenes. Im Verlauf der therapeutischen Gespräche wurde sie zum Beispiel anstatt als „Schreihals“ neu beschrieben als „ein Mensch unter dem Einfluß einer Schreigewohnheit“. Sie wurde außerdem anstatt als „paranoid“ als ein Mensch charakterisiert, „der paranoiden Gedanken anheimfällt“, oder als ein Mensch, „der in paranoide Ängste flüchtet“.

Dieser Prozeß der Externalisierung von Problemen (White 1988) schuf begrifflich einen Raum zwischen Cynthia und ihren Problemen. Sie begann, sich als von diesen Problemen getrennt zu erfahren und konnte sehen, wie sie mit ihnen umging. Mit anderen Worten, sobald die Probleme als selbständige, getrennt von ihr existierende Entitäten charakterisiert worden waren, konnte sie ihnen gegenüber eine gegensätzliche Position einnehmen. Es war leichter für sie, ihre persönliche Stärke zu erfahren, wenn sie auf ihre Probleme Einfluß ausüben konnte. Es gab zwar immer noch Zeiten, in denen sie sich hilflos fühlte und sich passiv den Problemen unterwarf. Zu anderen Zeiten konnte sie jedoch die Initiative ergreifen und aktiv gegensteuern. Sie entdeckte beispielsweise, daß ein strammer Spaziergang an der frischen Luft es ihr oft ermöglichte, sich aus dem Griff bestimmter paranoider Gedanken und Ängste zu befreien.

Diese externalisierenden Unterscheidungen wirkten sich auch auf Andrew positiv aus. Nach etwa der Hälfte der Therapie bemerkte er spontan, daß er Cynthia anders erlebte, wenn sie sich „symptomatisch“ verhielt. Er fand, daß ihn die (externalisierten) Probleme und ihre historischen Ursachen viel mehr frustrierten als Cynthia selbst. Diese Verschiebung stellte insofern einen bedeutenden Durchbruch in der Therapie dar, als Cynthia und Andrew jetzt zusammenarbeiten konnten, um sie als Person zu stärken und um sie zu befähigen, sich dem Einfluß der Probleme zu entziehen. Andrew konnte dadurch leichter feststellen, wie er Cynthia mehr unterstützen könnte.

Nach etwa sechs Monaten Therapie wurde eine weitere pathologisierende Interaktion zwischen dem Paar entdeckt. Bei seinen Bemühungen, hilfreich zu sein, begann Andrew, Cynthias Probleme zu bagatellisieren. Anstatt sich dadurch sicherer zu fühlen, erlebte Cynthia dies als eine Nichtanerkennung ihres tiefen inneren Schmerzes. Sie versuchte jetzt durch Betonung ihrer Schwierigkeiten ihre Erfahrungen bestätigt zu bekommen. Andrew sah dies jedoch als eine Übertreibung ihrer Probleme und intensivierte sein Bagatellisieren.

Die gegenseitige Eskalation dieses komplementären Musters des „Bagatellisierens und Übertreibens" verursachte heftige Gefühlsbewegungen, bis das pathologisierende Muster erkannt und explizit beschrieben wurde und ein heilendes Gegenmittel vorgeschlagen werden konnte. Das heilende Interaktionsmuster bestand darin, daß Andrew ihre schmerzlichen Erfahrungen und ihr Trauma in der Vergangenheit anerkannte, verknüpft mit Cynthias Anerkennung seiner positiven Absicht, wenn er versuchte, ihr ein Gefühl der Sicherheit zu geben. Zur weiteren Klärung wurden diese beiden Muster nicht nur verbal, sondern auch visuell auf einer Tafel nebeneinandergestellt (siehe Abb. 1).

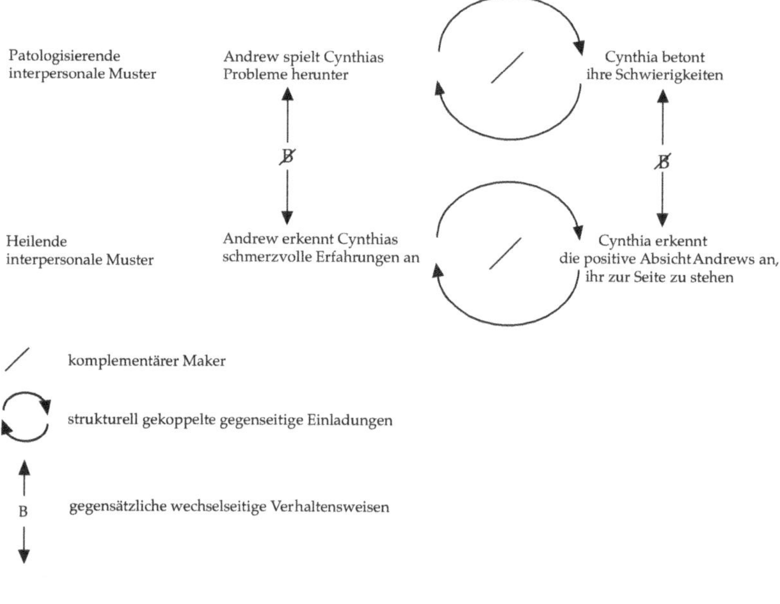

Abb. 1

Es war ein äußerst wichtiges Erlebnis für Cynthia, als sie mit einigen paranoiden Gedanken fertigwerden mußte und sich dabei von ihrem Mann bestätigt und unterstützt fühlte. Das geschah nach einem langen und schwierigen Kampf. Cynthia hatte ständig wiederkehrende Ängste gehabt, sie könnte Gesetze übertreten und eine ernste Straftat begangen haben. Andrew meinte, das wären unrealistische, paranoide

Gedanken, die sie einfach ignorieren sollte. Durch diese Reaktion fühlte sich Cynthia abgewertet und nicht ernstgenommen. Folglich fanden häufige Auseinandersetzungen wegen des Problems statt, und die Ängste hielten an.

Eine eingehende Untersuchung (die tatsächlich während einer der Diskussionen zur Überarbeitung dieses Kapitels stattfand) brachte die mögliche Ursache dieser paranoiden Gedanken zum Vorschein. Es hatte vor langer Zeit Situationen gegeben, nach denen sich Cynthia nicht mehr an das erinnern konnte, was sie getan hatte. In ihrer frühen psychiatrischen Geschichte war sie einmal nach Alkoholgenuß umgekippt (die Wirkung war durch die verschriebenen Medikamente verstärkt worden). Als sie wieder zu sich kam, entdeckte sie, daß sie schwere Verletzungen erlitten hatte, unter anderem einen ausgekugelten Arm und ein verletztes Rückgrat. Sie wußte nicht, wie sie zu diesen Verletzungen gekommen war.

Es beschäftigte sie, ob sie in einer Auseinandersetzung jemand anderen verletzt haben könnte. Sie machte sich sogar Sorgen, daß ihr, falls sie wirklich etwas Schlimmes getan hatte, das Sorgerecht für Vanessa entzogen werden könnte. Cynthia wollte zur Polizei gehen, um festzustellen, ob sie vorbestraft sei. Andrew weigerte sich hartnäckig, ihr das zu erlauben. Doch nach einer besonders ernsthaften Auseinandersetzung stimmte er zu, sie zur Polizei zu begleiten und ihr Strafregister überprüfen zu lassen, anstatt sie bloß zu trösten und ihre Befürchtungen herunterzuspielen. Die Beamten waren sehr zuvorkommend und nahmen ihre Bitte ernst. Sie fanden keine Vorstrafen, und Cynthia wurde auch keiner Straftat verdächtigt.

Verständlicherweise war Cynthia sehr erleichtert. Sie war zudem erstaunt, daß Andrew sie unterstützt hatte. Als Ergebnis dieser Erfahrung ließen diese spezifischen paranoiden Ängste nach. Angesichts dieses Ergebnisses war es möglich, das Ereignis als bedeutenden Meilenstein der sich entwickelnden Bereitschaft Andrews zu charakterisieren, Cynthias Erfahrungen ernst zu nehmen sowie als Meilenstein für Cynthias sich entwickelnde Zuversicht bezüglich Andrews wachsender Flexibilität. Als sie einen frühen Entwurf dieses Kapitels las, wurde Cynthia klar, wie wichtig diese Erfahrung für sie war.

Interpersonelle Krisen als einzigartige Gelegenheiten für Veränderungen

Nach einigen Monaten Therapie trat eine interessante Krise ein. Cynthia hatte Angst, daß Andrew sein Versprechen, eine für den Sommer geplante Schönheitsoperation zu bezahlen, nicht einhalten würde. Ihren wiederholten Bitten um Bestätigung dieser Abmachung wich er aus. Dieses Ausweichen ließ sie vermehrte Bekräftigungen der Vereinbarung verlangen, was seinerseits vermehrte Ablehnung hervorrief. Damit entstand ein weiteres pathologisierendes interpersonelles Muster. Der Gedanke, die Operation möglicherweise absagen zu müssen, belastete sie so sehr, daß sie sich furchtbar aufregte und völlig die Fassung verlor. Sie dachte sogar an Selbstmord.

Als Reaktion auf die Selbstmorddrohung fand ein therapeutisches Gespräch statt, das zusätzliche Hintergrundinformationen zutage brachte, die die Konstruktion einiger heilender Unterscheidungen ermöglichten. Cynthia erinnerte sich an frühere unerfüllte Versprechen, die ihre Ängste verstärkten. So hatte es Andrew versäumt, ihr wie versprochen einen Verlobungsring zu schenken und die versprochene Hochzeitsreise zu planen. Andrew bestätigte, daß er Schwierigkeiten gehabt hätte, manche früher gemachten Versprechen einzulösen, und er sei deshalb wegen finanzieller Unsicherheiten zurückhaltend hinsichtlich der Bestätigung dieser neuerlichen Verpflichtung.

Neben der Unterscheidung, die auf Andrews „Reputation der Unzuverlässigkeit" aufbaute (in ihrem Erleben), führte der Therapeut Unterscheidungen ein, die „die einzigartige Gelegenheit" boten, durch das Erfüllen von Versprechungen Schritte in die richtige Richtung zu unternehmen und „eine neue Reputation der Zuverlässigkeit" aufzubauen. Andrew erkannte die Vorteile, die sich für die Beziehung ergeben würden, wenn er während dieser Krise bereit wäre, etwas zu „investieren" (wenn notwendig durch Aufnahme eines Darlehens), und zu dem stand, was er versprochen hatte. Als er sich während des Interviews dahingehend äußerte, verminderten sich Cynthias Ängste sichtlich, und die Krise legte sich allmählich. Andrew stellte ihr die Geldmittel schließlich tatsächlich zur Verfügung. Für die Beziehung erwies sich die gesamte Episode als konstruktiver Wendepunkt. Sie bot die Gelegenheit, seine Reputation, zuverlässig und sensibel für das zu sein, was Cynthia wichtig war, zu stärken und zu unterstreichen.

Etwa ein Jahr nach Therapiebeginn brach ganz unerwartet im Februar 1989 eine weitere Krise aus, in der es zu Gewalttätigkeiten kam. Im Verlauf der vorangegangenen Monate hatte es in einigen Bereichen eine Verbesserung der Familienmuster gegeben, und Cynthia nahm nach Beratung mit dem überweisenden Psychiater weniger Medikamente ein. Aus einer Reihe von Gründen fühlten sich jedoch die Familienmitglieder einer ständig steigenden Anspannung ausgesetzt. Andrew stand wegen eines wichtigen neuen Projektes im Beruf unter außerordentlichem Druck. Cynthia hatte sich in der Ehe wegen fehlender sexueller Intimität zunehmend verletzbar gefühlt. Auch zwischen Vanessa und ihrer Mutter gab es Spannungen, da die Tochter in die Hose machte und sich weigerte, die Toilette zu benutzen.

Es kam zu tätlichen Auseinandersetzungen, als Vanessa mit ihrem Vater spielte und zu ihm zärtlich war. Andrew reagierte positiv auf diese Zeichen der Zuneigung, und zwar in einer Art und Weise, daß er auf Cynthia (die die Interaktion zwischen Vater und Tochter beobachtete) nicht reagierte. Cynthia fühlte sich benachteiligt und abgewertet. Sie protestierte gegen die Interaktion zwischen Vanessa und Andrew, indem sie ihn zornig an den Haaren zog. Das führte zu einer Rauferei, bei der das Paar sich gegenseitig schlug und Cynthia auch Vanessa an den Haaren zog. Um sich zu revanchieren, boxte Andrew Cynthia recht fest gegen die Schulter, was sie schockierte. Hier hörten die Gewalttätigkeiten auf, aber Cynthias Symptome traten „äußerst heftig" wieder auf (laut Hausarzt, den sie zwei Tage später aufsuchte).

In dem darauffolgenden Familiengespräch war die emotionale Spannung extrem hoch. Dem Therapeuten gelang es nicht, Andrew und Cynthia dazu zu bringen, den Erfahrungen des anderen während dieser Episode mit Verständnis zu begegnen. Beide waren weiterhin zornig, verbittert und voller Ressentiment gegen den anderen. Als der Therapeut schließlich daran ging, die positiven „Lernschritte" zu untersuchen, die aus dem unglückseligen Ereignis resultieren könnten, ließ der Zorn allmählich nach. Andrew lernte zum Beispiel, daß es wichtig ist, Cynthia seine Zuneigung auch körperlich zu zeigen und daß durch gewalttätiges Sichrevanchieren alles nur noch schlimmer wurde.

Der Therapeut erläuterte den „normalen" Ablauf des persönlichen Umgangs mit Frustration und Zorn. Die beschriebenen Schritte reichten von (1) blindem Zorn, in dem man nach allem schlägt, (2) einem Angriff auf die wahrgenommene Frustrationsquelle, (3) der Lenkung des Angriffs auf Gegenstände anstatt auf Personen, (4) dem verbalen Angriff, bei dem man brüllt und schreit, anstatt tätlich zu werden, (5) dem Ausdruck von Zorn mittels sarkastischen Äußerungen oder feindlicher, nichtverbaler Gesten, (6) der Vorstellung wütender Handlungen oder Äußerungen in der Phantasie, ohne danach zu handeln, (7) der Antizipation frustrierender Situationen und der Vorbereitung adäquater Reaktionen, bis zur (8) Hinnahme der Ungerechtigkeiten des Lebens, die man nicht ändern kann. Der Therapeut erklärte, wie sich Menschen bezüglich dieser Entwicklungsfolge rückläufig entwickeln können, wenn der Frustrationsgrad ihre Fähigkeiten, mit den Problemen zurechtzukommen, übersteigt.

Diese Sitzung endete mit einem kurzen Gespräch mit Vanessa über ihr Einkoten. Der Therapeut charakterisierte „die hinterlistige Kacke" als dieses „schmutzige Zeug, das einem auflauert und rauskommt, wenn man es nicht erwartet". Vanessa konnte sich mit dieser Unterscheidung leicht identifizieren. Das diente dazu, das Problem des Beschmutzens zu externalisieren und bot ihr die Erfahrung persönlichen Erfolgs, indem es ihr vielleicht gelang, „die hinterlistige Kacke" an die richtige Stelle zu tun (mehr über diese Methode auf den Seiten 214 ff. siehe auch White u. Epston 1990).

Als die Familie nach einem Monat wiederkam, gab es viele Verbesserungen zu verzeichnen. Andrew teilte Cynthia mehr über seine Arbeit mit, so daß sie sich einbezogen fühlte. Sie hatte die Initiative ergriffen, sich seinen Eltern gegenüber positiver zu verhalten, was ihm gefiel. Vanessa benutzte die Toilette und hatte zur Freude beider Eltern „die hinterlistige Kacke an die richtige Stelle getan".

Cynthia wird von den verinnerlichten pathologisierenden Mustern befreit

Der innere Aufruhr, den sie spürte, wenn sie sich an das inzestuöse Verhalten ihres Adoptivvaters erinnerte, lösten in Cynthia intensive emotionale Schmerzen aus. Obwohl es nie zum eigentlichen Geschlechtsverkehr gekommen war, erlebte sie seine verführerische Art und seine sexuellen Berührungen als tiefen Verrat an ihrem kindlichen Vertrauen ihm gegenüber. Ihr Gefühl, verraten worden zu sein, verstärkte sich, als sie sich als Erwachsene endlich stark genug fühlte, ihn zur Rede zu stellen. Er stritt jedwede sexuellen Initiativen ab, und sie wurde dann von der ganzen Familie geächtet.

Der Therapeut legitimierte und unterstützte ihre Frustration und ihren Zorn hinsichtlich ihres Mißbrauchs, doch wollte Cynthia diese Frage nicht noch einmal ansprechen (mit keinem aus ihrer Herkunftsfamilie), aus Furcht, daß das ihre ohnehin dürftigen Beziehungen noch verschlechtern würde. Außerdem litt ihr Vater inzwischen unter ernsthaften Herzproblemen, und sie wollte seinen Gesundheitszustand nicht verschlimmern. Als Alternative schlug der Therapeut vor, sie solle ihrem Vater einen Brief schreiben, ihn aber nicht abschicken, in dem sie alles über ihre Erlebnisse sagen könne, was sie von ihm verstanden und eingestanden wissen wolle. Das erwies sich als eine sehr heilsame Aufgabe, denn indem sie die schmerzlichen Erfahrungen zu Papier brachte, war es ihr möglich, sich innerlich davon zu befreien.

Cynthia hatte auch einige Interaktionsmuster mit ihrer Adoptivmutter verinnerlicht, die ihre Selbstachtung und ihr Selbstvertrauen beeinträchtigten. Eines davon hatte mit den hohen Erwartungen zu tun, die ihre Mutter in sie setzte. Als Cynthia aufwuchs, spürte sie immer eine starke Mißbilligung der Mutter, wenn sie die in sie gesetzten Erwartungen nicht erfüllte. Das war nicht nur während ihrer Kindheit so, sondern auch später. Ihre Mutter hatte beispielsweise den sehnlichsten Wunsch, daß sie Krankenschwester werde (was anscheinend der eigene unerfüllte Traumberuf der Mutter gewesen war) und ließ Cynthia dann spüren, wie tief enttäuscht sie war, als sie ihre Krankenschwesterausbildung aufgab. Es ist nicht erstaunlich, daß Cynthia die Enttäuschung und Mißbilligung ihrer Mutter verinnerlicht hatte (und noch in sich trug).

Dieses Muster wurde im therapeutischen Gespräch als fortlaufende Interaktion mit ihrer Mutter gekennzeichnet, die als machtvolle „innere Kritik" verinnerlicht und erweitert worden war. Es gab viele Situationen, in denen diese innere Kritik leicht reaktiviert werden konnte (im Verlauf gewöhnlicher sozialer Interaktionen). So war sie gegenüber den (eingebildeten oder realen) Erwartungen anderer extrem empfindlich, auch gegenüber den verschiedenen von ihr aufgesuchten Psychiatern. Bemühungen, sie zu ermutigen, eine Teilzeitarbeit zu suchen, um Kontakte zu Erwachsenen aufzubauen, schlugen beispielsweise deshalb fehl, weil sie sie als übertriebene Erwartungen auffaßte.

Tatsächlich waren ihre eigenen Erwartungen so hoch und so komplex, daß sie häufig von sich selbst „das Ideal" und von anderen „quasi Perfektion" erwartete. Ein Ausdruck des Trostes von einem Experten, daß „alles besser wird", wurde als Versprechen einer Autorität aufgefaßt und mit Gefühlen des Verrats assoziiert, wenn das „Versprechen" nicht wie erwartet in Erfüllung ging. Die Tatsache, daß ihre Ehe immer noch gelegentlich gestört und „nicht perfekt" war, machte ihr schreckliche Angst. Sie fürchtete, die Ehe könnte auseinanderbrechen, und sie könnte ihre Tochter verlieren. So bekam das Unterscheidungsmerkmal, daß „alles noch nicht besser ist", große Bedeutung und hielt ihre paranoiden Ängste am Leben.

In dem ihre Erwartungshaltung als „Feind" charakterisiert wurde anstatt als „Freund", wurde es Cynthia ermöglicht, ihre Verpflichtung ihren Erwartungen gegenüber noch einmal zu überdenken. Nachdem der „innere Kritiker" als externalisierte Personifizierung und Verkörperung des Feindes identifiziert worden war, schaffte es Cynthia, sich selbst von den Erwartungen an sich selbst zu trennen und deren Einfluß auf sich in Frage zu stellen. In diesem Kontext war eine weitere nützliche Unterscheidung die, daß es ausreichte, „gut genug" zu sein, und sie nicht „vollkommen" sein mußte. Es war für sie beispielsweise eine Erleichterung, eine Ehe zu haben, die „gut genug" war, da sie sich dann nicht so viele Sorgen machen mußte, daß sie scheitern würde, weil sie nicht perfekt war. Trotzdem stellt die Frage der „vergifteten Erwartungen" in ihr einen beträchtlichen Unruheherd dar und wird den Fokus der weiteren Arbeit bilden.

Abschließende Bemerkungen

Diese Therapieaufzeichnungen sind selbstverständlich nicht vollständig. Sie beschreiben viele, aber nicht alle der therapeutischen Unterscheidungen, die im Verlauf dieser Therapie eingeführt wurden. Sie beschreiben keine der bedeutenden Veränderungen, die von der Familie selbst außerhalb des Therapierahmens initiiert wurden. Beispielsweise verkauften sie ihr Haus und zogen in eine Gegend, die für die Familie als Ganzes besser geeignet war. Beziehungen zu den früheren Nachbarn waren spannungsgeladen und problematisch gewesen. Aus eigenem Antrieb reservierten Andrew und Cynthia den Dienstagabend als „Paarabend" und einen anderen Abend als „Cynthias Abend". Um als Familie etwas gemeinsam zu unternehmen, gingen sie zusammen schwimmen. Vanessa ging in den Kindergarten und begann, eigene Freunde zu finden.

Trotz enormer Fortschritte wird vermutlich weitere therapeutische Arbeit nötig sein. Cynthia nimmt immer noch Medikamente und fühlt sich in vielen sozialen Situationen verletzbar. Andrew gibt immer noch der Gewohnheit nach, gelegentlich herrschsüchtig und dickköpfig zu sein. Allerdings sind beide viel offener und eher bereit, ihre Erfahrungen auszutauschen. Ihre Meinungsverschiedenheiten sind wesentlich leichter zu schlichten als zuvor, und wenn sie in pathologisierende Muster „zurückfallen", können sie „alles umkehren", um sich schneller wieder zu fangen. Am bedeutendsten jedoch ist vielleicht, daß Vanessa in diesem Familienkontext zu einem sehr sensiblen, aber starken kleinen Mädchen heranwächst, das sich klar und deutlich ausdrücken kann.

Die Zusammenarbeit beim Verfassen dieses Kapitels führte zu einer deutlichen Stärkung der therapeutischen Allianz zwischen Therapeut und Familie. Cynthia und Andrew fühlten sich beide in den konstruktiven Änderungen, die sie schon durchgeführt hatten, bestätigt. Wenn es für sie auch schmerzlich war, manche der vergangenen Schwierigkeiten zu reflektieren, konnten sie doch deutlicher erkennen, wie sie es tatsächlich geschafft hatten, ein großes Stück in Richtung auf eine Heilung weiterzukommen. Sie konnten auch die therapeutischen Unterscheidungen deutlicher identifizieren, die ihnen zu manchen der von ihnen durchgeführten Veränderungen verholfen hatten. Diese größer werdende Klarheit weckte in ihnen die größten Hoffnungen; daß sie sich nämlich durch die immer noch problematischen Fragen würden durcharbeiten können.

Die auf die Bestätigung der in diesem Kapitel angesprochenen therapeutischen Unterscheidungen ausgerichtete Diskussion über Therapie war auch für den Therapeuten nützlich. Sie ermöglichte es ihm, sein Verständnis der Familiendynamik und des Therapieprozesses zu klären. Daraus resultierend entwickelte er neue therapeutische Unterscheidungen. Es wurde zum Beispiel deutlicher, daß Cynthias Anfälligkeit für paranoide Gedanken durch ihre Abhängigkeit von der „äußeren Autorität" ihres Mannes, ihrer Eltern, ihrer Psychiater und des Therapeuten selbst gefördert wurde. Es zeigte sich deutlich, daß diese äußere Autorität ihrer „inneren Autorität" weichen muß, die aus ihren eigenen Erfahrungen, ihren Ansprüchen, ihren Vorlieben und ihren eigenen Zukunftsplänen bestand. Wenn ihre eigene Autorität weiterhin unterstützt wird und Raum zum Wachsen erhält, wird sie sie eines Tages vielleicht als Erstautorin einer Fortsetzung zu diesem Kapitel zeigen.

Quellenverzeichnis

Die meisten der in diesen Band übernommenen Veröffentlichungen Karl Tomms sind vorher in anderen Büchern und Zeitschriften erschienen. Wir danken den Herausgebern, den Verlagen und Zeitschriften für die freundliche Genehmigung des Abdrucks.

Teil I

Tomm, K. (1980): Towards a cybernetic systems approach to family therapy at the University of Calgary. In: D. S. Freemann (ed.): Perspectives on family therapy. Vancouver (Butterworth Press), pp. 3–18. [Übersetzung aus dem Englischen von Bernd und Sally Hofmeister.]

Teil II

1. Tomm, K. (1984): One perspective on the Milan systemic approach (Part I): Overview of development, theory and practice. *Journal for Marital and Family Therapy* 10: 113–125 [deutsch (1984): Der familientherapeutische Ansatz des Mailänder Teams (1. Teil): Entwicklung, Theorie und Praxis im Überblick. *Partnerberatung* 2/3: 49–63. Übersetzung aus dem Englischen von Martina Kahl.]

2. Tomm, K. (1984): One perspective on the Milan systemic approach (Part II): Description of session format, interviewing style and interventions. *Journal of Marital and Family Therapy* 10: 253–271 [deutsch (1984): Der familientherapeutische Ansatz des Mailänder Teams (2. Teil): Sitzungsstruktur, Interviewmethodik und Intervention. *Partnerberatung* 4: 145–166. Übersetzung aus dem Englischen von Dagmar Cushing.]

3. Tomm, K. (1985): Circular interviewing: A multifaceted clinical tool. In: D. Campbell a. R. Draper (eds.): Applications of systemic family therapy. London (Grune & Stratton), pp. 33–45. [Übersetzung aus dem Englischen von Bernd und Sally Hofmeister.]

Teil III

1. Tomm, K. (1987): Interventive interviewing (Part I): Strategizing as a fourth guideline for the therapist. *Family Process* 26: 3–13. [deutsch (1988): Das systemische Interview als Intervention (1. Teil): Strategisches Vorgehen als vierte Richtlinie für den Therapeuten. *System Familie* 1: 145–159. Übersetzung aus dem Englischen von Rüdiger Retzlaff.]

2. Tomm, K. (1987): Interventive interviewing (Part II): Reflexive questioning as a means to enable self-healing. *Family Process* 26: 167–183. [deutsch (1988): Das systemische Interview als Intervention (2. Teil): Reflexive Fragen als Mittel der Selbstheilung. *System Familie* 1: 220–243. Übersetzung aus dem Englischen von Irene Schaefer-Vischer.]

3. Tomm, K. (1988): Interventive interviewing (Part III): Intending to ask lineal, circular, strategic or reflexive question? *Family Process* 27: 1–15. [deutsch (1989): Das systemische Interview als Intervention (3. Teil): Lineale, zirkuläre, strategische oder reflexive Fragen? *System Familie* 2: 21–40. Übersetzung aus dem Englischen von Irene Schaefer-Vischer.]

4. Tomm, K. u. J. Lannamann (1988): Questions as interventions. *Networker* Sept./Oct: 38–41. [Übersetzung aus dem Englischen von Bernd und Sally Hofmeister.]

Teil IV

1. Tomm, K. (1990): A critique of the DSM. *Dulwich Centre Newsletter* 3. [Übersetzung aus dem Englischen von Bernd und Sally Hofmeister.]

2. Tomm, K. (1989): Externalizing the problem and internalizing personal agency. *Journal of Strategic and Systemic Therapies* 8: 54–59. [deutsch: (1989): Das Problem externalisieren und die persönlichen Mittel und Möglichkeiten internalisieren. *Zeitschrift für systemische Therapie* 7 (3): 200–205. Übersetzung aus dem Englischen von Jürgen Hargens.]

3. Tomm, K. (1991): Beginning of a "HIPs and PIPs" Approach to Psychiatrie Assessment. *The Calgary Participator* 1 (2): 21–24. [deutsch: (1992): Die Annäherung an ein neues psychiatrisches Diagnose- und Beurteilungssystem. Der Beginn „HIPs und PIPs". *Beschäftigungstherapie und Rehabilitation* 5: 420–423. Übersetzung aus dem Englischen von Christiane Haerlin.]

Literatur

Ashby, W. R. (1954): Design for a brain. New York (Wiley).

Bateson, G. (1972): Steps to an ecology of mind. New York (Ballentine) [dt. (1981): Ökologie des Geistes. Suhrkamp (Frankfurt/Main)].

Bateson, G. (1979): Mind and nature. A necessary unity. New York (Dutton) [dt. (1982): Geist und Natur. Frankfurt/Main (Suhrkamp)].

Bertanlanffy, L. v. (1968): General systems theory: Foundation, development, application. New York (George Braziller). [dt. (1972): Systemtheorie. Berlin (Colloquium)].

Bodin, A. (1981): The interactional view: Family therapy approaches of the Mental Research Institute. In: A. S. Gurman a. D. P. Kniskern (eds.): Handbook of family therapy. New York (Brunner/Mazel).

Boscolo, L. (1983): Persönliche Mitteilung.

Boscolo, L. a. G. Cecchin (1982): Training in systemic therapy at the Milan Center. In: R. Whiffe a. J. Bying-Hall (eds.): Family therapy supervision. London (Academic Press).

Bowen, M. (1966): The use of the family in clinical practice. *Comprehensive Psychiatry* 7 (5): 345–374.

Cronen, V., K. Johnson a. J. Lannamann (1982): Paradoxes, double binds and reflexive loops: An alternative theoretical perspective. *Family Process* 21: 91-112.

Cronen, V., B. Pearce a. K. Tomm (1985): Radical change in the social construction of persons: A model and case study. In: K. J. Gergen a. K. E. Davis (eds.): The social construction of the person. New York (Springer).

Deissler, K. (1986): Rekursive Informationsschöpfung: Zirkuläres Fragen als Erzeugen von Information. Marburg (InFam).

Dittmann, A. (1972): Interpersonal messages of emotion. New York (Springer).

Ekman, P. a. W. V. Friesen (1975): Unmasking the face: A guide to recognizing emotions from facial clues. Englewood Cliffs, NJ (Prentice Hall).

Feldman, L. B. (1979): Marital conflict and marital intimacy: an intergrative psychodynamic-behavioural-systemic model. *Family Process* 18 (2): 69–78.

Fisch, R., J. H. Weakland a. L. Segal (1982): The tactics of change: Doing therapy briefly. San Francisco (Jossey-Bass) [dt. (1987): Strategien der Veränderung. Stuttgart (Klett-Cotta)].

Fleuridas, C., T. S. Nelson a. D. M. Rosenthal (1986): The evolution of circular questions: Training family therapists. *Journal of Marital Family Therapy* 12: 113–127.

Foerster, H. v. (1981): Observing systems. Seaside, CA (Intersystems Publications).

Foucault, M. (1965): The madness and civilization. A history of insanity in the age of reason. New York (Random).

Foucault, M. (1973): The Birth of the Clinic. An archeology of medical perception. London (Tavistock).

Gurman, A. a. D. Kniskern (1978): Research on marital and family therapy. Progress, perspective and prospect. In: A. E. Bergin a. S. L. Garfield (eds.): Handbook of psychotherapy and behaviour change (2nd ed.). New York (Wiley).

Hafner, J., L. MacKenzie a. W. Costain (1988): Family therapy in a psychiatric hospital. A controlled evaluation. (unpubl. paper).

Haley, J. (1963): Stategies of psychotherapy. New York (Grune & Stratton) [dt. (1963): Gemeinsamer Nenner Interaktion. München(Pfeiffer)].

Hoffman, L. (1971): Deviation-amplifying processes in natural groups. In: J. Haley (ed.): Changing Families. New York (Grune & Stratton), pp. 285–311.

Hoffman, L. (1976): Breaking the homeostatic cycle. In: P. Guerin (ed.): Family therapy: Theory and practice. New York (Gardner), pp. 501–579.

Hofman, L. (1981): Foundations of family therapy: A conceptual famework for systems change. New York (Basic Books) [dt. (1982): Grundlagen der Familientherapie. Konzepte für die Entwicklung von Systemen. Hamburg (Isko-Press)].

Keeney, B. P. (1983): What is an epistemology of family therapy? *Family Process* 21: 153–168.

Koestler, A. (1967): The ghost in the machine. London (Hutchinson). [dt. (1968): Das Gespenst in der Maschine. Wien u. a. (Molden)].

Korzybski, A. (1941): Science and sanity. New York (Science Press).

Langsley, D. G. a. D. M. Kaplan (1968): The treatment of families in crisis. New York (Grune & Stratton).

Lipchick, E. a. S. de Shazer (1986): The purposeful interview. *Journal of Strategic Systemic Therapies* 5: 88–99.

Maturana, H. R. (1978): Persönliche Mitteilung

Maturana, H. R. a. F. J. Varela (1980): Autopoiesis and cognition. The realization of human living. Boston (Reidel).

Maturana, H. R. a. F. J. Varela (1987): The tree of knowledge. Boston (Shambala) [dt. (1987): Der Baum der Erkenntnis. München (Scherz)].

Maturana, H. R. (1988): Reality: the search for objectivity or the quest for a compelling argument. *The Irish Journal of Psychology*, a Special Issue on Radical Constructivism, Autopoiesis and Psychotherapy. Dublin.

Maruyama, M. (1963): The second cybernetics: Deviation-amplifying mutual causative processes. *American Scientist* 51: 164–179.

McFarland, D. J. (1971): Feedback mechanisms in animal behaviour. London/ New York (Academic Press).

Mendez, C., F. Coddou a. H. R. Maturana (i. prep.): The bringing forth of pathology.

Minuchin, S. (1974): Families and family therapy. Cambridge, MA (Harvard University Press). [dt. (1992): Familie und Familientherapie: Theorie und Praxis struktureller Familientherapie. Freiburg i. Br. (Lambertus), 9. Aufl.]

Minuchin, S. et al. (1978): Psychosomatic families: Anorexia nervosa in context. Cambridge, MA (Harvard University Press). [dt. (1995): Psychosomatische Krankheiten in der Familie. Stuttgart (Klett-Cotta), 6. Aufl.]

Minuchin, S. a. H. C. Fishman (1981): Familiy therapy techniques. Cambridge, MA (Harvard University Press) [dt. (1983): Praxis der strukturellen Familientherapie. Freiburg (Lambertus).

Pearce, B. a. V. Cronen (1980): Communication, action and meaning: The creation of social realities. New York (Praeger).

Penn, P. (1982): Circular questioning. *Family Process* 21: 267–280 [dt. (1983): Zirkuläres Fragen. *Familiendynamik* 8: 198–220].

Penn, P. (1986): "Feed-forward": Future questions, future maps. *Family Process* 24: 299–310 [dt. (1986): "Feed-forward": - Vorwärts-Kopplung: Zukunftsfragen, Zukunftspläne. *Familiendynamik* 11: 206–232].

Scheflen, A. E. (1973): Communication structure: Analysis of psychotherapy transaction. Bloomington (Indiana University Press).

Selvini Palazzoli, M. (1974): Self starvation. From the intrapsychic to the transpersonal approach to anorexia nervosa. Chaucer (London) [dt. (1974): Magersucht. Stuttgart (Klett-Cotta)].

Selvini Palazzoli, M. (1979): Why a long interval between sessions? The therapeutic control of the family-therapist supra-system. In: M. Andolfi a. I. Zwerling (eds.): Dimensions of family therapy. New York (Guilford).

Selvini Palazzoli, M., L. Boscolo, G. Cecchin a. G. Prata (1974): The treatment of children through the brief therapy of their parents. *Family Process* 13: 429–442.

Selvini-Palazzoli, M., L. Boscolo, G. Cecchin a. G. Prata (1977): Family rituals: A powerful tool in family therapy. *Family Process* 16: 445–453.

Selvini Palazzoli, M., L. Boscolo, G. Cecchin a. G. Prata (1978a): Paradox and counterparadox. New York (Aaronson) [dt. (1977): Paradoxon und Gegenparadoxon. Klett-Cotta (Stuttgart)].

Selvini Palazzoli, M., L. Boscolo, G. Cecchin a. G. Prata (1978b): A ritualized prescription in family therapy. Odd days and even days. *Journal of Marriage and Family Counseling* 4: 3–9 [dt. (1979): Gerade und ungerade Tage. *Familiendynamik* 4: 138–147].

Selvini Palazzoli, M., L. Boscolo, G. Cecchin a. G. Prata (1980a): Hypothesizing – circularity – neutrality. Three guidelines for the conductor of the session. *Family Process* 19: 3-12 [dt. (1981): Hypothesieren – Zirkularität – Neutralität. Drei Richtlinien für den Leiter der Sitzung. *Familiendynamik* 6: 123–139].

Selvini Palazzoli, M., L. Boscolo, G. Cecchin a. G. Prata (1980b): The problem of the referring person. *Journal of Marital and Family Therapy* 6: 3–9 [dt. 1983: Das Problem des Zuweisenden. *Zeitschrift für systemische Therapie* 1: 11–20.

Selvini Palazzoli, M. a. G. Prata (1982): Snares in family therapy. *Journal of Marital and Family Therapy* 8: 443–450.

Shands, H. C. (1980): Towards a cybernetic-systems approach to family therapy at the University of Calgary. In: D. S. Freeman (ed.): Perspectives on family therapy. Vancouver (Butterworths Press).

Tomm, K. et al. (1977): Psychologic management of children with diabetes mellitus. *Clinical Pediatrics* 1141–1155.

Tomm, K. (1984): One perspective on the Milan systemic approach. Part II: Description of session format, interviewing style and interventions. *Journal of Marital and Family Therapy* 10: 253–271.

Tomm, K. (1985): Circular interviewing. A multifaceted clinical tool. In: D. Campbell a. R. Draper (eds.): Applications of systemic family therapy. The Milan approach. London (Grune & Stratton).

Tomm, K. (1987): Interventive interviewing. I: Strategizing as a fourth guideline for the therapist. *Family Process* 26: 3–13 [dt. (1988): Das systemische Interview als Intervention. Teil I: Strategisches Vorgehen als vierte Richtlinie für den Therapeuten. *System Familie* 1: 145–159.

Tomm K. (1987): Interventive interviewing. II: Reflexive questioning as a means to enable selfhealing. *Family Process* 26: 167–183 [dt. (1988): Das systemische Interview als Intervention. Teil II: Reflexive Fragen als Mittel zur Selbstheilung. *System Familie* 1: 220–243].

Tomm, K (1988): Interventive interviewing. III: Intending to ask circular, strategic or reflexive questions? *Family Process* 27: 1–15 [dt. (1989): Das systemische Interview als Intervention. Teil III: Lineale, zirkuläre, strategische oder reflexive Fragen? System Familie 2: 21–40].

Tomm, K. (1989): Externalizing the problem and internalizing personal agency. *The Journal of Strategic and Systemic Therapy* 8.

Tomm, K. (1990): A critique of the DSM. *Dulwich Centre Newsletter* 3.

Tomm, K. (1991): Beginnings of a HIPs and PIPs approach to psychiatric assessment. *The Calgary Participator* 1 (2): 21–24.

Tomm, K. (i. prep.): Reflexive questioning. A generative line of enquiry.

Tomm, K. et al. (1977): Psychologic management of children with diabetes mellitus. *Clinical Pediatrics* 1141–1155.

Tomm, K. a. L. Wright (1979): Training in family therapy. Perceptual, conceptual and executive skills. *Family Process* 18: 227–250.

Tomm, K., J. Lannamann a. S. McNamee (1983): No interview today. A consultation team intervenes by not intervening. *Journal of Strategic Systemic Therapies* 2: 48–61.

Tomm, K. a. M. Fraser (i. prep): Evaluation of family therapy program. Feedback from over 1000 families. (Unpubl. paper).

Viaro, M. a. P. Leonardi (1983): Getting and giving information. Analysis of a family interview strategy. *Family Process* 22: 27–42.

Watzlawick, P., J. H. Beavin a. D. D. Jackson (1967): Pragmatics of human communication. New York (Norton) [dt. (1969): Menschliche Kommunikation. Bern (Huber)].

Watzlawick, P., J. Weakland au. R. Fisch (1974): Change: Principles of problem formation and problem resolution. New York (Norton) [dt. (1974): Lösungen. Bern (Huber)].

Weber, G. u. F. B. Simon (Hrsg.) (1990): Carl Auer: Geist or Ghost. Heidelberg (Carl-Auer-Systeme).

Wiener, N. (1948): Cybernetics or Control and communication in the animal and the machine. Cambridge, MA (Technology Press). [dt. (1992): Kybernetik:

Regelung und Nachrichtenübertragung im Lebewesen und in der Maschine. Düsseldorf (Econ)].

Wender, P. (1968): Vicious and virtuous circles: The role of devitation amplifying feedback in the origin and perpetuation of behaviour. *Psychiatry* 31 (4): 309–324.

White, M. (1984): Pseudoencopresis: From avalanche to victory, from vicious to viruous cycles. *Journal of Familiy Systemic Medicine* 2: 150–184.

White, M. (1986): Anorexia nervosa. A cybernetic perspective. In: J. Havkaway (ed.): Family therapy and eating disorders. Rockville (Aspen Systems).

White, M. (1987): Family therapy and schizophrenia. Adressing the 'in the corner' lifestyle. *Dulwich Centre Newsletter,* Spring: 14–21; republished in: M. White (1989): Selected Papers. Adelaide (Dulwich Centre Publications).

White, M. (1988): The process of questioning. A therapy of literary merit? *Dulwich Centre Newsletter*. [dt. (1989): Der Vorgang der Befragung: Eine literarisch wertvolle Therapie? *Familiendynamik* 14: 114–128.]

White, M. (1988): The externalizing of the problem and the re-authorizing of lives and relationships. *Dulwich Centre Newsletter*, Summer; republished in: M. White (1989): Selected Papers. Adelaide (Dulwich Centre Publications).

White, M. u. D. Epston (1990): Die Zähmung der Monster. Literarische Mittel zu therapeutischen Zwecken. Heidelberg (Carl-Auer-Systeme), 3. korr. u. überarb. Aufl. 1998.

Whitehead, A. N. a. B. Russel (1910): Principia mathematica. Cambridge (University Press). [dt. (1994): Principia mathematica: Vorwort und Einleitungen. Frankfurt am Main (Suhrkamp), 3. Aufl.].

Wright, L. a. W. L. Watson (1982): What's in a name: Redefining family therapy. In: A. S. Gurman (ed.): Questions and answers in the practice of family therapy, Vol. 2. New York (Brunner/Mazel).

Über den Autor

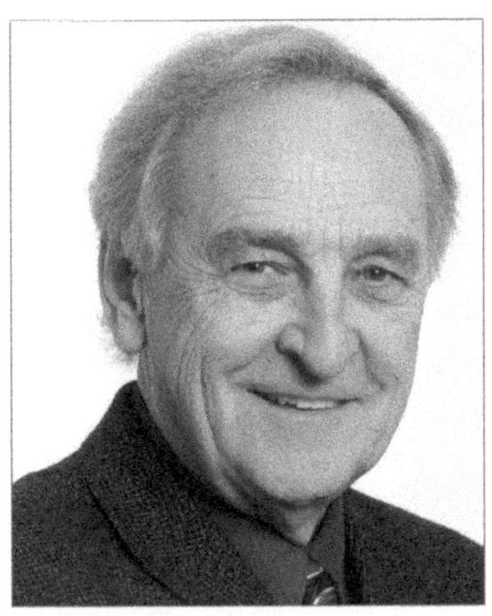

Dr. Karl Tomm ist Professor für Psychiatrie und Leiter des Family Therapy Program an der University of Calgary/Kanada. Er hat mit seinen bisherigen Arbeiten vor allem die einzelnen Entwicklungsschritte des systemischen Modells bis hin zur Integrierung der Grundgedanken des Konstruktivismus auf außergewöhnlich klare Weise zusammengefasst und mitgeprägt. Besonders seine Aufsätze zu Theorie und Praxis des Mailänder Modells und die Arbeiten zum zirkulären Fragen enthalten anregende und wichtige Leitideen für systemische (Familien-)Therapeut/innen. 2006 erhielt er den *Lifetime Achievement Award* der *American Family Therapy Academy.*